"十四五"职业教育国家规划教材

供高职高专护理、助产等医学相关专业使用

急危重症护理学

（第2版）

主　编　李庆印

副主编　武江涛　吴晓英　秦召敏

编　者　（按姓氏汉语拼音排序）

　　　　李庆印　中国医学科学院阜外医院

　　　　刘树淼　周口职业技术学院

　　　　秦召敏　山东医学高等专科学校

　　　　吴晓英　北京大学人民医院

　　　　武江涛　黔南民族医学高等专科学校

　　　　武晓红　山西医科大学汾阳学院

　　　　闫　琳　中国医学科学院阜外医院

U0199615

科学出版社

北　京

内 容 简 介

本教材获评"十四五"职业教育国家规划教材，在传承上一版教材优点的基础上，从临床和教学实际出发，汲取了急危重症护理领域的新知识、新进展和新技术，对相关内容进行修改及完善。本书主要介绍了急救医疗服务体系，急诊科及重症医学科的设置和管理，院前急救及灾害救护，急危重症患者的抢救、监护及护理等内容。在内容的编写形式上，设有案例、考点、自测题、链接，以拓宽学生知识面，帮助学生自测学习效果。另外，配套数字资源的建设，实现了纸媒教材与富媒体资源的融合，使读者充分享用优质资源。

本教材可供高职高专护理、助产等医学相关专业学生使用。

图书在版编目（CIP）数据

急危重症护理学 / 李庆印主编. —2 版. —北京：科学出版社，2020.6
"十四五"职业教育国家规划教材
ISBN 978-7-03-064927-0

Ⅰ. 急… Ⅱ. 李… Ⅲ. ①急性病–护理学–高等职业教育–教材②险症–护理学–高等职业教育–教材 Ⅳ. R472.2

中国版本图书馆 CIP 数据核字（2020）第 068182 号

责任编辑：池 静 / 责任校对：杨 赛
责任印制：赵 博 / 封面设计：涿州锦晖

斜 学 出 版 社出版
北京东黄城根北街 16 号
邮政编码：100717
http://www.sciencep.com
三河市骏杰印刷有限公司印刷
科学出版社发行 各地新华书店经销
*
2014 年 12 月第 一 版 开本：787×1092 1/16
2020 年 6 月第 二 版 印张：15
2025 年 2 月第十四次印刷 字数：360 000
定价：45.00 元
（如有印装质量问题，我社负责调换）

前 言

Preface

党的二十大报告对新时代新征程上推进健康中国建设作出了新的战略部署,提出"把保障人民健康放在优先发展的战略位置"。这凸显了以人民为中心的发展思想,是推进中国式现代化的重要内涵。这对医疗卫生事业提出了更高要求。护理事业在人的生老病死过程中,担负着救死扶伤、保护生命、防病治病、减轻痛苦重要职责,因此,护士职业是崇高的、伟大的。急危重症护理学是高等职业教育护理专业一门核心课程,学好急危重症护理学,是成为一名合格护士的基本条件,更是护士践行为人民服务、提高保障人民健康本领的必备条件。

急危重症护理学是一门综合性学科,是护理学的重要组成部分。本教材的第一版于2014年12月出版,能很好地对接现代急危重症护理工作的重点,并很好地结合了国家护士执业资格考试内容。随着社会的发展,急危重症领域的知识日新月异,加之患者的需求在不断提升,教材修订势在必行。本次修订在参考了大量国内、外最新护理相关权威指南的基础上,结合临床工作实际发展需要,对教材章节做了部分调整,并对具体内容进行了更新和完善。另外,信息技术的飞速发展,使得教学改革成为必然之路。如何发挥纸质教材和数字化资源的各自优势,运用现代信息技术,使教材更加生动、形象,更好地实现育人的实际效能,成为我们的追求。此次修订,除对文字内容进行更新外,还将为本教材配入大量的视频、动画、图片等数字资源,使读者能更形象、直观地学习。

本套教材在编写过程中,得到了编者所在单位的大力支持,在此表示诚挚的谢意!

尽管编者在教材编写过程中参阅了大量文献,请教了相关医疗机构的专家,并对编写内容进行了反复斟酌,但由于水平有限,教材中若有疏漏和不当之处,敬请各位读者批评指正。

编 者

2023 年 12 月

配 套 资 源

欢迎登录"中科云教育"平台，**免费**数字化课程等你来！

本教材配有图片、视频、音频、动画、题库、PPT 课件等数字化资源，持续更新，欢迎选用！

"中科云教育"平台数字化课程登录路径

电脑端

⊙ 第一步：打开网址 http://www.coursegate.cn/short/8W28I.action

⊙ 第二步：注册、登录

⊙ 第三步：点击上方导航栏"课程"，在右侧搜索栏搜索对应课程，开始学习

手机端

⊙ 第一步：打开微信"扫一扫"，扫描下方二维码

⊙ 第二步：注册、登录

⊙ 第三步：用微信扫描上方二维码，进入课程，开始学习

PPT课件，请在数字化课程中各章节里下载！

目 录

Contents

第1章　绪论

第1节　急危重症护理学概述 /1
第2节　急救医疗服务体系概述 /2

第2章　院前急救

第1节　概述 /5
第2节　院前急救的目的、原则
　　　　及步骤 /7
第3节　紧急呼救 /9

第3章　急诊科概述

第1节　急诊科的任务与设置 /12
第2节　急诊科护理管理 /15
第3节　急诊患者分诊 /19
第4节　急诊护理评估 /22

第4章　重症医学科概述

第1节　重症医学科的设置 /26
第2节　重症医学科的管理 /29

第5章　急危重症患者的转运

第1节　急危重症患者的院内
　　　　转运 /32
第2节　急危重症患者的院际
　　　　转运 /34

第6章　灾难救护

第1节　灾难救护概述 /37
第2节　灾难现场的医学救援 /38
第3节　灾难心理干预 /43

第7章　心搏骤停与心肺复苏

第1节　心搏骤停 /47
第2节　心肺复苏 /49

第8章　休克

第1节　概述 /59
第2节　各类休克的特点与救护
　　　　要点 /65

第9章　多器官功能障碍综合征

第10章　危重症患者的营养支持

第1节　概述 /75
第2节　肠内营养支持与护理 /78
第3节　肠外营养支持与护理 /81

第11章　常见急症

第1节　急性发热 /85
第2节　呼吸困难 /88
第3节　心悸 /92
第4节　急性胸痛 /95
第5节　急性腹痛 /98
第6节　上消化道出血 /103
第7节　意识障碍 /106

第12章　创伤的救护

第1节　创伤院前急救护理 /111
第2节　多发伤及复合伤的救护 /116
第3节　创伤心理反应和干预 /125

第 13 章　急性中毒

第 1 节　概述　　　　　　　　　/ 130
第 2 节　急性有机磷杀虫药中毒 / 136
第 3 节　急性一氧化碳中毒　　 / 141
第 4 节　镇静催眠药中毒　　　 / 144
第 5 节　细菌性食物中毒　　　 / 146
第 6 节　急性酒精中毒　　　　 / 148

第 14 章　环境及理化因素损伤的救护

第 1 节　中暑　　　　　　　　 / 152
第 2 节　淹溺　　　　　　　　 / 156
第 3 节　触电　　　　　　　　 / 160
第 4 节　强酸、强碱损伤　　　 / 162

第 15 章　急危重症患者系统功能监护

第 1 节　循环系统功能监护　　 / 167
第 2 节　呼吸系统功能监护　　 / 170
第 3 节　神经系统功能监护　　 / 173
第 4 节　泌尿系统功能监测　　 / 175

第 5 节　其他系统功能监测　　 / 177

第 16 章　常用急危重症护理技术

第 1 节　气道异物清除术——Heimlich 手法　　　　　 / 183
第 2 节　外伤止血、包扎、固定、搬运术　　　　　　 / 185
第 3 节　心肺复苏术　　　　　 / 194
第 4 节　球囊-面罩通气术　　　 / 196
第 5 节　人工气道的建立　　　 / 197
第 6 节　呼吸机的应用　　　　 / 209
第 7 节　电复律及除颤　　　　 / 215
第 8 节　动、静脉穿刺置管术　 / 216
第 9 节　连续性血液净化技术的应用　　　　　　　 / 221
第 10 节　主动脉内球囊反搏术的应用　　　　　　 / 223

实训指导　　　　　　　　　 / 226
参考文献　　　　　　　　　 / 233
自测题参考答案　　　　　　 / 234

急危重症医学是 20 世纪中后期迅速发展起来的一门新兴医学学科,急危重症护理学(emergency and critical care nursing)是随之发展而形成的一门新的护理学科，是以挽救患者生命、提高抢救成功率、促进患者康复、降低伤残率、提高生命质量为目的，以现代医学科学、护理学专业理论为基础，研究各类急危重症患者的抢救、护理与科学管理的一门综合性应用学科。

第 1 节　急危重症护理学概述

一、急危重症护理学起源与发展

现代急危重症护理学的起源可追溯到 19 世纪中叶。1854～1856 年，克里米亚战争期间，南丁格尔女士率领 38 名护士前往战地参加救护工作，使伤员的死亡率大幅下降，这充分体现了护理工作在抢救危重伤病员中的重要作用。此外，南丁格尔首次提出了在医院手术室旁建立术后患者恢复病房的优点，这就是"麻醉复苏室"和"重症监护病房"的起源。

随着急诊和危重症医学实践日益受到重视，急救护理也随之得到发展，1923 年，美国约翰·霍普金斯医院建立了神经外科术后病房。1927 年，第一个早产婴儿监护中心在美国芝加哥建立。1952 年，北欧发生了脊髓灰质炎大流行，出现大量因呼吸肌麻痹不能自主呼吸的患者，当时将他们集中辅以"铁肺"治疗，配合相应的特殊护理，取得了良好的效果，堪称是世界上最早的用于监护呼吸衰竭患者的"监护病房"。此后，各大医院相继开始建立类似的监护单元。1966 年，美国颁发了《公路安全法案》，规定要重视现场急救，并为此培训急救人员及非医务工作者的初级急救技术，取得较好的效果。此外，随着电子仪器设备的发展，急救护理也进入了有抢救设备配合的新阶段，心电监护、电除颤器、人工呼吸机等的应用，使急救护理学的理论与技术得到相应发展。1972 年，美国医学会正式承认急诊医学是一门独立的学科。1975 年，在联邦德国召开了国际急救医学会议，提出了急救事业国际化、国际互助和标准化方针。1979 年，国际上正式承认急诊医学为医学科学中的第 23 个专业学科。1983 年，危重病医学成为美国医学界一门最新的学科。到 20 世纪 90 年代，急救医疗服务体系得到了迅速发展，研究拓展至院前急救、院内急诊、危重病救治、灾害医学等多项内容。这些都预示着急诊医学和危重病医学作为边缘或跨学科专业的强大生命力，与之相呼应，急危重症护理学也表现出较好的发展势头。

我国的急危重症护理事业经历了从简单到逐步完善并形成学科的发展过程，20 世纪80 年代以来，随着急救医学的快速发展而得到发展。1980 年，卫生部颁发《关于加强城市急救工作的意见》的通知，要求根据条件加强急救工作。1983 年，卫生部颁布了《城市医院急诊室（科）建设方案》，该方案规定了急诊科的任务，急诊医疗工作的方向、组织和管理，以及急诊工作的规章制度。许多医院相继成立急诊科、专科或综合监护病房，从此我国的急危重症护理步入正轨。

1986 年，国家颁布《中华人民共和国急救医疗法》，并设置全国统一的"120"急救电话。此后，中华医学会急诊医学、重症医学及灾难医学分会相继成立，中华护理学会分别成立了急诊护理和危重症护理专业委员会。1988 年，第二军医大学在国内首次开设急救护理学课程，教育部从此将急救护理学确定为护理学科的必修课程。中华护理学会及护理教育中心设立多个培训基地，多次举办急危重症护理学习班，培训了大量急危重症护理人才，目前我国急诊医疗体系基本健全，急救网络不断完善，全民急救意识逐步提高，急危重患者救护水平得到较大发展，在院前急救、院内急诊、危重症救护等方面发挥着重要的作用。

二、急危重症护理学的范畴

急危重症护理学工作的主要内容包括：①院前救护和公民自救与互救知识和技能的普及和提高。②医院急诊科（室）救护。③危重病（症）救护。④急救医疗服务体系的完善。⑤急危重症护理人才培训。⑥急危重症护理科研工作。⑦急危重症患者的高效心理干预。

第 2 节　急救医疗服务体系概述

一、急救医疗服务体系的组成

急救医疗服务体系（emergency medical service system，EMSS）是以院前急救、医院急诊科诊治和重症监护病房（intensive care unit，ICU）救治及各专科的"生命绿色通道"为一体的急救网络，这几部分既有各自的工作职责和任务，又相互密切联系，共同构成一个完整的急诊急救医疗体系。完善的 EMSS 能确保在现场为急危重伤病员提供快速、合理、有效的救治，并将患者安全地转送到医院，使其在医院内急诊科和 ICU 得到进一步救治，为急危重症患者铺设一条生命救治的绿色通道。若 EMSS 与 119（消防）、110（公安）、122（交通）等联网协同，组成广域性的应急救援体系，将为应对各类突发的自然灾害、意外事故、紧急事件等奠定坚实基础。

EMSS 在概念上强调急诊的即刻性、连续性、层次性和系统性，主要应对地震、火灾、水灾、重大交通事故等灾难事故造成的群体伤员的紧急医疗救治。在事故现场或发病之初即对伤病员进行初步急救，先是人群自救互救，随后带有抢救设备的急救员和救护组到达现场进行急救；最后用配备急救器械的运输工具把患者安全、快速护送到医院的急诊中心，接受进一步救护，即医院急救；待其主要生命体征稳定后再运送到重症或专科监护病房。

近年来，EMSS 在国内外得到了迅速发展，日益受到各级卫生机构及广大民众的关注。建立一个结构严密、行动迅速，并能实施有效救治的医疗组织来提供快速合理的处理，将患者安全地转运到医院，使其在医院内进一步得到更有效的救治，成为医疗服务体系的主要目标。各国政府也逐渐认识到发展急救服务体系的重要性和迫切性，发达国家尤其重视 EMSS 的发展和完善，这种随着高科技发展起来的急救医学模式一经建立就显示出了勃勃生机。法国最早组建 EMSS，美国、日本、德国等许多国家都先后完善了 EMSS。

我国急救医疗服务始于 20 世纪 50 年代，大中城市出现了院前医疗救治的专业机构——救护站。1980 年，卫生部正式颁布了《关于加强城市急救工作的意见》，总结了当时我国急救工作的基本状况，提出了建立健全急救组织，加强急救工作，逐步实现现代化的一系列意见，将发展急救事业作为医院建设的重要任务。随后，我国的 EMSS 进入快速发展阶段，建立了日益完善的城乡急救组织。它是院前急救中心（站）、医院急诊科、重症或专科监护单元三部分有机联系起来的一个完整的现代化医疗机构。目前，我国二级以上的医院设有急诊科，地市级城市设有急救中心或急救站，综合性大医院都建立了 ICU，并配备一定的专业医疗队伍。全国统一急救电话号码"120"，1995 年，卫生部发布了《灾难事故医疗救援工作管理办法》，促进了我国 EMSS 的发展。

二、急诊医疗服务体系的管理

我国 EMSS 工作起步较晚，与发达国家相比还存在一定的差距。原卫生部从急救事业的组织建立、体制管理、救治质量等方面给予了政策性和指导性支持，推动我国 EMSS 的进程，探索了一条符合我国国情的 EMSS 发展道路。

1. **建立灵敏的通信网络**　建立、健全灵敏的通信网络是提高急救应急能力的基础，对重要单位、重点部门和医疗机构设立专线电话，以确保在紧急呼救时通信畅通无阻，提高反应时效。

2. **改善院前急救的运输工具**　急救用的运输工具既是运送病员的载体，又是现场及途中实施抢救、监护的场所。救护车要配备必要的设备，可实施气管插管、输液、心脏除颤等措施和心电监护、血氧饱和度等监测。在边远地区、沿海地区、牧区及有条件的城市，应因地制宜，根据需要发展急救直升机或快艇。各级卫生行政部门，要制定完善的急救运输工具使用制度，保证功能良好。

3. **加强急救专业人员的培训**　编著适合我国院前急救的培训教材，对急救专业人员进行理论知识和专业技能的培训。建立院前急救人员的准入制度，确保都经过专业培训并具备相应的业务水平，建立急救专业人员复训和考试制度，促进急救专业人员的业务水平不断提高。我国院前急救人员配置模式主要为医生和护士模式，在医护人员严重短缺的当今，可能导致医院内人力资源短缺问题进一步加重。为了缓解这一问题，2013 年，国家卫生和计划生育委员会颁布了《院前医疗急救管理办法》，规定了医疗救护员（emergency medical technician，EMT）从业的相关内容，提出了 EMT 是当前医学专业院前急救人员的重要补充。

4. **普及社会急救**　政府和各级各类医疗机构应广泛宣传培训，普及急救技术，如徒手心肺复苏、止血、包扎、骨折固定、搬运等。意外灾害发生时，在专业人员尚未到达现场时，现场人员能自救和互救。群众在各种场所遇到急诊时，有义务向就近医疗机构或急救部门呼救，社会各部门、各单位接到呼救信息，必须从人力、物力、财力和技术方面给予全力援助。

5. 完善卫生法律法规　目前，我国的急救医疗规范，装备配备标准，急救人员培训与使用、院前急救服务标准还不统一。因此，需要完善相关的卫生法律法规，稳定急救队伍，加快科学发展，提高服务质量。

6. 组建布局合理的急救网络　我国人口众多，各地经济发展差异较大，卫生资源的配置不均衡，EMSS 的各环节存在衔接不良的问题。根据实际情况，卫生行政部门在县以上地区组建本地区急救站，医院急诊科（室）、社区卫生服务中心等相结合的医疗急救网。在省（自治区、直辖市）应建立急救中心，掌握急救信息，承担院前急救、院内抢救、培训和科研等工作，通过建立统一管理机构，优化急救网络，合理利用资源，促进 EMSS 更加完善。

自测题

A₁ 型题

1. 我国卫生部于哪年正式颁布了《关于加强城市急救工作的意见》（　　）
   A. 1978 年　　　　B. 1976 年　　　C. 1981 年
   D. 1973 年　　　　E. 1980 年

2. 现代急危重症护理学可追溯到（　　）
   A. 第一个早产婴儿监护中心的建立
   B. 第二次世界大战期间
   C. 克里米亚战争期间
   D. 北欧脊髓灰质炎大流行期间
   E. 神经外科术后病房

3. 国家卫生和计划生育委员会于哪年颁布了《院前医疗急救管理办法》（　　）
   A. 1980 年　　　B. 1995 年　　　C. 2013 年
   D. 2015 年　　　E. 2017 年

4. 急诊医疗服务体系的主要参与人员有（　　）
   A. 第一目击者
   B. 急救医护人员
   C. 医院急诊科的医护人员
   D. 以上均是
   E. 以上均不是

5. 在我国，急诊医学何年成为独立学科（　　）
   A. 1982 年　　　　B. 1983 年　　　C. 1984 年
   D. 1985 年　　　　E. 1986 年

6. 在我国全国统一急救电话号码为（　　）
   A. 999　　　　　B. 120　　　　　C. 119
   D. 911　　　　　E. 110

7. 急危重症护理学研究的主要内容包括（　　）
   A. 院前救护和公民自救与互救知识和技能的普及和提高
   B. 医院急诊科（室）救护
   C. 危重病（症）救护
   D. 急救医疗服务体系的完善
   E. 以上都是

8. 急救医疗服务体系包括（　　）
   A. 院前急救
   B. 医院急诊科诊治
   C. 重症监护病房（ICU）救治
   D. 以上都不包括
   E. 以上都包括

（秦召敏）

案例 **2-1**

李某，男性，28 岁，货车司机，某一天在公路上驾车不慎与一辆满载乘客的大巴车迎面相撞，部分乘客被抛出车窗而落入路边河内。

问题：1. 如果你当时正巧目睹了车祸经过，该如何紧急呼救？

2. 急救人员到达现场后应进行哪些方面的评估？

3. 现场救护时应遵循哪些救护原则？

院前急救（prehospital emergency care）又称院外急救，是指在医院之外的环境中对各种危及生命的急症、创伤、中毒、灾害事故等伤病员进行现场救护、转运及途中监护的统称。它是从患者发病或受伤开始到医院就医之前这一阶段的救护，是 EMSS 的最前沿部分。

第 1 节 概 述

一、院前急救的重要性

在急危重症伤病员发病初期给予及时、有效的现场抢救，维持患者生命，防止再损伤，减轻痛苦，并快速地护送到医院进一步救治，从而为院内急救赢得时间和条件，降低急危重伤病员的死亡率和致残率，同时减轻患者、家属等的经济负担和精神压力。

院前急救也是整个城市和地区应急防御功能的重要组成部分，交通事故、火灾、工伤矿难等意外事故以及地震、洪水、暴雨等自然灾害的不断发生，往往造成生存环境的破坏及人员的伤亡，这需要医疗救援、交通、消防、公安等组成的城市应急防御体系的共同救援。一个协调有序的救援体系能将灾害造成的损伤及影响降低到最低程度，同样，一个具有快速、高效功能的院前急救体系，可将人员的伤亡减少到最低程度。院前急救的总体水平，在一定程度上集中代表了一个地区整体的医疗保障水平和社会文明程度，也是一个城市或地区综合实力的具体体现。

二、院前急救的任务

院前急救作为社会保障体系的重要部分，是基本医疗服务和公共卫生服务的提供者，其主要任务包括如下内容。

1. **日常院前急救** 一般情况下，呼叫救护车的患者可分为三类：①短时间内有生命危险的危重或急救患者，如急性心肌梗死、急性呼吸道梗阻、急性中毒、严重创伤、出血等患者，对这类患者现场抢救目的在于挽救患者的生命或维持其生命体征。②病情紧急但短时间内无生命危险的急诊患者，如骨折、急腹症、高热、哮喘等患者，对这类患

考点
院前急救
的任务

者现场急救处理的目的在于稳定病情，减少患者在运送过程中的痛苦和并发症。③慢性病患者，该类患者呼救的目的是需要救护车提供转运服务，一般不需要现场急救。

2. 紧急医疗救援　在自然灾害和人为灾害中，由于伤病员多，伤情重，情况复杂，除了做好现场急救外，还需要做到：①听从政府有关部门的统一指挥及当地急救指挥中心的统一应急调度。②注意自身安全。③与现场的其他救灾系统如消防、公安、交通等部门密切配合。④当有大批伤员时，需加强伤员的检伤分类和现场救护，合理分流和运送。

3. 特殊任务保障　特殊任务是指当地的大型集会、重要会议、大型赛事和重要人物来访等活动中的救护值班，执行救护值班任务的急救系统应处于一级战备状态，随时应对可能出现的各种意外事件。

4. 通信网络枢纽　院前急救机构的通信网络一般由 3 个方面构成：①市民与急救中心的联络。②急救中心与分中心、救护车、急救医院的联络。③急救中心与上级领导、卫生行政部门和其他救灾系统的联络。院前急救的通信网络在整个急救过程中不仅承担着急救信息的接收任务，还承担传递信息，指挥调度及与上级领导、救灾急救指挥中心、急救现场、急救车、医院急诊科的联络功能，起到承上启下、沟通信息的枢纽作用，它既是院前急救的关键环节，同时也是 EMSS 的灵魂。

5. 普及急救知识　为了实现非医护人员和专业医护人员救护的紧密衔接，应大力开展急救知识和初步急救技能训练的普及工作，使在现场的第一目击者能首先给伤病员进行必要的初步急救。急救知识的宣传和普及教育可提高院前急救医疗服务的成功率。给公民普及急救知识，增强公民的急救意识，提高公民的应急能力是全社会的共同责任。公民的急救水平甚至是衡量城市生活水准和社会发展水平的标志，一方面可通过广播、电视、报刊、网络等对公众普及急救知识，开展有关现场救护及心肺复苏的全面教育；另一方面可针对特殊人群，如红十字会成员、司机、警察、导游等，进行专项培训，有条件的急救中心可承担一定的科研教学任务。

三、院前急救的特点

考点
院前急救
的特点

1. 社会性、随机性　院前急救是整个城市和地区应急防御功能的重要组成部分，它涉及社会各个方面，已跨出纯粹的医学领域，体现了很强的社会性，其随机性强主要表现在患者何时呼救、重大事故或灾害何时发生，往往是个未知数。

2. 时限紧迫性　一有"呼救"必须立即出车，一到现场必须迅速抢救，不管是危重患者还是急诊患者，必须充分体现"时间就是生命"的紧急处理原则，不容迟缓。紧急还表现在大多数患者和亲属心理上的焦急和恐惧，要求迅速送往医院的心情十分迫切。

3. 处置简捷性　在院前急救现场，通常是没有足够的时间和良好的条件来给医护人员进行患者伤（病）情的鉴别诊断，故对急危重伤病的处置应遵循及时、简捷、有效原则，对众多临床急诊，特别是可能会快速引起生命危险的急症，应制定相对固定的临床路径，作为急诊医疗实践可遵循的最基本标准，急诊的救治方法简捷，有利于现场急救和早期救治的规范使用。

4. 艰难复杂性　灾害所致的伤病员往往涉及的学科种类多、伤情重，有时成批出现，而院前急救条件相对简陋、急救物品不够齐全，所以现场急救难度较大。因此，医护人员需要具备团队合作的精神、顽强的毅力、丰富的医学知识、敏锐的观察力和准确的判断力，以及较强的分析与解决问题的能力和过硬的急救技能，才能完成急救任务。

5. 流动性大 院前急救系统平时在急救医疗服务区域内活动，求救地点分散于所管辖的任何街道、工厂、学校及居民点，患者的流向一般也是不固定的，而当遇有重大突发性灾害事故时，还可能需要跨区域增援。

6. 急救环境条件差 现场急救的环境条件大多较差，主要表现在急救人员、设备仪器均受限制；患者病史不详，缺乏客观资料；运送时救护车的震动、马达声和路途颠簸等常给一些必要的检查、治疗工作如听诊、测量血压、吸痰、注射等带来困难，有时甚至因为险情未除造成人员的再度伤亡。

7. 体力劳动强度大 随车救护人员到现场前要经过车上颠簸，若急救车无法开进现场要随身携带急救箱弃车步行，有时可能需要爬楼梯，也可能是位于车辆无法到达的偏僻地方，甚至是布满荆棘的地方，医务人员需要随身携带急救箱，到现场后必须立即抢救伤病员，抢救后又要帮助搬运伤病员，运送途中还要密切观察病情等。因此，付出的体力劳动强度很大。

四、院前急救的质量管理

国内外多数急救专家认为，一个有效的院前急救组织必须具备以下四个标准：①用最短的反应时间快速到达患者身边，根据具体病情转送到合适医院。②给患者最大可能的院前医疗救护。③平时能满足该地区院前急救需求，灾难事件发生时应急能力强。④合理配备和有效使用急救资源，获取最佳的社会、经济效益。

链 接	院前急救时间

院前急救时间是院前急救医疗服务质量控制的重要技术指标之一，它包括：①急救反应时间，是从接到求援电话到派出的救护车抵达伤病现场的平均时间。它受通信、交通状况、急救人员数量、车辆配置、急救站点分布和急救半径等因素的影响，理想时间是4～5分钟。②现场抢救时间，是指急救人员在现场对伤病员救治的时间，要根据伤病员的病情是否允许转运及是否有能力接收危重伤病员医院的分布状况等因素决定。

五、院前急救的基本条件

一个健全、高效的院前急救应该符合如下要求：①灵敏、可靠的通信网络。②布局合理的急救网络。③必要的物质条件（性能良好的急救运输工具、急救设备、监测系统和必备的药物等）。④具有优秀素质的医护人员。⑤良好的管理组织或指挥中心。

第2节 院前急救的目的、原则及步骤

一、院前急救的目的

1. 维持生命 维持和挽救生命是现场急救最根本的目的，及时有效的现场救护，快速、安全地转送伤病员，可以为挽回伤病员生命赢得宝贵的抢救时机，为在院内作进一步救治打下基础。

2. 防止伤势或病情恶化　力争降低死亡率，阻止可能留下的后遗症，并减少后期的医疗成本。

3. 促进恢复　给予伤病员合理、及时、有效的初步救护并提供心理安慰和疏导，以利其恢复。

二、院前急救的原则与步骤

（一）院前急救的原则

考点
院前急救
的原则与
步骤

院前急救是救护人员在特定的环境中用极其有限的医疗条件来解决不可预知的医疗问题，具体原则如下：

1. 先排险后施救　救护人员在伤病现场实施救护前应先进行周围环境的快速评估，评估事故发生原因和现场环境是否有潜在危险，若存在，则应先将患者带离危险区后再予以施救，以尽可能保证患者及施救人员的安全。

2. 急救与呼救并重　是指施救现场有多人在场时，及时合理分工，救护与呼救同时进行，以尽快获得外援，应先施救并在短时间内进行呼救。

3. 先重伤后轻伤　是指优先抢救危重者，后处理伤情较轻者，但当出现群发伤时，在医疗资源有限的情况下，在遵循本原则的同时，重点抢救有可能存活的伤病员。

4. 先施救后运送　是指对短时间内有生命危险的患者，应先进行现场初步的紧急处理，再在严密医疗监护下转送至医院。

5. 转送与救护相结合　在伤病者的转运途中，要密切做好监护，观察患者病情，必要时进行急救，以保证转运安全。

6. 院前与院内急救紧密连接　院前急救要确保现场急救的完善，防止救护措施的重复、差错及遗漏，加强途中监护并记录病情，认真填写并保管好规定的医疗文本，做到有据可循，做好与院内急诊的交接。这样才能使 EMSS 各环节高效运转，有机合作，无缝衔接。

（二）院前急救的步骤

1. 现场评估　评估时必须迅速了解情况，现场评估内容包括：现场的安全（自身、伤病员及旁观者等是否身处险境）、引起的原因、伤病员人数和伤情、现场可以利用的资源及需要何种支援、可能采取的救护行动等。

2. 保障安全和自我防护

（1）现场安全：当急救现场存在对施救者和伤病者都构成威胁的因素（如电、火、煤气、交通车辆、爆炸物、毒性物、易燃物、余震和坍塌等后续灾害等）时，要小心、谨慎地接近伤病员，确保无危险因素存在或安全脱离险境后，方可展开施救。

（2）个人防护：施救者在现场救护时，应尽量使用个人防护用品，如施救者佩戴手套，以避免交叉感染，若存在疫病因素，应做好相应的自我防护。

3. 统一指挥　当发生群体性伤害或大型灾难事故时，需调动整个社会力量参与紧急救援，故必须听从政府有关部门的统一指挥及当地急救指挥中心的统一应急调度，从而协调组织、团结作战，将灾害区域的应急反应能力提高到最大限度。

4. 评估伤情　首先快速而简捷地评估伤病员气道、呼吸、循环情况及是否存在大出血，判断有无危及生命的伤势或病情，如存在危及生命的伤情、病情，则需立即抢救，继之才进行其他详细检查及采取相应的处置措施，如止血、包扎、骨折固定等。

检伤分类：其目的是以有限的人力与资源，在最短的时间内，救治最多的伤病员，常常应用在发生大灾难群体伤害时（详见第 6 章第 2 节）。

5. 紧急呼救 及时进行"120"电话呼救，启动 EMSS（详见本章第 3 节）。

6. 就地抢救 对于严重损伤和急危重症的伤病员应就地实施初步抢救，切忌盲目等待救援或贸然搬运和转运，但如处在电击、火灾、煤气泄漏等特殊事故现场，则应先将伤病员安全转移脱离险境，再实施抢救。

7. 及时转送 经过现场有效的急救后，将伤病员快速、安全地转运至医院急诊科进一步救治，对提高抢救成功率起着重要的作用。

发生大灾难群体伤害时，按国际惯例，重伤员（红色标志）第一优先，中度伤员（黄色标志）其次优先，轻伤员（绿色标志）延期处理，现场及时安排转送医院，为避免伤病员过度集中或过度分散在相关医疗机构，应接受急救中心的统一调度指挥。

8. 途中监护 在转送伤病员至医院的途中，要继续给予生命体征等监护及基本救治，警惕随时可能发生的病情变化，并做好有关医疗文件的记录及与院内急救工作人员的交接工作。

9. 心理护理 急危重伤病员病情危急，患者及家属等普遍存在急躁、焦虑、恐惧等复杂多样的心理，急切希望得到迅速有效救治，并获得病情信息，而烦躁恐惧心理，往往会加重患者病情，增加患者不适和疼痛。因此，整个院前急救过程中，医护人员应抓住时机、恰到好处地对患者及家属等提供心理安慰和疏导。

第 3 节 紧 急 呼 救

紧急呼救是指在各种时间和地点，发生了急病或者伤情，由当事者自己、现场目击者或伤病员亲属等，在第一时间内拨打急救电话，向急救中心求援。我国各地医疗急救中心统一呼救电话号码为"120"（北京除"120"外，还开通了"999"，中国香港特别行政区呼救电话为"999"），急救中心不仅受理发生急危重病、意外伤害的紧急呼救，而且还为公众提供及时有效的现场急救应对指导。

一、紧急呼救要求

任何时候，凡是在医院外各种场所（如家中、办公室、公共场所、街道或工地等），遇到各种原因（如急危重症、意外伤害、急性中毒、突发事件、自然灾害等）所导致的紧急情况时，第一目击者都应该本着人道主义和友爱精神去救助他人，首先对现场进行快速评估和病情判断，然后立即选用正确、有效的方法救护，同时及时拨打"120"求援。

（一）救护启动

早期呼救，启动救援系统被国际上列为抢救危重患者"生存链"中的第一步，呼救网络系统的"通信指挥中心"对急救电话应立即作出反应，根据患者所处的位置和病情，指令就近的急救站、急救中心或医疗部门去救护患者，同时为公众提供及时有效的现场急救应对指导。

（二）紧急呼救基本要求

使用呼救电话，必须要用最精练、准确、清楚的语言说明伤病员目前的情况及严重

考点
紧急呼救
要求

程度、伤病员的人数及存在的危险、需要何种急救等。

1. **日常呼救要求** 对于日常生活中的紧急情况呼救，一般应简要清楚地说明以下几点：

（1）伤病员姓名、性别、年龄。

（2）发生了什么事件、需要急救的人数、伤病员的一般情况等。

（3）清楚地叙述伤病员所在的准确地点，如街道或小区的标准名称、门牌号、单元及房号等。

（4）其他任何被询问的信息。

（5）留下有效的电话号码，以便调度指挥人员和急救医务人员随时与呼救者联系。

2. **灾害呼救时的要求** ①讲明灾害或突发事件的性质和总体伤（亡）的人数以及事件有可能的发展趋势，随着事态发展可能导致的伤（亡）的人数。②动态向急救中心调度员汇报现场条件、所需要的医务人员、物资、医疗器械和物品，以便及时补充。

3. **与急救人员联系的要求** 急救人员在出诊的同时，时常需要与呼救者约定迎接救护车的地点，应做到以下几点：①等车地点选择在有明显标志、设施或特征性建筑之处，若是发生在小区、居民大院或单位，呼救者应到小区、居民大院或单位门口迎接救护车，呼救者到达约定地点后，应及时与救援中心取得联系，不要随意离开，待救护车抵达时，主动挥手示意接应。②主动、简要地说明行车路线，以便救护车准确快速地到达目的地。

二、紧急呼救的其他注意事项

1. 拨打"120"急救电话，若遇到通信忙碌现象，应根据电话语音的提示耐心等待。

2. 若是在路边或其他场所发现身份不明又无人照看的伤病员，在拨打"120"的同时应拨打"110"，由警察到现场协助处理。若是在公园、商场发现不相识又不能说话的伤病员时，拨打"120"后，尽可能不要离开现场，因为急救人员可能需要与呼救者联系询问伤病员的具体位置及病情等。

3. 在开通了"110"、"119"、"120"和"122"应急联动中心的城市，还可以直接拨打联动中心号码，请求急救中心出诊，同时可获得警力给予的协助。"120"急救电话是大众的生命热线，任何人不得以其他借口占用、谎报，更不能故意骚扰，否则将追究相应的法律责任。

自测题

A₁/A₂型题

1. 在有毒气体造成的中毒现场，救护伤病员首先应该（　）
   A. 就地抢救
   B. 先将患者脱离险区再进行救护
   C. 送到大医院后再抢救
   D. 送到社区医院后抢救
   E. 送到专科医院后抢救

2. 在成批伤员进行现场分类时，红色标记患者伤势程度是（　）

A. 轻度　　　B. 中度　　　C. 重度
D. 死亡　　　E. 未受伤

3. 在成批伤员进行现场分类时，绿色标记患者伤势程度是（　）
   A. 轻度　　　B. 中度　　　C. 重度
   D. 死亡　　　E. 未受伤

4. 大批伤员出现时，在有限的条件下，应选择的原则是（　）
   A. 抢救轻伤　　　B. 先轻后重
   C. 抢救重伤　　　D. 先重后轻

E. 以上都是

5. 现场伤员分类，由轻到重颜色分别为（　　）

　　A. 绿黄红黑　　　　B. 绿红黑黄

　　C. 黑红绿黄　　　　D. 黄绿红黑

　　E. 红绿黄黑

6. 现场急救多发伤患者时，应优先转运的是（　　）

　　A. 已伤亡的患者

　　B. 伤情严重但救治及时可以存活的患者

　　C. 经救护后伤情已基本稳定的患者

　　D. 骨折已被固定者

　　E. 以上都是

7. 院外急救护理程序为（　　）

　　A. 现场急救、现场评估与呼救、转运与途中监护

　　B. 现场评估与呼救、现场救护、转运与途中监护

　　C. 现场评估与呼救、转运与途中监护、现场救护

　　D. 现场救护、转运与途中监护、现场评估与呼救

　　E. 转运与途中监护、现场评估与呼救、现场救护

8. 日常院前急救不包括（　　）

　　A. 呼救　　　　　　B. 现场评估

　　C. 运送　　　　　　D. 高压氧治疗

　　E. 现场救治

9. 转运途中错误的做法是（　　）

　　A. 重视搬运技术

　　B. 呼吸心搏停止时应该尽快送至医院进行抢救

　　C. 避免急刹车

　　D. 注意防暑、保暖

　　E. 严密监测生命体征

10. 抢救伤员时应首先处理（　　）

　　A. 腹腔内损伤　　　B. 窒息

　　C. 休克　　　　　　D. 骨折

　　E. 出血

11. 现场急救首先应（　　）

　　A. 安全防护　　　　B. 紧急呼救

　　C. 就地抢救　　　　D. 评估现场安全

　　E. 评估伤情

12. 某一综合医院急诊科接到卫生主管部门通知，

某工地有 20 名工人因午饭后集体出现腹痛、呕吐、腹泻，需启动突发公共卫生事件应急预案，该项任务属于医院急诊科的哪项主要任务（　　）

　　A. 急诊，急救医疗　　B. 普及急救知识

　　C. 科研　　　　　　D. 教学培训

　　E. 接受上级领导指派的临时救治任务

13. 张某，6 岁，在公园玩耍时不慎溺水窒息，应首先选择拨打的急救电话为（　　）

　　A. 110　　　　　B. 119　　　　　C. 120

　　D. 911　　　　　E. 122

14. 患者，老年男性，在野外突然晕倒，你作为第一目击者，第一步应（　　）

　　A. 大声呼救

　　B. 立即拨打"120"

　　C. 背起患者立即送往医院

　　D. 让患者平卧并迅速评估

　　E. 立即行心肺复苏

A₃ 型题

（15～17 题共用题干）

患者刘某，在河中游泳时不慎溺水。查体：神志不清，口含泥沙、河水，呼吸微弱，脉搏60次/分。

15. 在启动 EMSS 时，以下措施正确的是（　　）

　　A. 立即呼叫"120"等待救援

　　B. 立即头偏一侧，清除口腔异物

　　C. 立即胸外心脏按压

　　D. 叫人抬送医院

　　E. 先联系其家人

16. 患者被送往医院急诊科后，最合适的监护措施是（　　）

　　A. 动脉血氧饱和度监测

　　B. 无创血压监测

　　C. 心排血量监测

　　D. 神志瞳孔监测

　　E. 呼气末二氧化碳分压监测

17. 患者转入 ICU 继续治疗，在 ICU 不能进行的操作是（　　）

　　A. 生理功能监测　　B. 生命支持

　　C. 及时发现病情变化　D. 手术治疗

　　E. 防治并发症

（秦召敏）

第3章

急诊科概述

案例 3-1

患者，女性，45 岁，被卡车撞伤后 1 小时送到急诊科。查体：体温 37℃，脉搏 117 次/分，呼吸 28 次/分，血压 80/50mmHg，神志淡漠，对答切题，四肢冰冷，头皮下软组织肿胀淤血，颈软，气管右移，左侧第 4~7 肋骨骨折伴压痛，左下肺叩诊呈浊音，听诊左下肺呼吸音低，心脏除了心率增快外未见异常，腹部压痛，腹腔穿刺抽到 10ml 不凝血，四肢活动尚可。血气分析：pH 7.3，二氧化碳分压 35mmHg，氧分压 65mmHg。

问题： 1. 作为急诊科护士，对于该患者如何救治？

2. 假如您在现场救治组，您将如何开展现场救治工作？

3. 伤员运送途中护理要点有哪些？

第 1 节　急诊科的任务与设置

一、急诊科的任务

1. **接收紧急就诊的各种患者**　急诊护士负责接收、预检分诊、参与治疗和护理就诊的患者。

2. **接收院外救护转送的伤病员**　随时接收由院外救护转送而来的伤病员，并对其进行及时有效的后续救治。

3. **负责对急诊和院外转送到急诊科的危重患者的抢救工作**　急诊护士应与医生密切配合，随时投入抗休克、心肺复苏等生命器官的支持与保护的救治与监护工作，必要时在急诊科进行急诊手术抢救生命。

4. **承担灾害、事故的急救工作**　当突发事件或自然灾害发生时，医护人员应尽最大的努力参与有组织的救护活动，前往第一现场。同时，参与医疗监护下，将患者安全地护送至医疗单位以进行继续救治工作。

5. **开展急救护理的科研与培训**　积极开展有关急症病因、病程、机制、诊断、治疗及护理方面的研究工作，提高急救质量，建立健全各级各类急诊人员的岗位职责、规章制度和技术操作规程，培训急诊人员的抢救技能，更新知识，加速急诊人才的成长。

6. **开展健康教育**　参与社会宣传，走向社会，以多种形式普及宣传各种急诊急救知识，开展面向大众的救护常识和技术培训，培养、提高大众急救意识和技能。

二、急诊科设置

（一）急诊科设置原则

医院急诊科接收的多是突发性的急危重症患者，一切医疗护理过程均以"急"为中心，急诊科的布局要从应急出发，以方便患者就诊和抢救为原则，合理的布局有利于患者顺利就诊以及最大程度地节省诊前时间。

1. **急诊科位置及标志** 急诊科应设置在医院楼体的一侧或临街的最醒目位置，相对独立，有直接通往门诊部和住院部的通道。急诊科应有醒目的路标和标志，以方便和引导患者就诊，与手术室、重症医学科等相连接的院内紧急救治通道标志应当清楚明显，急诊各专科诊室及辅助科室应有醒目、突出的标志。

2. **急诊科的平面布局** 急诊科的各功能部门的布局应以减少交叉穿行、减少院内感染和节省时间为原则，选择最佳方案，预检分诊处、分级候诊区、各科诊室、抢救室、急诊重症监护室（EICU）、清创手术室、检验科、放射科、心电图室、药房及挂号收费室等以一楼平面展开为宜。在规模较大的急诊科，可将输液室、观察室、隔离室、急诊病房、EICU、手术室及其他功能检查部门设置在最邻近的楼层面。

3. **急诊科的整体布局** 急诊科入口应当通畅，设有无障碍通道，方便轮椅、平车出入，并设有救护车通道和专用停靠处，急诊科入口大门要求宽大，大厅宽敞，以便于担架、平车、轮椅的进出和较多的患者和家属做短暂候诊和停留，急诊门厅应设有预检分诊处和挂号室，备有平车、轮椅等物品供患者使用。急诊各诊室及通道要光线明亮、空气流通，要求保证冷暖气，通道要宽敞。急诊科要设有急诊的通信设备装置，如电话机、对讲机等。

（二）急诊科的设置

1. 医疗区

（1）预检分诊处：应设在急诊科入口明显位置，是急诊患者就诊的第一站。预检分诊处对来诊的患者根据临床表现和轻重缓急程度进行分级、登记，引导急救途径和联系诊室及医生，就诊记录可实行计算机信息化管理，分诊处应有足够的使用面积，备有电话、血压计、听诊器、手电筒、体温计、压舌板、就诊登记本、常用的化验单和候诊椅等常备物品。有条件的可配置对讲机、信号灯、呼叫器等，另外，为方便患者还应放置平车、轮椅，并配备导医和（或）导诊员。

（2）急诊抢救室：应邻近急诊分诊处，房间宽敞明亮，门宜高大，以便搬运和抢救患者。并根据需要设置相应数量的抢救床，具有必要时实行紧急外科处置的功能。抢救室内设置需遵循以下原则：

1）应有足够的空间（每张抢救床净使用面积不少于 $12m^2$ ）。

2）配有基本的急救器械与检查器械，如呼吸机、心电图机、除颤仪、输液泵、洗胃机、气管插管和气管切开用物等，必要时配备可实行开胸、开腹、开颅等抢救手术的条件。

3）各种抢救药品、物品要实行"四定"，即定数量、定地点、定人管理、定期检查，处于备用状态。

4）有足够的照明设施，采用旋转式无影灯，可调方向、高度和亮度。

5）有足够的电源，避免抢救设备电源反复拔插，避免电线交错及多次连接。

6）设抢救床 2～3 张，多功能抢救床旁设有中心供氧系统、负压吸引系统、多参数监护仪和轨道式输液架等。

（3）急诊专科诊室：一般综合性医院急诊科应设立内科、外科、小儿科、妇产科、骨科等分科急诊诊室，外科诊疗室应设在所有诊室中最靠近大门处，以减少血迹污染。眼科、耳鼻喉科、口腔科应有特殊设备的诊疗室，小儿科有独立急诊接诊区，传染病和肠道急诊均应有隔离区。

（4）急诊观察室：一般观察床位按全院总床位的 5%设置，观察床单元配备物品齐全，要具有中心供氧系统、负压吸引系统、轨道式输液架等设施，急诊患者留观时间原则上不超过 48～72 小时。

（5）急诊清创室（或急诊手术室）：位置应与抢救室、外科诊室相邻，外伤患者视病情进行清创处理，生命体征不稳定者，应在急诊手术室进行急救手术。

（6）急诊重症监护室：可设监护床 2～8 张，护士人数与床位数之比应在 3∶1 以上。每床的使用面积不少于 15m^2，床间距大于 1m，为急危重症患者提供优质的监护和治疗。室内配备监护仪、除颤器、呼吸机、心电图机、供氧装置和负压吸引装置等设备，随时掌握患者的生命体征变化。

（7）急诊隔离室：供传染病患者使用，遇疑似传染病患者，预检分诊护士应及时通知专科医师到隔离室进行治疗，室内应配有专用卫生间，以及必要的隔离用品及物品，如隔离衣、隔离裤、帽子、口罩、手套、防护镜及消毒液、感染性垃圾桶等。对患者的分泌物、呕吐物、排泄物要及时处理，凡确诊为传染病的患者，应就地隔离，及时转入传染病房或传染病医院接受治疗。

（8）治疗室和处置室：急诊科应有独立的治疗室和处置室，治疗室应设在各诊疗室中央，便于患者治疗，应备无菌物品柜、配液台、治疗桌、注射盘及消毒用品，用于各项治疗前及输液前的准备，处置室用于使用后的物品及一次性物品的集中处理。

2. 支持区

（1）急诊医技部门：应设置药房、检验科、放射科、心电图室、超声室等，有条件的医院可设置心肺功能检查室、胃镜检查室等部门。

（2）辅助及支持部门：包括挂号处、收费处及保安、后勤等部门，目前已有部分医院对急诊后勤实行了社会化管理，卫生工作、患者的运送及物品的传递等杂务，由经过培训的非医务工作者来完成。

三、急救绿色通道

急救绿色通道是指医院为急危重症患者提供的快捷高效的服务系统，包括在分诊、接诊、检查、治疗、手术及住院等环节上，实施快速、有序、安全、有效的急救服务。急救绿色通道的建立是救治危重症患者最有效的机制，能有效缩短救治时间，降低伤残率和病死率，提高救治成功率和生存质量。

（一）急救绿色通道的范围

考点
急救绿色通道的范围

急救绿色通道的范围包括各种急危重症需紧急处理的患者，包括（但不仅限于）以下急诊患者：

1. 各种急危重症患者，如休克、昏迷、呼吸心搏骤停、严重心律失常、急性心肌梗死、急性脑卒中、急性创伤、急性严重脏器衰竭的生命垂危者。

2．无家属陪同且需急诊处理的患者。

3．批量患者，如外伤、中毒患者等。

4．急危重症孕产妇、危重儿童和新生儿。

5．无法确定身份（如弱智且无人陪伴）且需急诊处理的患者。

6．不能及时交付医疗费且须急诊处理的患者。

7．其他急症而有生命危险的患者。

（二）急救绿色通道的管理

1．**醒目标志、抢救优先**　绿色通道各部门都应有醒目的标志，收费处、检验科、放射科、药房等设绿色通道患者专用窗口，其他绿色通道部门门旁张贴绿色通道患者优先的告示。

2．**合理配置、规范培训**　合理配置急诊人力资源，开展急救技术操作规程的全员培训，实行合格上岗制度，配置急救设备和药品。

3．**正确分诊、有效分流**　加强急诊检诊、分诊、及时救治急危重症患者，有效分流非急危重症患者。

4．**首诊负责、无缝衔接**　与挂钩合作的基层医疗机构建立急诊、急救转接服务制度，首诊负责制包括医院、科室、医生三级。首诊负责制是指第一位接诊医生（首诊医生）对其接诊患者，特别是急危重症患者的检查、诊断、治疗、会诊、转诊、转科、转院等工作负责到底的制度。

5．**分区救治、优化流程**　实施急诊分区救治、建立住院和手术的"急救绿色通道"，建立创伤、急性心肌梗死、脑卒中、急性呼吸衰竭等重点病种和高危孕产妇的急诊救治流程与规范，需紧急抢救的危重患者应先抢救后付费，保障患者获得及时、连贯的医疗服务。

6．**定期评价、持续改进**　定期评价急诊体系对紧急事件处理的反应性，急诊高危患者"绿色通道"平均停留时间。

7．**规范运行、有效救治**　急救绿色通道的急救程序如下。

（1）接诊医生根据符合急救绿色通道救治要求的患者情况，决定启动急救绿色通道服务。

（2）可在其处方、检查申请单、治疗单、手术通知单、入院通知单等医学文件的右上角标明"急救绿色通道"，先进行医学处理再进行财务收费。

（3）急诊服务流程体系中每一个责任部门（包括急诊科、各专业科室、各医技检查部门、药剂科及挂号与收费处等），各司其职，确保患者能够获得连贯、及时、有效的救治。

第 2 节　急诊科护理管理

一、急诊科的护理人员管理

应根据各医院的急诊科的规模、急诊工作量、所设专科等条件确定人员编制，并参考卫生部制定的《急诊科建设与管理指南（试行）》标准执行。

急诊科应有固定的急诊护士，护士结构梯队合理。急诊护士应具有扎实的业务基础和丰富的临床工作经验，掌握主要的危急重症和生命支持治疗的基本技能，熟悉抢救药品的应用，能熟练操作抢救仪器、分析监护数据和排除一般故障，熟悉急诊工作内涵与流程，经规范化培训合格，并定期接受急救技能的培训。

医院还应成立急救领导小组，由院长任组长，成员由医务科主任、各大专科主任、急诊科主任或急诊室负责人、护士长等组成，遇有重大抢救任务时负责领导与协调急救工作。

二、急诊科的护理管理制度

急诊科应严格执行《全国医院工作条例》中有关急诊方面的各项规章制度，并根据条例中有关制度的要求结合急诊科工作实际制定适合本部门急诊工作的制度及有关规定。同时制定切实可行的急救程序、各项急诊技术操作规程及质量标准和相关急救预案，制定各项急诊工作制度、急诊值班制度、出诊抢救制度、急诊查房制度、疑难与死亡病例讨论制度、消毒隔离制度、医疗设备仪器管理制度、出诊抢救和重大突发事件呈报制度等，使工作规范、有章可循。

三、急诊护理应急预案

急诊科的医疗服务具有急危重症患者集中、随机性强、患者发病急、病情重、变化快、死亡率高、易发生医疗纠纷的特点，急诊护理应急预案是为迅速、有序地对急危重症患者、批量伤（病）员开展及时有效的救治而预先制定的实施方案。

（一）编制目的

建立健全应急机制，提高快速反应急救处理能力，切实保障急危重症患者及突发事件所致的批量伤（病）员的急救绿色通道的畅通，以及救治效果。

（二）基本原则

1. **简明扼要、明确具体**　急诊护理应急预案包含常见急症的应急预案、突发事件的应急预案（停水、停电等）、批量伤（病）员的应急预案等，要求内容简明扼要、明确具体、标准化、程序化。

2. **责任明确、分级负责**　急诊护理应急预案在启动、响应、增援过程中，各级人员职责明确、分级负责，要求时效性强。

3. **培训演练、快速反应**　建立定期培训制度，使应急人员熟练掌握急救措施、急救程序、急救配合及各自的职责，保证急诊应急工作协调、有效、迅速展开。

（三）常见类型

1. **常见急症的应急预案**　包括常见急症的病情评估、急救处理措施及处理流程，如心搏骤停、过敏性休克、急性中毒、严重外伤的应急预案等。

2. **突发事件的应急预案**　包括请示报告、患者安全处理措施、评价与反馈等，如停水、停电、患者跌倒等。

3. **批量伤（病）员的应急预案**　包括急救组织体系、人员物资增援方案、检伤分流、急救绿色通道实施、各级各类人员的职责，以及应急预案的启动、运行、总结、反馈等。

（四）应急准备

1. **人员准备**　根据应急预案的不同类型，合理调配人力资源，尽可能团队协作，根据批量伤（病）员人数及病情成立数个抢救小组，每组均由医生、护士、医辅人员组成，保证应急措施的时效性。

2. **物资准备**　除急诊科正常使用的抢救物品、药品、器材外，另增备隔离衣、手术衣、无菌手套、消毒剂等，由护士长负责检查保管，定期检查使其处于良好的备用状态，大量使用抢救药品、器材时，由医院突发性卫生事件指挥小组调配。

3. **区域准备**　区域的有效保障及合理划分，是应急预案顺利实施的保证。个体区域的准备，有利于重症患者监测及急救措施及时应用；整体区域的准备，可将伤员进行轻重缓急分区安置，让相对有限的医疗资源得到最大化的有效应用，使应急工作有序、有效地进行，保障患者的安全。

（五）启动与运行

由院领导及各职能部门负责人、急诊科主任、科护士长、护士长及各相关临床专科的专家等共同组成的急救应急组织体系，各部门统一指挥、统筹安排、各司其职、密切协作，确保急救工作有序进行。

四、急诊护理工作质量管理

（一）组织实施

急诊护理工作对患者采取的是分科就诊、集中抢救、集中观察的护理方式，急诊管理人员的组织能力与业务水平直接影响急诊患者的救治成功率，急诊科实行医疗（护理）副院长、护理部主任、急诊科科护士长、护士长、护士多级管理。

（二）基本原则

1. **建立健全规章制度**　制度建设和执行是质量管理的核心，特别是保障护理质量、护理安全的核心制度，如分诊制度、首诊负责制度、患者身份识别制度、危重患者抢救制度、口头医嘱执行制度、急诊值班报告制度、危重患者交接班制度、查对制度以及危重患者特检、入院转送制度、护患沟通制度等，并根据质量管理要求完善其他相关制度，有效防范、控制医疗护理风险，及时发现安全隐患。

2. **优化急诊工作流程**　根据急诊工作的特点，各种急危重症抢救流程的优化主要体现在三个方面。

（1）救治流程：分诊台设在醒目位置，当患者进入急诊区域时，分诊护士要快速对患者进行评估，依病情决定患者的分级、就诊的优先顺序及接诊方式。

（2）抢救流程：抢救室护士接到分诊护士的抢救通知后立即进入抢救状态，分工合作，实施抢救措施。

（3）转归流程：给予患者急救处理病情缓解后，可转入专科病房、急诊监护室或观察室，转送患者时，护士应准备好相应的急救物品、药品，并电话通知接收科室做好接收患者的准备，对患者的病情进行简单的介绍，转送途中密切监测病情的变化。

3. **实行分级分区就诊**　将急诊患者的病情分为"四级"，一级是濒危患者，二级是危重患者，三级是急症患者，四级是非急症患者。从功能结构上将急诊科分为三大区域：红区即抢救监护区，适用于一级和二级患者处置。黄区即密切观察诊疗区，适用于三级患者，原则上按照时间顺序处置患者，当出现病情变化或分诊护士认为有必要时可考虑提前应诊，病情恶化后的患者应被立即送入红区。绿区即四级患者诊疗区。实行"三区

考点

急诊科实行的"三区四级"

四级"，实施轻重缓急优先就诊顺序，保障急诊患者医疗安全。

4. 定期评价与反馈

（1）制定急诊护理质量管理与控制标准、考核方法和持续改进方案。

（2）急诊护理过程中，有检查、分析评价，对存在问题有结论，有处理意见及改进措施并及时反馈。

（三）具体目标及措施

1. 稳定急诊护理专业队伍　急诊护理专业队伍人员相对固定，并经过专业训练，熟练掌握心肺复苏技术，能够胜任急诊工作。

2. 提高分诊准确率　建立预检分诊核心制度，有清晰明确的分诊指引，有开发急诊绿色具体目标及通道的工作指引；有大批患者的分流方案，分诊护士主动接诊；有良好的服务意识，使用标准措辞的服务用语，提高分诊准确率，合理安排就诊次序（按病情分级安排），对各类患者的安置措施得当；有预见性地发现问题，能发现危及生命的指征，落实危重患者优先处理原则；组织协调各部门，保证大型抢救顺利进行，及时化解、处理护理纠纷，按要求上报。

3. 提高患者身份识别的准确性　建立和完善急诊患者身份识别制度，各种处置和治疗前同时使用两种患者身份识别方法，如姓名、床号等（禁止以房间或床号作为识别的唯一依据）。实施者应让患者（或家属）讲述患者姓名，作为确认的手段以确保对患者实施正确的操作。在紧急抢救的特殊情况下，应由医生、护士共同核对患者身份，实施双重检查，特殊患者建立使用"腕带"作为身份识别的标识制度。

4. 完善急救备用物资管理制度　急救仪器必须定人管理、定位放置、定期检查及维修保养，保证足够电量，用后立即补充用物，及时进行清洁处理。每周检查仪器设备功能及保养清洁，并记录在册；有清晰明确的操作流程标示牌，科室提供原始操作方法的依据（如说明书），急诊医护人员必须严格遵守操作规程，原则上急救仪器不得外借。定期进行抢救仪器操作考核。

5. 提高危重患者抢救成功率　加强急诊护理工作质量全程监控与管理，落实核心制度，尤其是首诊负责制，使急诊服务及时、安全、便捷、有效，建立急诊"绿色通道"。科室间紧密协作，建立与医院功能任务相适应的重点病种（急性心肌梗死、心力衰竭、脑卒中、创伤、中毒）急诊服务流程与规范，保障患者获得连续医疗服务。

6. 提高急诊患者的住院率　加强急诊留观患者的管理，提高需要住院治疗的急诊患者的住院率，急诊留观时间不得超过48～72小时。

7. 规范护理文书　急诊抢救护理文书书写规范、及时、完整，因需紧急抢救急危患者而未能及时记录的，有关医务人员应当在抢救结束后6小时内据实补记，并加以注明。

8. 保证护患沟通畅通　可采用文字、口头等不同方式，但病情告知内容必须保持医护的一致性。

链 接　三级医院急诊科质量管理评价指标参考值

1. 急救物品完好率100%。

2. 急诊分诊正确率＞95%。

3. 病历合格率≥90%。

4. 急诊危重患者在就诊 5 分钟内应得到处置。急诊会诊医生 10 分钟内到位。

5. 急诊患者留观时间≤72 小时。

6. 急危重症抢救成功率≥80%。

7. 危重患者护理合格率≥90%。

8. 抢救记录于抢救结束后 6 小时内补记。

9. 挂号、划价、收费、取药等服务窗口等候时间≤10 分钟。

第 3 节　急诊患者分诊

急诊分诊是急诊患者救治过程中的第一个重要环节，为保证病情危急、需要立即抢救的危重患者能够获得及时有效的救治，同时使等待治疗的患者需求得到关注，需要由有经验的急诊科护士根据分诊原则及程序，迅速对所有来诊患者按疾病危险程度进行分诊，对可能有生命危险的患者立即实施抢救。

一、接诊

当急诊患者到达急诊室时，护士应立即查看病情，及时、果断地进行分诊，安排到相应的诊室进行就诊，如在分诊室听到救护车报警声，意识到有突发情况发生时，护士应主动推平车或轮椅到急诊室门口迎候，立即检查患者的生命体征，并判断疾病的严重程度，迅速通知相关科室医师参加抢救，如院外已经确定急需手术者，则立即送入手术室。对前来就诊的患者要根据病情缓急和就诊先后进行就诊顺序的排序，在候诊过程中，护士要密切观察患者的病情变化以便于及时处理，先救治严重危及生命的急诊患者。

二、分诊

分诊是对来院急诊的患者进行快速、重点的资料收集，并将资料进行分析、判断、分类、分科，同时按轻、重、缓、急程度安排就诊顺序，并进行登记，一般应在 2～5 分钟内完成。在传染病或特殊疾病流行期间，还应先做必要的相关检查，如患者需先测体温，再做急诊分诊，根据部门具体规定，安排疑似或传染病患者到隔离区域候诊，减少传染的机会。

分诊程序包括：分诊问诊、测量生命体征、分诊分流、分诊护理和分诊记录。

（一）分诊问诊

首先要热情问候来诊患者和家属，主动介绍自己，询问患者不适情况，目的是了解患者就诊的原因。可应用以下模式进行问诊：

1. SAMPLE　是英文单词首字母组成的单词，主要用于询问病史。

S（sign and symptom）：症状与体征。

A（allergy）：过敏史。

M（medication）：用药情况，如询问"有无服用过药物？"。

P（pertinent medical history）：相关病史，如"有无慢性疾病？"。

考点
急诊分诊
的模式

L（last meal or last menstrual period）：最后进食时间，对育龄女士询问最近一次经期时间。

E（event surrounding this incident）：围绕患病前后情况，如询问"令你不适的原因是什么？"。

2. OLDCART   亦是英文单词首字母组成的单词，用于评估各种不适症状。

O（onset）：是发病时间，即"何时感到不适？"。

L（location）：部位，即"哪儿感到不适？"。

D（duration）：持续时间，即"不适多长时间了？"。

C（characteristic）：不适特点，即"怎样不适？"。

A（aggravating factor）：加重因素，即"是什么引起的不适？"。

R（relieving factor）：缓解因素，即"有什么可缓解不适？"。

T（treatment prior）：来诊前治疗，即"有没有服过药物、接受过治疗？"。

3. PQRST   是英文单词首字母组成的缩写，主要用于疼痛评估。

P（provoke）：诱因，即疼痛发生的诱因及加重或缓解的因素。

Q（quality）：性质，即疼痛的性质，如钝痛、绞痛、烧灼样痛、刀割样痛、针刺样痛等。

R（radiation）：放射，即有无放射、放射部位。

S（severity）：程度，即疼痛的程度如何？可应用疼痛评估工具（如1~10数字评分法）进行评估。

T（time）：时间，即疼痛开始、持续、终止的时间。

护士运用眼、耳、鼻、手来收集患者的客观资料，即主要的体征。用眼观察患者的一般状况，如意识、精神状态、面容表情、肤色、颈静脉、体位及发音等改变所代表的意义，观察排泄物和分泌物的色、量、质的改变所代表的意义；用耳去辨别身体不同部位发出的声音，如咳嗽音、呼吸音、心音、肠鸣音等变化所代表的意义；用鼻去辨别患者发出的特殊气味所代表的意义；用手去触摸患者的脉搏来了解其频率、节律及充盈度；触摸疼痛部位来了解疼痛涉及范围及程度，触摸患者的皮肤来了解体温等，可借助压舌板、手电筒、体温计、血压计、听诊器等进行护理查体，还可用心电图机、快速血糖仪等仪器进行检查，收集资料。

（二）测量生命体征

问诊同时测量生命体征，作为就诊的基本资料，包括血压、脉搏、体温、呼吸、血氧饱和度、格拉斯哥昏迷评分（Glasgow coma scale，GCS）等，如果发现生命体征不稳定或异常，应立刻将患者送往抢救室。

（三）分诊分流

根据患者就诊时的主要症状和体征，进行简单的医疗体检，然后进行分诊分类和分科，按照分诊分类结果，安排患者就诊或候诊。

（四）分诊护理

在日常工作中，分诊之后应引导一般急诊患者到相关科室就诊，按患者所需给予适当的处理和帮助。有需要时，再次分诊分类。病情复杂难以确定科别者，按首诊负责制护理，危重患者应由分诊护士先送入抢救室，之后再办理就诊手续。任何需要紧急处理的危重患者，分诊护士都必须及时通知医生和护士，必要时配合抢救护士酌情予以急救处理，如心肺复苏（cardiopulmonary resuscitation，CPR）、吸氧、心电监护、建立静脉通道等。

大部分患者，经初次和再次评估后，可确定分诊级别，只有少部分患者因表达不清或是病情表现不明显，需经重点和进一步评估后才可分级，这对急诊专科分诊护士则有更高要求。

在分诊过程中，除按常规分诊程序进行分诊之外，还应注意以下几点。

1. 不是每一名患者都必须经过分诊处，才可进入抢救室，如严重创伤或生命危在旦夕，事前已由相关单位（如院前急救"120"）通知急诊科，即可不经过分诊处直接送入抢救室。

2. 在初次评估中，全面评估患者整体情况，如出现生命体征不稳定、意识障碍，需立即送往抢救室进行抢救，实行先抢救后补办手续的原则。

3. 保证分诊准确，定期评价急诊分诊系统，合理利用急诊科资源，分诊级别过高，特别是分诊为二、三级时，可能增加急诊医生与护士在单位时间内的急诊工作量，而使真正需要快速抢救的患者等候过久；分诊级别过低，也将使二、三级的急诊患者久候，甚至延误救治。

4. 如有分诊错误，应按首诊负责制处理，即首诊医生先看再转诊或会诊，分诊护士应做好会诊、转科协调工作。

5. 遇患有或疑似传染病患者，应按规定将其安排到隔离室就诊。

6. 遇身份不明的患者，应先给予分诊处理，同时按所在医疗单位规定进行登记、报告，并做好保护工作。神志不清者，应由两名以上工作人员清点其随身所带的钱物，签名后上交负责部门保存，待患者清醒或家属到来后归还。

7. 遇成批伤员时，应立即报告上级及有关部门，同时按所在医疗单位规定进行快速检伤、分类、分流处理，多发伤员涉及两个以上专科的，应先分诊到病情最重的科室，由其首先负责处理。

（五）分诊记录

不同的医疗单位可能有不同的记录要求和格式，但分诊记录的基本要求是清晰而简单，基本记录内容包括患者到达急诊的日期与时间、分诊时间、患者年龄与性别、生命体征、病情严重程度分级、过敏史、分诊护士签名等。亦可根据 SOAPIE 格式进行记录：

S（subjective assessment）：为主观数据评估。

O（objective assessment）：为客观数据评估，为快速重点体检。

A（analysis of data）：为数据分析，包括病情严重程度分级。

P（plan of care）：护理计划。

I（implementation）：实施分诊时所提供的护理，包括诊断性检查、现场救治措施或启动的感染控制措施。

E（evaluation）：评价或再评估，记录对救治措施的任何反应或病情变化情况。

第4节　急诊护理评估

一、急诊护理评估

急诊护理评估，亦称急诊患者评估（patient assessment），是常规收集患者主观和客观资料的过程。急诊护理最初评估（initial assessment）分为两个阶段：初级评估（primary assessment）和次级评估（secondary assessment）。

（一）初级评估

考点
初级评估的评估内容

初级评估的主要目的是快速识别有生命危险需要立即抢救的患者，评估内容包括气道及颈椎、呼吸功能、循环功能、意识状况和暴露患者，如果发现患者其中任何一项不稳定，均应立即送往抢救室进行抢救。

1. 气道及颈椎　检查患者能否说话、声音是否正常，判断气道是否通畅，注意观察有无因舌后坠、松脱牙齿/口腔异物、呕吐物/分泌物、出血凝块、口唇及咽喉部肿胀等原因造成的气道梗阻，其中舌后坠是意识不清患者气道梗阻最常见的原因，如果气道部分或完全阻塞，应立即采取措施开放气道，对创伤患者同时注意固定颈椎予以制动。

2. 呼吸功能　检查患者是否具有自主呼吸，呼吸频率、节律及深度是否正常，皮肤颜色是否正常，胸廓有无起伏及两侧胸廓起伏是否对称。如果患者没有呼吸或呼吸不正常，应立即将患者送入抢救室，给予辅助呼吸或进行气管插管；呼吸困难者，给予吸氧，球囊-面罩通气；对外伤患者应注意张力性气胸、连枷胸合并肺挫伤及开放性气胸造成的换气功能障碍；若有开放性气胸时，可使用无菌无孔敷料封闭胸部伤口。

3. 循环功能　检查有无脉搏、脉搏是否正常、每分脉搏数、脉搏强弱及节律、外出血情况、毛细血管充盈时间、皮肤颜色及温湿度情况，判断循环功能状况，计算休克指数，如果患者循环功能不良，应立即将患者送入抢救室，给予心电、血压监护，开放静脉通道。如果没有脉搏，立即进行心肺复苏，包括基础生命支持（BLS）和高级心血管生命支持（ACLS）。

4. 意识状况　评估患者是否清醒，如有意识改变，应查看瞳孔大小和对光反射或应用 GCS 进行评分，并需进一步评估患者的神志状况。对于不清醒的患者，应将患者送入抢救室，保持气道通畅，维持呼吸功能，需要时做好 CT 检查的准备，密切观察病情；对于情绪不稳定者，应注意患者、自身和周围人员的安全，有条件时可分隔候诊。

5. 暴露患者、注意保暖　评估时可移除患者的衣物以评估和识别任何潜在的疾病或损伤症状，注意给患者保暖和保护其隐私。

（二）次级评估

如果初级评估后，患者的初步情况稳定，没有生命危险，应该进行次级评估。次级评估的目的是识别疾病与损伤的指征，评估内容包括问诊、测量生命体征和重点评估，可以同时进行，在 3～5 分钟内完成分诊级别的确定。重点评估内容主要是采集病史和"从头到足"的系统检查，不同的病变可能具有相同的症状，分诊护士需要结合患者主诉和生命体征与检查所见，必要时结合其他检查结果，进行综合分析和判断。

二、急诊科患者的心理护理

（一）常见心理反应

急危重症患者起病急、病情严重，甚至危及生命，急危重症患者的心理反应，主要是对于清醒状态下的患者而言，因此心理反应强烈而复杂，其常见心理反应如下。

1. **情绪休克**　受伤或疾病早期，患者对突如其来的意外伤害完全没有心理准备，无法面对现实，在经过短暂的应激后，心理防御机制濒临"崩溃"，部分患者持续数天处于"情绪休克期"，表现为异常平静与冷漠，表情木然。

2. **焦虑**　患者因疾病造成的痛苦及工作、家庭生活秩序的突然中断，难以接受和适应，医护人员紧张的工作场面，家属的惊慌哭泣，均可增加患者的焦虑程度，常表现为烦躁不安、敏感多疑、易激惹，有些患者吞吐犹豫、心灰意冷、表情淡漠，有的故作镇定。

3. **紧张和恐惧**　急危重症患者多数是突然起病，或在原来疾病基础上病情加重，或是突然遭受意外伤害，生命往往危在旦夕，常表现出极度紧张和恐惧。

4. **绝望**　表现出完全丧失康复的自信心、孤独、冷漠或消极合作，如受到意外伤害或蒙受委屈和挫折者，多表现为双眉紧锁、咬紧牙关、双唇颤抖、言语模糊或尖叫等愤怒状态，自杀未遂者更加暴躁，以上患者均因不堪忍受过重的身心创伤而拒绝与医护人员合作。

5. **个人应对无效**　急危重症患者，尤其是意外伤害的患者，心理极不平衡，认为自己伤害或患病是不公平的，加之前途、事业受到影响，更易烦恼焦虑，自控力下降，时常向家人、医护人员发泄怒气。

6. **无效性否认**　是个体有意或无意采取的一些无效的否认行为，是一种心理防御反应，这类患者经抢救后病情好转，急性症状初步控制，表现为否认有病，或认为自己的病情很轻，不需要住院监护与治疗。

（二）心理护理

心理护理是指由护士通过各种方式和途径，积极地影响患者的心理状态，以使患者达到其自身的最佳身心状态，心理护理是建立在护士与患者互相信任、相互沟通的良好治疗性人际关系基础之上的，急危重症患者心理护理措施如下。

1. **稳定情绪，疏导不良心理**　急危重症患者情绪反应强烈，对疾病产生直接影响。例如，急性心肌梗死患者，情绪不稳定能导致病情急剧恶化甚至死亡。因此，稳定患者情绪是急救过程中不可忽视的工作，护士应有高度的责任心和同情心，沉着稳定、有条不紊地进行抢救护理，使患者情绪稳定，对治疗产生信心，与患者、家属交流时，态度礼貌诚恳、语言通俗易懂，鼓励患者用语言或非语言方式表达自己的情感，说出忧虑、害怕、关心或希望实现的事情，并给他们适当的安慰和必要的心理疏导，减轻或消除他们的紧张心理。

2. **给予心理支持**　心理支持是指采用各种心理治疗手段能够在精神上给患者以不同形式和不同程度的支持，护士健康的心理、积极的言行可直接影响患者的内心世界，使患者内心产生一种积极恢复健康的内在动力，或使那些心理处于极端矛盾和困惑的患者减轻或摆脱痛苦，心态趋于平和。有积极意义的治疗信息应及时反馈给患者，增强其

考点
急危重症
患者常见
心理反应

治疗信心。同时，还要动员社会、家庭各方面的支持力量。目前许多研究表明，家属探视并不是造成院内感染的主要因素。因此，适度开放ICU探视制度，可降低ICU患者和家属焦虑程度，增强患者的信心，减轻孤独感。

3. 提供良好的人文环境和物理环境　尽可能多陪伴患者，以减轻患者的心理压力，不向患者提任何要求，暂时认同其当前的应对方式，如喊叫、哭泣等，不与患者进行争辩，与患者交流时态度和蔼，语气平和，以示理解和同情，减少对患者感官的不良刺激，提供安静的休息环境，避免与有焦虑反应的家人密切接触交谈。

4. 提供心理健康指导　帮助患者客观看待自己的病情，告诉患者只有树立健康的观念、保持正确的态度，才能产生健康的心理；鼓励患者勇于面对现实，面对未来，树立新的生活目标；提高其自信心，强化其已有的成就；指导患者有效地使用心理防御性措施，降低悲哀反应，如在丧失健康初期使用否认、合理化等心理防御机制，具有一定的保护作用。

（三）减轻患者家属心理压力

1. 向家属提供患者的相关信息，并解答其疑问。

2. 及时与家属沟通患者病情及治疗效果方面的信息。在不影响治疗和护理的前提下，尽量让家属陪伴患者，并体谅家属在患者旁边持续徘徊的心情。

3. 给家属适当的心理安慰和必要的心理指导。告诉家属如何配合医疗护理工作，以及如何关心、支持和鼓励患者。

4. 给予患者家属情感上的支持。护理人员主动自我介绍，倾听家属的顾虑，表示愿意与家属一起讨论解决患者所面临的各种治疗和护理问题，使家属感到受尊重。

5. 对有可能抢救无效而死亡的患者，事先通知家属，使其有一个逐步接受现实的心理过程，建立较好的心理应对机制。

6. 当患者经抢救无效死亡时，家属会因极度悲哀而哭泣，护理人员不应立即制止，应予以理解，并根据情况适当安慰、劝解，和家属一起严肃、认真地做好善后护理工作，体现对死者的尊重和家属的同情，做好家属的心理疏导工作。

自测题

A₁/A₂型题

1. 关于急诊科的布局，下列哪项不正确（　　）

　A. 尽量远离住院部

　B. 有专门的出入口通道

　C. 分诊室设立在入口明显位置

　D. 清创室与抢救室、外科诊室相邻

　E. 抢救室靠近急诊科的进口处

2. 下列哪项不是急诊患者的心理反应（　　）

　A. 焦虑和忧郁　　　B. 怀疑和依赖

　C. 恐惧和愤怒　　　D. 安静和沉默

　E. 否认和冷漠

3. 下列不属于急救物品的是（　　）

　A. 除颤仪　　　　　B. 心电监护仪

　C. 纤维胃镜　　　　D. 电动洗胃机

　E. 简易呼吸器

4. 下列哪项不是急诊患者的心理特点（　　）

　A. 优先感　　　　　B. 陌生感

　C. 焦虑感　　　　　D. 无助感

　E. 沉默感

5. 急诊科观察室床位数占医院总床数的（　　）

A. 4%　　　　B. 5%　　　　C. 6%

D. 7%　　　　E. 8%

6. 患者，男性，56 岁，冠心病病史 3 年。今晨于公交车上突然出现四肢抽搐，两眼上翻，呼吸心跳减弱，司机与乘客立即将其送到急诊室，分诊护士处理正确的是（　　）

　　A. 立即协助医生进行心肺复苏

　　B. 立即开通绿色通道

　　C. 立即进行心肺复苏

　　D. 立即协同其他护士进行心肺复苏

　　E. 立即呼叫医生进行抢救

7. 急诊科护理工作质量要求不包括（　　）

　　A. 器材药物完备　　B. 分诊迅速准确

　　C. 抢救组织严密　　D. 抢救效率高

　　E. 极易交叉感染

8. 一位急诊创伤患者同时出现下列病情，护士处理正确的是（　　）

　　A. 先抢救窒息　　　B. 先抢救昏迷

　　C. 先抢救骨折　　　D. 先抢救心律失常

　　E. 先抢救伤口出血

9. 患者，男性，40 岁。交通事故后送往急诊室，意识丧失，左下肢闭合性骨折，呼吸 20 次/分，心率 62 次/分，血压 96/62mmHg，身上无任何证件，护士处理不正确的是（　　）

　　A. 协助医生处理骨折

　　B. 处置的同时通知保卫科

　　C. 等待家属办理手续后再处理

　　D. 先处理后再等家属补办手续

　　E. 处置的同时通知医务部

10. 患者，男性，35 岁。因突发交通事故，送往急诊室，神清、生命体征平稳，右上肢骨折，第 7、8 肋骨骨折。评估患者心理反应正确的是（　　）

　　A. 否认和焦虑　B. 抑郁　　C. 依赖

　　D. 怀疑　　　　E. 愤怒

11. 患者，女性，68 岁。因突发心肌梗死，送入急诊室，护士立即给予吸氧、心电监护，医生做心电图，医嘱溶栓治疗，医护人员进行急救时，患者的心理特点是（　　）

　　A. 优先欲　　　　B. 否认疾病

　　C. 无望　　　　　D. 无助

　　E. 陌生感和恐惧感

A₃/A₄ 型题

（12～14 题共用题干）

　　患者，男性，24 岁。高热 1 天，最高体温 39.2℃，来院急诊室就诊。查体：神清，胸前、耳后出现散在水疱，无鼻塞、咳嗽症状。

12. 分诊护士处理正确的是（　　）

　　A. 按高热患者分诊　B. 按急重患者分诊

　　C. 安排隔离室就诊　D. 按轻症患者分诊

　　E. 安排儿科就诊

13. 护士协助医生处理正确的是（　　）

　　A. 护士替医生填写传染病疫情卡

　　B. 分诊护士替医生填写传染病疫情卡

　　C. 分诊护士替医生下医嘱，医生填写传染病疫情卡

　　D. 护士协助医生填写传染病疫情卡

　　E. 分诊护士填写传染病疫情卡

14. 护士对患者健康教育不正确的是（　　）

　　A. 指导隔离相关知识

　　B. 指导皮肤护理知识

　　C. 指导用药的注意事项

　　D. 告知患者体温降至正常即可上班

　　E. 指导患者饮食

（15、16 题共用题干）

　　患者，男性，42 岁。因酗酒后突发急性胰腺炎，送院急诊室。查体：神清，反应迟钝，屈膝卧位，呼吸 26 次/分，脉搏 52 次/分，血压 80/45mmHg。

15. 在抢救过程中护士的下列做法不正确的是（　　）

　　A. 及时做好记录

　　B. 护士向医生重复背述口头医嘱

　　C. 医护双方核对后用药

　　D. 快速急救，不必双方核对医嘱

　　E. 超常规用药应双方核对后用药

16. 抢救患者时，未能及时书写的医嘱或记录，应如何处理（　　）

　　A. 抢救后不用补记

　　B. 及时、准确补上记录

　　C. 抢救记录应简单

　　D. 不能后补医嘱，只记护理记录即可

　　E. 护理记录因急救不用规范书写

（武江涛）

第4章

重症医学科概述

📖 案例 4-1

患者，男性，59 岁。既往有高血压病史，吸烟、饮酒史。因剧烈活动后胸痛伴恶心、呕吐 1 小时，有恐惧、濒死感，舌下含服硝酸甘油无效而入院。查体：患者心率 110 次/分，呼吸 25 次/分，血压 80/50mmHg，面色苍白、大汗、烦躁不安，心电图提示Ⅱ、Ⅲ、aVF 导联 ST 段弓背向上抬高、T 波倒置，实验室检查肌酸激酶同工酶（CK-MB）及心肌肌钙蛋白 I（c-TnI）升高。

问题： 该患者应安置在什么病房更有利于抢救和观察，提高抢救成功率？为什么？

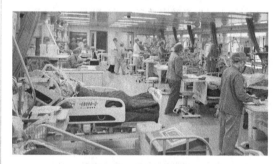

图 4-1　重症医学科

重症医学科（图 4-1）以重症监护病房（intensive care unit，ICU）或监护治疗单位为临床实践基地，通过各种监护手段和方法对急危重症患者的病情进行连续、动态的定性和定量观察，提供及时、系统、高质量的脏器功能支持，并通过为急危重症患者提供规范化的治疗和细致的护理，改善患者的生命质量。

第 1 节　重症医学科的设置

一、重症医学科的环境与配备

（一）重症医学科的规模

重症医学科病床数量应符合医院功能任务和实际收治重症患者的需要，三级综合医院重症医学科床位数应占该医院病床总数的 2%~8%，床位使用率以 75% 为宜，当全年床位使用率超过 85% 时，应适度扩大规模。重症医学科每天至少应保留 1 张空床以备应急使用。

（二）重症医学科的环境

1. 地理位置　重症医学科地理位置的设置应方便患者的转运、检查和治疗，并宜接近手术室、医学影像科、检验科和输血科（血库）等。

2. 床位　重症医学科每床的使用面积不少于 15m²，床间距大于 1m，每个重症医学科最少配备 1 个单间病房，使用面积不少于 18m²，用于收治隔离患者。

3. 辅助用房　包括中央工作站、通道、治疗室、配药室、仪器室、医护人员办公室、值班室、示教室、家属接待室、实验室、营养配备室和库房等，辅助用房和病房面积之比应达到 1.5∶1 以上。

（1）中央工作站：设置在医疗区域的中央地区，病室以中央工作站为中心呈圆形、扇形或 T 形等排列。

（2）通道：人员流通通道和物流通道分开，以减少各种干扰和交叉感染，工作人员通道和患者通道分开，提供工作人员尽快接触患者的通道和家属探视通道。

（3）治疗室：至少设置 2 间，一间用于无菌技术操作的治疗和护理，另一间用于只需要达到清洁要求的治疗和护理。

（4）仪器室：由于重症医学科使用仪器设备较多，有条件的重症医学科最好设置仪器室，以供仪器设备放置和维护使用。

4. 污物处理区域　重症医学科应使放置病床的医疗区域、辅助用房区域、医务人员生活辅助用房区域和污物处理区域有相对独立性，减少彼此的干扰，有利于感染防控。

5. 通风和采光　重症医学科应具备良好的通风、采光条件，最好装配气流方向从上到下的空气净化系统，能独立控制室内的温度和湿度，室温控制在（24±1.5）℃，湿度控制在 55%～65%。

6. 手卫生设施　安装足够的感应式洗手设施，单间每床 1 套，开放式病床至少 2 床 1 套。每套设施至少包括非接触式洗手池、洗手液和擦手纸。每床床旁放置快速手部消毒装置 1 套。

7. 建筑装饰　重症医学科的建筑装饰必须遵循不产尘、不积尘、耐腐蚀、防潮防霉、防静电、容易清洁和符合防火要求的总原则。

8. 噪声控制　在不影响正常工作的情况下，应尽可能将患者的呼叫信号、监护仪器的报警、电话铃声、打印机等仪器发出的声音降到最低水平，地面覆盖物、墙壁和天花板尽量采用高吸音材料。

9. 重症医学科应建立完善的通信系统、网络与临床信息管理系统、广播系统。

（三）重症医学科的必配设备

1. **病床配备**　每床配有完善的功能设备带或功能架，提供电、氧气、压缩空气和负压吸引等功能支持。配备 2 个以上的中心吸引器、氧气、压缩空气供应插口，配有 12 个以上的电源插座，并有多种型号以供选用。

2. **病床**　应采用多功能床，安有脚轮及制动装置，可调节高度及倾斜度，并有快速复位按钮，利于心肺复苏体位调整，两侧有可调节栏杆，并配有防褥疮床垫，条件允许可配备称重及物理治疗功能。

3. **监护设备**　每床配备床旁监护系统，能进行心电、血压、血氧饱和度、有创压力等基本监护。

4. **治疗设备**　三级医院的重症医学科应该每床配备 1 台呼吸机，二级医院可根据实际需要配备适当数量的呼吸机。每床配简易呼吸器、输液泵和 2 套以上的微量注射泵。另配备一定数量的肠内营养泵。

5. **其他设备**　心电图机、除颤仪、纤维支气管镜、血液净化仪、连续性血流动力学与氧代谢监测设备、血气分析仪和电子升温、降温设备等。医院或重症医学科应有足够的

考点
重症医学科的设置

设备，随时为重症医学科患者提供床旁 B 超、X 线、生化和细菌学等检查。

6. 心肺复苏抢救车　包括各类抢救药、各种型号的喉镜、气管插管、气管切开包、气管切开套管、各种型号的注射器。

二、重症医学科的人员配置

（一）重症医学科医护人员的基本技能要求

1. 医师

（1）经过严格的专业理论和技术培训并考核合格。

（2）掌握重症患者重要器官、系统功能监测和支持的理论与技能，掌握复苏和疾病危重程度的评估方法，要对脏器功能及生命的异常信息具有足够的快速反应能力。

（3）除掌握临床科室常用诊疗技术外，应具备独立完成一些监测与支持技术的能力，如心肺复苏术、人工气道建立与管理、机械通气技术、深静脉及动脉置管术、血流动力学监测技术、持续血液净化、纤维支气管镜、颅内压监测等技术。

2. 护士

（1）经过严格的专业理论和技术培训并考核合格。

（2）掌握重症监护的专业技术，如输液泵的临床应用和护理、各类导管的护理、气道管理和人工呼吸机监护技术、循环系统血流动力学监测、心电监测及除颤技术、血液净化技术、危重症患者抢救配合技术等。

（3）除掌握重症监护的专业技术外，应具备以下能力：各系统疾病重症患者的护理、重症医学科的医院感染预防与控制、重症患者的疼痛管理、重症患者的心理护理等。

（二）重症医学科的人员编制

1. 重症医学科专科医师的固定编制人数与床位数之比应在 0.8∶1 以上，日常工作中可有部分轮科、进修医师，但危重症专科医师应在 60% 以上，以保证工作质量和效率。

2. 重症医学科专科护士编制人数与床位数之比应在 3∶1 以上，护士要求职业素质高，具有敏锐的观察力和快速的应变能力，身体健康，胜任 ICU 高强度的护理工作。

3. 可根据需要配备适当数量的医疗辅助人员，如工程技术人员、呼吸治疗师、营养师及勤杂工人等。

4. 重症医学科应至少配备 1 名具有副高以上专业技术职务任职资格的医师担任主任，全面负责医疗护理工作和质量建设。重症医学科的护士长应取得中级以上专业技术职务任职资格，并在重症监护领域有 3 年以上工作经验，具备一定的管理能力。

链　接　　重症医学科的其他工作人员

在一些发达地区的医院，重症医学科的工作人员中往往还设有多位治疗师，以配合治疗。呼吸治疗师主要是对患者的肺功能进行管理、促进排痰，增进呼吸功能；感染管理师主要是控制和监测医院内感染，并监督消毒隔离工作；心理医生的主要对患者的各种心理活动进行疏导，消除患者的不良情绪；放射检查人员主要对患者进行 X 线检查和导管检查等。除此之外，还配有药剂师、营养师等。这些人提高了重症医学科的工作质量，降低了患者的死亡率。

第 2 节　重症医学科的管理

一、重症医学科的收治范围及转出指征

（一）收治范围

可逆的危重患者是重症医学科收治的主要对象，早期转入尤为重要，如果延迟到患者生命极度危险的情况下转入就会失去逆转的时机。目前重症医学科常收治的患者包括：

1. 经过严密监护和加强治疗，急性、可逆、已经危及生命的器官或系统功能不全可能在短期内得到恢复的患者。

2. 存在各种高危因素，具有潜在生命危险，经严密监护和有效治疗可能降低死亡风险的患者。

3. 在慢性器官功能不全的基础上，病情急性加重且危及生命，经过严密监护和治疗可能恢复到原来状态的患者。

4. 其他适合在重症医学科进行监护和治疗的患者。

慢性消耗性疾病的终末状态、不可逆性疾病和不能从重症医学科的监护治疗中获得益处的患者，一般不在收治范围。

（二）转出指征

1. 急性器官或系统功能衰竭已基本纠正，需要其他专科进一步诊断治疗。

2. 病情转入慢性状态。

3. 患者不能从继续加强监护治疗中获益。

二、重症医学科的工作制度

1. **组织领导**　重症医学科实行院长领导下的科主任负责制，科主任负责科内全面工作，全面协调、主持诊疗和抢救任务。重症医学科实行独立与开放相结合的原则，应设有一整套强化治疗手段，同时听取专科医生的意见，把更多的原发病处理如外伤换药留给专科医生解决。护士长负责重症医学科的护理管理工作，包括安排护理人员工作、检查护理质量、监督医嘱执行情况及护理文书书写等情况。护士是重症医学科的主体，承担着监测、治疗、护理和抢救等任务，能进行 24 小时观察，得到患者第一手临床资料，因此重症医学科护士应训练有素，熟练掌握各种抢救技术，能与医生密切配合，做到医护"一体化"，提高医疗护理质量。

2. **管理制度**　除执行各级政府和各级卫生管理部门的各种法律法规、医疗核心制度外，还需建立健全以下各项规章制度，包括：医疗、护理质量控制制度；各种危重疾病监护常规；临床诊疗及医疗、护理操作常规；患者转入、转出 ICU 制度；抗生素使用制度；血液与血液制品使用制度；抢救设备操作、管理制度；基数药品、毒麻药品和贵重、特殊药品等管理制度；院内感染预防和控制制度；医护不良事件防范与报告制度；医患沟通制度；突发事件的应急预案；医护人员教学、培训和考核制度；探视制度；临床医疗、护理科研开展与管理制度等。

三、重症医学科的感染管理

重症医学科是院内感染的高发区域。主要原因：病情危重，机体抵抗力低下，易感

考点　重症医学科的收治原则

考点　重症医学科的感染管理

性增加；感染患者相对集中，病种复杂；各种侵入性治疗、护理操作较多；多重耐药菌在重症医学科常驻等。

院内感染管理是重症医学科护理工作的重要组成部分，要严格执行卫生规范及对特殊感染患者的隔离。严格执行预防、控制呼吸机相关性肺炎、血管内导管所致血行感染、留置导尿管所致感染的各项措施，加强耐药菌感染管理，对感染及其高危因素实行监控。

1. **工作人员管理**   尽量减少进出重症医学科的工作人员。工作人员进入重症医学科要更换专用工作服、鞋，戴口罩、洗手。因事外出时必须更衣或穿外出衣；接触特殊患者，如耐甲氧西林金黄色葡萄球菌感染或携带者，或处置患者可能有血液、体液、分泌物、排泄物喷溅时，做好自我防护，应穿隔离衣或防护围裙，防止体液接触暴露和锐器伤。接触疑似为高传染性的感染，如禽流感、严重急性呼吸综合征（SARS）等患者时，应戴 N95 口罩。每年接受院内感染控制相关知识的培训，尤其要关注卫生保洁人员的消毒隔离知识和技能的培训。

2. **患者管理**   如无禁忌证，应将患者床头抬高 30°～45°。感染患者与非感染患者应分开安置，同类感染患者相对集中，耐甲氧西林金黄色葡萄球菌、泛耐药鲍曼不动杆菌等感染或携带者单独安置，以避免交叉感染。对于空气传播的感染，应隔离于负压病房。接受器官移植等免疫功能明显受损患者，应安置于正压病房。医务人员不可同时照顾正、负压隔离室内的患者。

3. **探视管理**   尽量减少不必要的访客探视。有疑似或证实呼吸道感染症状者或婴幼儿，禁止进入重症医学科探视。探视者戴好口罩、穿好隔离衣和鞋套后才能进入重症医学科。进入病室前后应洗手或用快速手消毒液消毒双手。探视期间尽量避免触摸患者及周围物体表面，探视时间不超过 1 小时。对于疑似有高传染性的感染，如禽流感、SARS 等患者，应避免探视。

4. **医疗操作流程管理**   各项医疗、护理操作严格执行无菌技术原则。各种引流应保持密闭性，引流管通畅。每日评估深静脉置管、尿管、气管导管等，并尽早拔管。做好口腔护理、声门下分泌物吸引和呼吸机管道护理，预防呼吸机相关性肺炎的发生。

5. **物品管理**   规范使用一次性物品，用后物品按照使用规范和院内感染管理要求进行清洁、消毒或灭菌处理；定期对仪器、设备进行清洁消毒；病床、台面、桌面等定期擦拭消毒。

6. **环境管理**   定期对病室进行彻底清洁和消毒，定时开窗通风或机械通风，保持重症医学科室内空气流通。治疗室、处置室清洁整齐，每日进行空气消毒，每月有空气培养记录。保持墙面和门窗清洁和无尘。地面湿式清扫，拖把分开使用，有标记，严格按规定进行处理，悬挂晾干。每天用清水或清洁剂湿式拖擦地面，多重耐药菌流行或有院内感染暴发的重症医学科，必须采用消毒剂消毒地面，每日至少 1 次。

7. **废物与排泄物管理**   处理废物与排泄物时，做好自我防护，并分类放置，规范处理。

8. **监测监督**   常规监测院内感染发病率、感染类型、常见病原体和耐药状况等。进行抗菌药物应用监测，发现异常情况，及时采取干预措施。院内感染管理人员应经常巡视重症医学科，监督各项感染控制措施的落实，早期识别院内感染暴发和实施有效的干预措施。

自测题

A₁/A₂ 型题

1. 重症医学科适宜的环境是（　　）
   A. 温度要求保持在 18～22℃
   B. 湿度要求保持在 55%～65%
   C. 关闭门窗及窗帘，避免阳光射入，以利于患者休息
   D. 患者住单间病房，以保护隐私
   E. 床间距离不要超过 1m，以利于患者交流

2. 重症医学科的护士与床位之比应保持在（　　）
   A. 1：1　　　　B. 1：2　　　　C. 2：3
   D. 3：1　　　　E.（2～3）：1

3. 下列哪项不属于重症医学科的收治范围（　　）
   A. 重大手术后的患者
   B. 循环衰竭需生命支持的患者
   C. 慢性消耗性疾病终末期的患者
   D. 慢性肾衰竭患者出现急性加重
   E. 心肺复苏术后需要脑复苏的患者

4. 关于重症医学科的感染管理说法不正确的是（　　）
   A. 如无禁忌证，应将患者床头抬高 30°～45°
   B. 接触疑似为高传染性的感染如禽流感、SARS 等患者时，应戴 N95 口罩
   C. 地面湿式清扫，拖把分开使用
   D. 处理废物与排泄物时，做好自我防护
   E. 经空气传播疾病患者，应隔离于正压病房

A₃/A₄ 型题

（5～8 题共用题干）

某三甲医院床位 1200 张，由于三级医院评审需要设置重症医学科。

5. 按照我国重症医学科规模，该医院重症医学科的床位数应为（　　）
   A. 5 张　　　　B. 10 张　　　　C. 20 张
   D. 40 张　　　　E. 100 张

6. 该医院重症医学科需配置护士最少为多少人（　　）
   A. 140　　　　B. 120　　　　C. 80
   D. 60　　　　E. 40

7. 该医院重症医学科需配置呼吸机多少台（　　）
   A. 5　　　　B. 10　　　　C. 20
   D. 40　　　　E. 60

8. 该医院重症医学科需配置微量注射泵多少台（　　）
   A. 10　　　　B. 20　　　　C. 40
   D. 60　　　　E. 80

（李庆印）

第5章

急危重症患者的转运

案例 5-1

患者，男性，51岁。因心搏骤停入急诊科，经心肺复苏后，自主循环恢复。现患者气管插管，呼吸机辅助呼吸，心电监护可见频发短阵室速，心率85次/分，血压79/47mmHg，为进一步治疗拟收治冠心病重症监护病房，在家属知情同意后，决定尽快转运。

问题： 1. 转运该患者之前，需要做好哪些准备工作？

2. 转运途中，应重点监测患者哪些内容？

急危重症患者的转运是急诊、重症医学科的重要护理工作之一，转运的目的是寻求或完成更好的诊疗措施以期改善预后，根据转运实施的不同地域，可以分为院内转运（intra-hospital transport）及院际转运（inter-hospital transport）。

第1节　急危重症患者的院内转运

院内转运是指在同一医疗单位不同医疗区域之间的转运。急危重症患者具有病情危重、病情变化快且常常依赖生命支持手段及转运难度大等特点，转运途中发生并发症的风险增加，甚至死亡，因此规范的重症患者转运过程，对提高转运安全性，减少不良事件的发生至关重要。

一、急危重症患者转运前的准备

1. 转运决策与知情同意

（1）转运决策：①转运的目的是让患者获得更好的诊治措施，但转运存在风险，因此转运前应充分评估转运的风险和获益。如果风险大于获益，应重新评估转运的必要性。②现有条件下经过积极处理，血流动力学仍不稳定、不能维持有效气道开放、通气及氧合的患者不宜转运。③需立即外科手术干预的急症（如胸、腹主动脉瘤破裂等），视病情与条件仍可积极转运。

（2）知情同意：①转运前应将转运的必要性和潜在的风险告知患者，获取其知情同意并签字。②当患者不具备完全民事行为能力时，由其法定代理人签字。③在法定代理人或被授权人无法及时签字的情况下，为抢救患者的生命，可由医疗机构的负责人或授权的负责人签字。

2. 转运路线的选择

（1）一般原则：急危重症患者转运之前应该有详细的转运计划，确定转运的最佳路线、途径、电梯的使用，条件允许的情况下可事先电话协调和准备专用电梯，估计转运途中所需要的时间。

（2）特殊情况：当转运如 SARS、人感染高致病性禽流感、甲型 H1N1 流感等传染性疾病重症患者时，除遵守一般原则外，还必须遵守传染性疾病的相关法规及原则。

3. 转运护送人员

（1）人员要求：急危重症患者的转运应由接受过专业训练，具备重症患者转运能力的医务人员实施，并根据转运的具体情况选择恰当的转运人员。转运人员应接受基本生命支持、高级生命支持、人工气道建立、机械通气、休克救治、心律失常识别与处理等专业培训，能熟练操作转运设备。

（2）人员组成：转运人员中至少有 1 名具备重症护理资格的护士，并可根据病情需要配备医师或其他专业人员（如呼吸治疗师、普通护士等）。病情不稳定的患者，必须由 1 名医师参与转运；病情稳定的重症患者，可以由受过专门训练的护士完成。

4. 转运用物

（1）转运床：普通转运床因为不能安全固定必需的医疗设备，不能满足重症患者的转运需求，因此需要使用符合要求的重症转运床。重症转运床除具有普通转运床的功能外，还应该能够携带监护仪、呼吸机、输液泵、储氧瓶、负压吸引设备、药品等。

（2）转运设备：院内转运需配备简易呼吸器、负压吸引装置、充足的氧气。接受呼吸支持的患者应配备便携式呼吸机。所有转运设备都必须能够通过转运途中的电梯、门廊等通道，转运人员须确保所有转运设备正常运转并满足转运要求。所有电子设备都应能电池驱动并保证充足的电量。

（3）转运配置药物：院内转运应配备基本的复苏用药，包括肾上腺素和抗心律失常药物，以备转运途中患者突发心搏骤停或心律失常。接收科室应配备更加全面的急救药物。

5. 患者的准备

（1）身份确认：一旦做出转运决定，参与转运的人员首先应确认患者身份。

（2）病情评估：参与转运的医务人员应尽快熟悉该患者的诊治过程，评估目前的整体状况。

（3）准备措施：存在气道高风险的患者，应积极建立人工气道。机械通气的患者出发前应标定气管插管深度并妥善固定，给予适当镇痛镇静剂。根据患者病情给予充分吸痰、吸氧、包扎、止血、固定等措施，并固定好各类管道，防止脱落。

（4）静脉通路：保持静脉通路通畅，低血容量患者难以耐受转运，应在转运前进行有效的液体复苏，必要时使用血管活性药物维持患者循环功能稳定。

6. 转运前的沟通协调

（1）一旦决定转运，转出科室应立即与相关人员联系确保运输工具就位，检查所有转运设备功能良好。

（2）应与接收科室的医师全面沟通患者病情，了解床位、设备准备情况，告知出发时间及预计到达时间。

（3）接收科室应保证所有准备工作就位，一旦患者到达能及时接受监测治疗或检查。

二、急危重症患者转运中阶段

1. 转运中的患者监测　转运护送人员应记录转运途中患者的一般情况、生命体征、监测指标、接受的治疗、突发事件及处理措施等，并记入病历。重症患者转运时必须监测心电图、脉搏、血氧饱和度、无创血压及呼吸频率。机械通气患者需要记录气道插管深度，监测呼吸频率、潮气量、气道压力、吸呼比、氧气供应情况等。部分特殊患者可能需要监测颅内压。

2. 转运中的注意事项　转运途中应将患者妥善固定，防止意外事件的发生。机械通气患者特别注意防止气管插管的移位或脱出，频繁躁动者，可适当应用镇痛、镇静剂。另外，应注意防止静脉通道的堵塞和滑脱等。

3. 突发事件的应急处理

（1）管道脱落或堵塞：①若发生意外拔管，护士应立即评估性质，如为气管插管类高危管路，须立即使用简易呼吸器等措施予以呼吸支持，待患者到达转运科室后评估决定是否重置。②若管道移位，可根据情况夹闭移位管道，切勿直接将滑出的管道回纳。③静脉输液过程中因固定不牢固导致针头脱出，需及时更换。

（2）呕吐：病情允许，予以头偏向一侧，清除口鼻腔内分泌物。

（3）心搏骤停：应立即给予心肺复苏，呼救，寻求支援。

三、急危重症患者的交接

当患者到达接收科室后，转运人员应与接收科室的医务人员按所在医疗机构的要求进行正式交接以落实治疗的连续性，交接的内容包括患者病史、重要体征、实验室检查、治疗经过，以及转运中有意义的临床事件，交接后应书面签字确认。

> **链 接**　SBAR 沟通模式
>
> SBAR 沟通模式是现状（situation）、背景（background）、评估（assessment）、建议（recommendation）的英文首字母缩写，是一种有效、快捷、结构化的沟通模式。最早被用于美国海军核潜艇和航空业等在紧急情况下的信息传递。在 20 世纪 90 年代，SBAR 沟通模式被作为团队管理培训课程的一部分在美国各地医疗机构中广泛使用。随后，SBAR 沟通模式在临床的各个领域得到了广泛使用，尤其适用于急诊、ICU 等环境复杂、情景复杂，需要保障信息高效正确交接的场所。

第 2 节　急危重症患者的院际转运

院际转运是指在不同医疗单位之间的转运，是医疗机构为了满足患者转院、转诊和出院等的需要，提供相应的医护团队、救护车和医疗设备，将患者从一个医疗机构转运到另一个医疗机构或其他目的地的一项特殊医疗服务。

1. **院际转运和院前急救工作的不同**

（1）服务对象不同：院前急救工作的对象是突发紧急医疗需求并需要紧急送院就医的患者；院际转运服务的对象主要是转院或者出院的患者。

（2）起始地点不同：院前急救一般是从院外的事故发生地或者紧急医疗事件发生地将患者转运到医院；院际转运服务的起始地点一般都是医院。

（3）紧急程度不同：院前急救工作具有明显的时间紧迫性；而院际转运服务具有可预约性。

（4）运行模式不同：院前急救工作主要由急救网络医院提供，实行统一呼叫号码，统一指挥调度；院际转运服务由专业医疗机构或者医疗机构内的相关部门提供，自主运营和服务。

（5）服务定位不同：院前急救工作是由政府职能保障的基本医疗服务；院际转运目前还没有明确纳入基本医疗服务的范畴。

（6）救护车型不同：院前急救工作使用抢救型救护车和相应药械；院际转运服务使用转运型救护车，随车器械和氧气等需满足中长途服务的需要。

2. **转运方式的选择**　院际转运方式的选择需要综合考虑患者的疾病特征、转运距离、转运缓急、转运环境、护送人数、携带设备、准备时间、路况和天气以及患者的经济承受能力等。通常可包括陆路转运及飞行转运。

（1）陆路转运：通常由救护车完成，条件许可，大规模灾难期间成批重症伤员转运亦可考虑铁路运输。

（2）飞行转运：更适合长程转运，当陆路通行困难或要求更快时间内转运时可以考虑。直升机转运多用于陆路难以到达的特殊情况，而固定翼飞机多用于长途转运。

3. **人员安全**　实施重症患者转运的各类人员在转运过程中均存在人身安全风险，需为所有参与院际转运的相关人员购买相应的保险。

4. **院际转运关键流程环节**

（1）客服预约：①了解客户需求、基本信息、主要病情、经治医师意见、有无其他要求。②告知服务主要内容、潜在风险、费用预算、支付方式。③后续沟通渠道，客户确认后，确定转运任务，并向客户发出确认信息。

（2）出车准备：①根据病情特点设计转运方案、配备相应人员。②医师电话了解患者病情，准备设备，确认出发时间、地点。③护士检查氧气、耗材、车厢清洁、药械完整性。④司机检查车况，制定行程线路，调好导航。

（3）接运环节：①服务人员到医院查看患者，进行主要体检，了解仪器设备参数。②查阅患者出院相关医疗文书，再次评估患者病情，填写接诊记录。③必要时向经治医护人员了解病情，听取转运意见和建议。④告知家属转运风险、转运方案和相关费用政策，签署转运协议。

（4）途中环节：①上车固定患者和所有仪器设备，做好相关监护和治疗措施。②按协议收费，开具收据。③车辆行驶平稳，适时休息。行驶和停车以安全为第一原则。④根据病情定时监测和记录病情，危重患者时刻监视，并做好抢救准备。

（5）抵达环节：①将患者安全运送到指定位置。②告知家属可能的后续病情变化和注意事项。③家属签名完成相关转运任务，结清余款，开具收费凭证。④回收相关医疗设备，分类清理现场垃圾。

（6）结束环节：①整理病历资料，并交回机构审核、归档。②医师收整设备，清洁检查后归回仓库。③护士清理救护车，消毒车厢和非一次性管道。④司机检查车况、油量，清洁车体。

自测题

A₁ 型题

以下哪类人员是重症患者转运过程中必须具备的人员（　　　）

    A. 具备重症护理资格的护士

    B. 医师

    C. 普通护士

    D. 护工

    E. 家属

（李庆印）

2008 年 5 月 12 日 14 时 28 分我国四川省汶川突发里氏 8.0 级地震。瞬间造成了西南地区大量的人员伤亡和财产损失，国务院抗震救灾指挥部迅速组织医疗卫生、武警、消防、交通等部门力量进行救援。作为一名护士您被选入了救援队医疗分队。2008 年 5 月 15 日，您接到应急指挥中心命令，与其他医务人员组成一支 10 人医疗分队进入震区某村庄，该村庄原有 186 人，先前到达的武警战士和当地群众已经在废墟中救出被埋伤员 100 余名，挖出尸体 15 具，其他人员失踪。伤员病情主要包括骨折、颅脑损伤、软组织挫裂伤、出血、休克等。

问题：假如您在检伤分类组或救治组将如何决定现场伤员的救治顺序？如何开展现场救治工作？

第 1 节　灾难救护概述

随着各种类型灾难的频繁发生，以及灾难给人类健康、生活造成越来越多的威胁和破坏，以研究和实施灾难救护、最大限度地挽救人的生命安全为基本目的的灾难医学越来越受到关注。灾难医学是一般医学理论与灾难救援实践及环境特点紧密结合的知识体系，是研究在灾难条件下维持人民群众的身体健康、生命安全以及伤病预防救治的组织工作与技术措施的医学学科。

一、灾难的概念

世界卫生组织对灾难（disaster）的定义为任何能够引起设施破坏、经济严重损失、人员伤亡、人的健康状况及社会服务条件恶化的事件。当其破坏力超过了发生地区所能承受的限度，不得不向该地区以外的地区求援时，称为灾难。灾难和灾害常被混用，灾害是对能够给人类和人类赖以生存的环境造成破坏性影响的事物总称。灾害不表示程度，通常指局部，可以扩张和发展，演变成灾难，如蝗虫虫害的现象在生物界广泛存在，当蝗虫大量繁殖、大面积传播并毁损农作物造成饥荒的时候，即成为蝗灾。传染病的大面积传播和流行、计算机病毒的大面积传播即可酿成灾难。

二、灾难的分类

通常根据原因将灾难分为自然相关性灾难和人为灾难两类。自然相关性灾难包括地震、火山活动、山体滑坡、海啸、风暴、洪水、干旱、沙尘暴、传染病等；人为灾难包括火灾、爆炸、交通事故、建筑物事故、工伤事故等所致灾难，以及卫生灾难、矿山灾难、科技事故灾难、战争及恐怖袭击所致灾难等。

第 2 节　灾难现场的医学救援

灾难现场的医学救援是指在现场、临时医疗所等医院外环境中，针对各种灾难导致的人员伤害所实施的救援，包括现场急救、伤员分拣、分级救治和伤员转运、灾难恢复过程中的防疫和治病等灾难伤员医学救援技术。

一、伤员的现场救护

（一）灾难现场伤员的安置

考点
伤员安置地点的选择

救援人员在接触伤员后应该迅速使其脱离危险区，集中至相对安全的区域，即伤员集中区。该区通常设置于靠近灾难现场，但与现场有一定距离的地方。伤员相对集中，有足够的面积区域，远离危险源，一般在污染环境的上风向，免受气候条件影响，伤员容易看到，易于疏散。该区可设有指挥区、检伤分类区、治疗区、转运区等，并配备基本的急救设备和物品，同时做好相应救护人员的编组，每组包括麻醉师、急救医师、护士、急救员、担架员、车管员等，以保证大量伤员的现场抢救。检伤分类往往与现场救护同时进行，如果伤员不多，治疗区可以与检伤分类区合并，以减少对伤员的搬动。如果人数较多，则应将治疗区独立设置，以免空间不够而相互干扰。如果人数众多，则还要将治疗区细分为轻、重、危重区，可以有效地运用人力，提高抢救效率。

（二）灾难现场伤员救护

灾难现场救护的原则是对构成危及生命的伤情或者病情充分利用现场条件，予以紧急救治，使伤情稳定或者好转，为转运创造条件，尽最大可能挽救伤员的生命。

考点
灾难现场的救护要点

1. **伤情评估**　初步评估内容包括：现场环境是否安全、受伤原因或致伤因子、气道是否通畅，如不通畅立即开放气道，检查和开放气道时注意保护颈椎；判断意识，检查呼吸、循环体征，快速全身检查。伤情分类、填写伤情卡，对于重伤和危重组伤员在主要伤情得到处理或者平稳后再次进行伤情评估，内容包括：意识和生命体征，仔细的全身检查，根据伤情变化随时调整检伤分类颜色。此外，还要了解伤害、解救或处置过程、既往史等情况，需要注意的是伤情评估要求快速、准确和有重点地进行，不能因为评估而延误伤情的救治。

2. **维持有效的呼吸功能**　保持呼吸道通畅是创伤患者救治的首要措施，特别是颌面部、颅脑、颈椎、胸部损伤患者应特别注意导致气道梗阻的因素，如口腔、颌面部损伤时气道梗阻的危险因素，包括血凝块、碎骨块、泥土等异物吸入呼吸道。颅脑损伤时气道梗阻的危险因素包括颅底骨折导致出血而阻塞呼吸道，以及脑疝影响呼吸功能。颈椎损伤者固定颈椎时应注意保持气道通畅，对有呼吸功能障碍者应及时寻找原因予以排除，有条件时给予吸氧，有开放性气胸者应立即封闭伤口，张力性气胸者应该立即实施胸腔穿刺排气，如无自主呼吸则立即行人工呼吸，有条件时可行气管插管、气管切开结合机械辅助通气。

3. **维持有效的循环功能**　在灾难现场应该根据出血情况，在控制出血的同时进行充分、足量的液体复苏，必要时建立两条以上的静脉补液通道，快速输注平衡盐溶液或等渗盐水 1500～2000ml，然后再补充适量的全血或者血浆及其替代品，并监测中心静脉压、尿量等，成人尿量超过 30ml/h 说明循环血容量恢复。

4. 其他　对于呼吸、心搏骤停的伤员立即进行心肺复苏，对于活动性出血伤员，采取有效的止血措施，对于有伤口的伤员及时选用无菌或相对清洁敷料包扎伤口，对于骨折患者予以包扎固定，另外注意稳定伤员的情绪，减轻或消除强烈刺激对其造成的心理反应。

二、伤员的检伤分类

当伤员的数量超过了救治能力或者医疗资源的时候，救治的前提是检伤分类，即按伤情轻重将伤员区分开来，以确定救治和转运的方法、种类、措施、顺序等，以保证重伤员优先得到救治，其他伤员得到合理救治，使灾难现场救护高效、有序运转，改善伤员的整体预后。另外，通过检伤分类宏观上对灾难伤亡人数、伤情轻重、灾情发展趋势等进行全面、正确的评估，便于准确地向有关部门汇报灾情，指导灾难救护。

（一）检伤分类的原则

灾难现场伤员检伤分类遵循以下原则：

1. 服从救治需要的原则　必须根据伤员的伤情、人数、现场环境、现有救治能力及医疗资源状况等因素把握分类原则和救治重点。

2. 迅速而准确的原则　伤员伤情危重，现场必须争分夺秒，尽快分拣、救治和转运。另外，伤情判断需准确，以免耽误救治。

3. 抢救生命的原则　优先抢救病情危重但有存活希望的伤员，现场需尽快采取必要的救命措施。

4. 动态评估的原则　即从第一次接触伤员、现场救治到转运途中动态评估伤情，必要时再次检伤分类。

（二）检伤分类的种类

根据灾难伤员救治的需要，将检伤分类划分为收容分类、救治分类、转运分类，三种形式相互联系，可以结合使用。

1. 收容分类　是接触伤员的第一步，目的是帮助伤员脱离危险环境，快速将伤员安排到种类相应的区域接受进一步检查和治疗。

2. 救治分类　是决定救治实施顺序的分类，应首先判定伤情的严重程度，然后确定救治措施，再根据救治措施的紧迫性并结合伤员数量和救护资源安排救治顺序。

3. 转运分类　是以伤员尽快到达确定性治疗机构为目的，根据各类救治措施的最佳实施时机、转运工具和转运环境的特点以及个体等医疗要求，区分伤员转运的顺序、工具、地点。

（三）检伤分类标志

1. 红色　优先救治组的标签，指伤情严重、威胁生命，需要紧急救治和转运。此类伤情包括气道梗阻、气胸伴呼吸困难、现场心搏骤停、严重大出血、严重头颅损伤、昏迷伴瞳孔不等大、不稳定颈椎损伤、大面积烧伤、严重休克、开放性骨折、肢端不能触及动脉搏动等。

2. 黄色　延迟治疗组的标签，指伤情较重，但暂无生命危险，可在红色组之后救治和转送。此类伤情包括脊柱骨折、中度失血、轻度烧伤、不伴有休克的下肢损伤和骨盆骨折、眼部开放性创伤、生命体征不稳定等。

3. **绿色** 等待救治组的标签，指伤情较轻，可延迟或不需要送院治疗，或可自行转院者，如轻度创伤和烧伤、轻度骨折、轻度软组织损伤等。

4. **黑色** 指已死亡或无法救治的致命损伤，已死亡者安排在停尸区。

（四）检伤分类的方法

目前用于灾难现场分类的方法很多，尚无统一的标准和固定模式，可根据灾难的性质、程度，伤员的数目、伤情及医疗资源等情况合理地选用。本文仅介绍比较常用和简单的现场检伤分类方法，即 START（simple triage and rapid treatment）分类法和伤员筛检（Triage Sieve）分类法，该类方法根据伤病员是否能行走及通气、循环和意识状态进行快速判断，将伤病员分为四个组，分别用红色、黄色、绿色和黑色标志区分。红色、黄色、绿色、黑色组分别为立即处理组、延迟处理组、轻伤组及死亡组。

1. **START 分类法** 是灾难现场最常见的分类方法，起到简单分类、快速救治的作用。主要通过伤员呼吸、循环和意识进行快速判断，具体评估流程，见图 6-1。

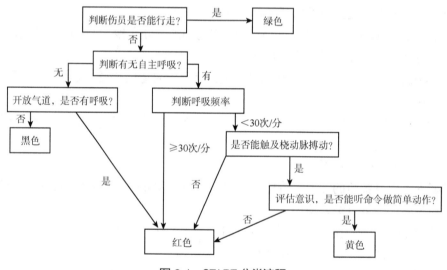

图 6-1 START 分类流程

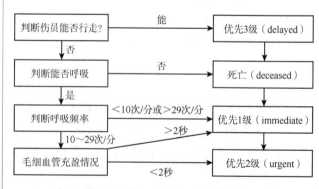

图 6-2 Triage Sieve 分类流程

2. **Triage Sieve 分类法** 是通过自行行走、通气、呼吸和脉搏进行判断，具体评估流程，见图 6-2。

需强调的是，救护人员在检伤过程中仅为伤病员提供必需的急救措施，如开放气道、止血等，但需注意在每位伤病员身上评估和处置的时间不超过 30 秒。另外，伤员的病情是动态变化的，必要的时候还要进行二次分类。

三、伤员的转运护理

灾难现场环境恶劣，条件有限，在完成对伤员的初步救治后，必须及时将伤员转送至医疗机构进一步救治，只有这样才能最大限度地确保伤员的安全，减轻痛苦，预防和减少并发症，提高灾难的救治效果。如若在现场对灾难伤员应当实施的医疗处置已经全部完成，伤情的变化已经处置，骨折已经固定，伤员或家属要求，适应证和禁忌证仔细评估后做出判断。

（一）伤员转运的适应证和禁忌证

1. **适应证**　现有的条件无法满足伤情的需要，转运途中没有生命危险，手术后伤情稳定。

2. **禁忌证**　休克纠正，病情不稳定，颅脑损伤疑有颅内高压，颈髓损伤伴有呼吸障碍，胸部、腹部术后病情不稳定，骨折未固定或者未经妥善处理者，伤员或家属不同意。

（二）伤员转运的原则

1. **伤员转运前统一组织**　灾难现场伤员的大规模转运需要统一的指挥、调度、协调，保证伤员转运的有序进行，并根据伤员的伤情特点，分别选用搀扶、背行、器材搬运等多种形式。

2. **密切观察病情变化**　对伤员生命体征、意识、瞳孔、肢体活动或末梢循环等情况在转运途中全程监测，特别应重点监护转运途中可能迅速恶化的伤情。

3. **积极开展基础护理和专科护理**　在伤员转运途中根据情况予以吸氧、输血、输液、止血、包扎、固定、导尿和更换绷带等基本护理操作，针对颅脑损伤、胸部损伤、腹部损伤、脊柱四肢伤及特殊感染伤员开展必要的专科护理。

4. **及时进行紧急救治**　伤员在转运途中随时做好抢救的准备，一旦发现伤员病情恶化，立即开展紧急救治。

5. **实施必要的延续救治**　转运前已给予紧急处置的重伤员，转运途中需保持必要的救治，以确保伤员转运安全。

6. **做好心理干预及对症治疗**　转运途中应进行针对性的心理护理，以缓解伤员紧张、焦虑、恐惧等情绪。此外，在无明显禁忌情况下，对转运途中因外伤引起疼痛、烦躁伤员给予适当的镇痛、镇静治疗。

（三）不同工具转运的途中救护要点

1. **担架转运伤员**　根据不同伤情要求安置合理体位，伤员上担架后必须扣好安全带，防止跌落；在上、下坡时，要使担架始终保持水平状态，搬运过程中应使伤员的头部向后、足部在前，便于观察病情。

2. **救护车转运伤员**　根据不同伤情要求安置合理体位，途中注意保护，避免剧烈颠簸而加重出血、再损伤以及坠床、管道脱落等，转运途中注意密切观察病情变化并及时进行相应处理。

3. **船舶转运伤员**　易受水文、气象、地理等自然条件影响，人员和物品不稳，应予以妥善固定，同时应考虑伤病员可能会出现晕动病，注意防治呕吐和误吸。

4. **空运伤员**　空运伤员时必须注意高空气压、氧浓度、温度、湿度等对伤员的影响，

考点
不同类型转运途径的注意事项

高空气压和氧分压下降，必要时可给予伤员吸氧和辅助呼吸措施，对于气管插管的伤员应减少气管导管气囊空气的注入量，避免高空气囊过度膨胀压迫气管黏膜；脑脊液外漏者在低气压时漏出量会增加，需用多层无菌纱布保护，并及时更换敷料，预防逆行性感染。气胸伤员转运前尽量减少胸腔内残气，注意保持胸腔闭式引流装置的密闭；循环功能障碍伤员应头朝机尾以增加回心血量，合并脑水肿伤员应该头朝机头，以降低颅内压和减轻脑水肿。

四、救援人员的自我防护

在灾难救援过程中，救援人员和受灾人员一样，也处于灾难环境当中，同样面临着各种致伤因素，有时甚至是致命的损害。一旦发生损害，则救援人员本身也成了被救援的对象，不但不能胜任救援工作，还将增加其他救援人员的工作量，占用灾难救援时的资源。因此，救援人员的自身防护具有重要意义，救援人员在灾难现场为防止自身意外伤害发生须注意以下内容。

（一）思想准备

首先在接到灾难救援任务后尽可能地获取关于灾难现场灾情的信息，包括灾难原因、危险因素、伤员伤情、受灾地点的自然环境和人文环境等，充分考虑可能出现的一切意外情况，制定详尽的应急预案，遇到特殊情况的处理流程，以及装备携带、人员分配等计划，做到心中有数，临危不乱。其次是树立对灾难救援的正确认识，既要牢记救死扶伤、扶危济困是医护人员的神圣使命，又要明白灾难救援是一项严谨而科学的工作，切忌凭着一腔热情，盲目救灾而使自身处于危险当中。此外，救援人员是一个特殊的群体，于灾后第一时间奔赴灾区实施救助，将会目睹诸多灾难场面，也会和受灾群众一样产生心理应激反应，甚至引发严重的心理问题。因此灾前应该经常开展对救援人员心理危机干预的培训，灾难发生时一旦出现心理应激相关障碍，救援人员应该学会采用积极的方式应对，包括与人交谈、倾诉内心情绪、寻求专业帮助等。

（二）自我防护物品准备

工欲善其事，必先利其器，要保证救援工作顺利且安全地进行，救援人员必须做好必要的自我防护物品准备。救援人员在奔赴救灾一线时根据具体情况需要备齐生存生活的有关装备，包括水、食品、帐篷、野炊用具、防疫药品等，通信工具是灾难救援工作的重要装备，在意外情况发生后用于联络救灾指挥部、灾难现场、交通运输部、各医疗机构、公安、消防、军队、武警、药械、血液供应等部门。此外，注意根据灾难救援现场的危险因素选择适当的个体防护装备，如白大衣、工作服、特种防护服、眼面防护用具、防护手套、鞋靴、呼吸防护器等。

（三）常见灾难现场救援人员的自我防护要点

考点
不同灾难
现场的救
护人员如
何自我防
护

1. **地震**　救援人员进入震区后思想上必须始终保持高度警惕，因为余震随时可能发生。此外地震常见的伴发次生灾害包括火灾、泥石流、传染病疫情等，救援人员务必予以重视并注意防护。为预防落石或倒塌砸伤头部，救援人员尽量佩戴安全帽；为预防被困，救援人员应携带水、干粮、通信工具等，尽量不要进入建筑物内或者靠近高大建筑物，尽量不要单独行动，一旦发生余震务必保持镇静，切忌恐慌、乱喊、乱叫、乱跑，应该抓紧时间紧急避险,撤离至空旷处。如果来不及撤离则立即选择合适的避震空间(如承重墙根、墙角、床旁、桌旁等)避险,一旦被困要设法延续自己生命,注意保护头、颈、口鼻等重要部位,设法对外发送求救信号。地震后期是传染病疫情的高发阶段,救援人员必须给予重视,要对水和食品等及时进行检查和监测,加强环境卫生管理,大力开展消毒、杀虫、灭鼠等工作,做好尸体的卫生防护。救援人员同时应力求保持乐观向上的情绪,注意身体健康。

2. 火灾　救援人员在火灾现场实施救援时首先要对现场环境进行评估,包括火灾原因、范围、火势、有无易燃易爆品、有无毒气等,特别是必须了解建筑物的结构和逃生路线,盲目进入火场救援在其中迷失方向是极其危险的事情。如果有条件,救援人员可以配备一定的火灾救援专业设备,如灭火器、防火衣、防毒面具、呼吸装置等,在火场内救援人员尽量放低身体,可以把口罩或毛巾打湿捂住口鼻,以防烟呛和窒息。另外,长时间在高温环境下作业,救援人员容易出现脱水、中暑,要注意适时补充水分和休息。

3. 传染病疫情　大灾后常有大疫,所有救援人员必须予以高度重视,有必要在进入灾区前,对参与救援人员进行一定的传染病防疫知识培训,根据具体情况,救援人员配备一定的防疫装备,如口罩、帽子、手套、隔离衣等。在接触传染源后及时进行消毒,在灾区生活工作必须加强对饮食卫生的管理,将水、食物煮熟煮透是十分有效的灭菌方法,定期对环境进行消毒,消除垃圾,喷洒杀虫剂以降低蚊、蝇密度。必要时进行灭鼠工作,注意防止蚊虫叮咬,及时对人畜尸体进行无害化处理,必要时对救援人员进行预防免疫,定期进行身体检查。

第 3 节　灾难心理干预

灾难的发生不仅仅给幸存者带来环境的毁坏、财产的巨大损失、身体的创伤性疾病、亲人的死亡等,还会造成巨大精神和心理刺激。在面对灾难时,很多幸存者会出现情绪麻木、无助、绝望、抑郁、内疚、害怕、恐惧、失眠等痛苦的体验,以及急性心理应激障碍、创伤后心理应激障碍、抑郁症、酒精和药物依赖、自杀或诱发其他严重的精神疾病等。此外,这些心理和精神的创伤除了可以见于灾难幸存者外,还可能发生于目击者、志愿者、救援人员、陪同者等。可见灾难发生后对于灾难的直接和间接受害者进行必要的心理援助、干预、治疗,减轻他们精神和心理上的痛苦,帮助他们在灾后适应工作和社会环境,提高生活质量和社会功能,促进生理-心理-社会功能的全面康复也是灾难救护的重要组成内容之一。

一、灾难后心理应激相关障碍

灾难事件具有发生突然、难以预料、危害性大、影响广泛等特点,不仅给人类带来物质上的损失、躯体上的创伤,也会给人的精神和心理造成一系列的应激反应。心理应激反应本身是人对各种刺激产生的适应性反应,是一种正常的生活经历,但是在这个过程中心理应激不能得到很快控制和及时缓解,就会造成心理创伤,导致人们在认知、情感和行为上出现功能失调及社会功能的损害，产生灾难后心理应激相关障碍。常见的灾后精神卫生问题包括：

（一）急性应激障碍

急性应激障碍（acute stress disorder，ASD）是一种创伤性事件的强烈刺激引发的一过性精神障碍，多数患者在灾难事件发生后数分钟至数小时内出现精神症状。初期多为"茫然"或"麻木"状态，少语少动，目光呆滞，表情茫然，行为退缩，对外界刺激没有适当反应等。偶尔会有片言碎语，令人难以理解，部分患者可以表现为烦躁不安或者情感爆发，甚至出现冲动伤人及毁物行为，并伴有自主神经功能紊乱症状，事后不能回忆灾难事件。这些症状往往在 24 小时至 48 小时后开始减轻，一般不超过 1 周，预后良好，少部分患者处理不当可以转变为创伤后应激障碍。

（二）创伤后应激障碍

创伤后应激障碍（post traumatic stress disorder，PTSD）又称为延迟性心因性反应，是一种由异乎寻常的威胁性或灾难性心理创伤，导致延迟出现和长期持续的精神障碍。PTSD 常于灾难发生后的数月或数年后发生。美国精神障碍诊断与统计手册的诊断标准：PTSD 个体必须经历过严重的、危及生命的创伤性应激源，出现持续性的重现创伤体验，反复痛苦回忆、噩梦、幻想及相应的生理反应，个体有持续性的回避与整体感情反应麻木，有持续性的警觉性增高，如情绪烦躁、入睡困难等，且以上症状持续至少 1 个月，并导致个体明显的主观痛苦及社会功能受损。

考点
创伤后应激障碍的临床特点

（三）抑郁障碍

患者在灾难后出现频繁而持久的心境低落，可伴有无愉快感，自我评价过低，自责或者内疚感，反复出现想死的念头或有自杀、自残行为；精力减退或疲乏感，联想困难或者自觉思考能力下降，身体活动缓慢、木僵、面部缺乏表情；人际交流能力下降或者缺乏交流，部分患者可出现易激、易怒，食欲下降，体重明显减轻，性欲减退，时间持续 2 周以上。

此外，灾难后常见的精神卫生问题还有焦虑、分离障碍、酒精药物滥用、自伤、自杀等。

二、灾难后心理危机干预原则

（一）快速干预

灾难后受灾者很快出现情绪上的危险状态，即使他们已经被安定下来，也仍然很有可能处于不适应的高危状态。因此，危机干预最关键的一点就是灾难心理危机干预人员要在第一时间到达现场尽早实施危机干预。

（二）个性化干预

灾难后不同阶段、不同人群的心理表现方式不同，必须根据不同患者的年龄、性别、文化、性格特征、思想意识等进行有针对性的干预。这是患者接受干预的基本条件，不合时机、不合个体的心理干预不仅不能减轻患者的心理应激反应，反而会给幸存者带来反感，造成新的心理创伤。

（三）整体性干预

人是躯体健康与心理健康相结合的完整个体，心理干预者应当设身处地换位思考受害者的躯体、心理、社会层面的具体情况，进行全面的评估和干预，要躯体问题和心理问题同时兼顾，不要只顾心理援助，忽视了受害者基本的躯体救助，尽可能动员物资、人员等参与救灾工作。建立物质上和心理上的支持网络，尽快恢复生活秩序和规则，增强安全感，稳定受灾人员和受灾群体的心态，在进行心理治疗时要对患者精神活动和性格特征进行全面分析，应用综合性医疗措施。

（四）重视自我心理调节能力

每个人都有自我防护的心理机制，心理危机干预人员应该注意引导受灾人员正确认识自身的心理应激反应，从而主动参与调节自己的情绪，在面对受灾人员的时候从关心健康和生活切入，注意倾听，给予尊重理解和适当的安慰、肯定、鼓励，充分调动其主观能动性和自觉性进行自我心理调节，努力建立良好关系，争取他们的信任。同时要注意严格保守受助者的个人隐私。

三、灾难心理危机干预的方法与步骤

灾难心理危机干预就是帮助人们获得生理心理上的安全感，缓解乃至稳定由危机引发的强烈的恐惧、震惊、悲伤的情绪，恢复心理的平衡状态，学会应对危机有效的策略与健康的行为，增进心理健康。具体方法和步骤如下：

（一）接近与评估

干预者应及时、主动深入到灾难现场和受灾人群中去，与受灾者保持密切的接触，让对方感受到被尊重、被关爱，这是心理干预的第一步，良好的沟通技巧是很重要的，注意倾听受灾者的陈述，换位思考去体验受灾者的内心感受，在其难过、悲伤时给予适当的同感反应等，耐心地引导受灾者叙述，询问他的感受，了解危机发生的过程，评估个体的生理、心理、社会状态以及个体采取的应对方式等，通过接触与评估确定受灾者心理危机问题所在、严重程度、心理状态等。

（二）制定心理干预方案

在评估的基础上制定符合个体实际情况的干预方案，设计可以解决目前危机或防止危机进一步恶化的方法，确定应提供的支持。

（三）实施干预

1. **认知干预** 灾难发生后恐惧、焦虑、抑郁情绪反应等可严重地损害人的认知功能，甚至造成认知功能障碍，从而使人陷于难以自拔的困境，感觉失去了目标，觉得活着没有价值或意义，丧失了活动的能力和兴趣，甚至自恨、自责、自杀，这些都是应激条件下认知功能受到损害的结果。应该适当地向受灾者说明其灾后的反应和表现是正常的，绝大多数人都会出现，使其正确认识自身的心理应激反应，纠正其不合理思维，以提高应对生理、心理的应激能力，尽可能地使受灾者接受当前不利的处境，帮助其客观地、现实地分析和判断危机事件的性质和后果，纠正错误、不合理的认知。

2. **提供支持与信息** 向受灾者提供持续的情感支持和理解，给予他们康复的希望，同时提供必要的现实支持，调动社会支持资源给予受灾者帮助。当人遇到不幸或处于危难时，如果能得到家庭、亲朋、同事、组织、社会的支持、关心、理解和帮助，就能大大地减轻危机反应的强度，使其较顺利地渡过难关，战胜危机，向受灾者提供必要和准确的信息。受灾者对灾难信息的缺乏会加剧焦虑恐慌情绪，此时如果政府的权威信息传

考点
灾难心理
危机干预
的方法与
步骤

播得越早、越多、越准确，就越有利于维护社会稳定和缓解个体的不良情绪。此外，向受灾者提供一些积极有效的应对心理危机的技巧和策略，引导危机者用积极的应对策略解决危机问题。

3. 提供专业心理治疗 根据具体情况，必要时向受灾者提供专业化的心理治疗，常用的心理疗法有催眠疗法、精神分析法、森田疗法、行为疗法等，治疗者通过暗示、剖析、鼓励、疏泄、诱导等，使患者达到精神情绪稳定、意志控制，纠正性格缺陷，了解自己心理矛盾所在，并正确地对待和解决这些心理矛盾，从而达到心身平衡和康复。

4. 配合药物治疗 药物治疗是心理干预的辅助方法，当受灾者有明显紧张、焦虑、恐惧、抑郁反应和失眠、心悸、出汗等躯体症状时，适当地给予镇静、抗抑郁药能够明显缓解抑郁、焦虑症状，改善睡眠质量，减少回避症状。

（四）评估干预的有效性

干预者通过观察、交谈及使用量表等方法对个体进行心理及危机评估，以了解干预效果，并及时调整干预方案。

自测题

A₁/A₂型题

1. 依据灾难现场检伤分类的要求，必须首先抢救处理的伤员的颜色标志为（   ）
   A. 红色　　　　B. 绿色　　　　C. 黄色
   D. 黑色　　　　E. 白色

2. 灾难救援时伤员安置点的选择错误的是（   ）
   A. 伤员相对集中处
   B. 远离灾难发生处
   C. 污染环境的上风向
   D. 伤员容易看到的地方
   E. 便于陆地或空中通道疏散的地方

3. 地震现场发现一名伤员，左小腿开放性骨折无法行走，局部伴有活动性出血。神志清楚，对答切题，检查配合，BP 92/58mmHg，P 106 次/分，R 23 次/分，脸色苍白，根据 START 检伤分类，该伤员属于什么颜色标志（   ）
   A. 红色　　　　B. 绿色　　　　C. 黄色
   D. 黑色　　　　E. 白色

4. 在灾难现场，下列哪些伤员应该予以转运（   ）
   A. 颅内高压者　　B. 心搏骤停者
   C. 休克者　　　　D. 骨折已包扎固定者
   E. 腹部外伤内脏脱出者

5. 灾难伤员的转运过程中下列做法错误的是（   ）
   A. 使用船舶转运伤员，为防治晕船，必要时可预先口服防止眩晕的药物
   B. 担架转运伤员应该保持头部在前
   C. 空运转运颅脑损伤伤员时伤员应该头朝机头
   D. 转运过程中为防止伤员坠床选用约束带
   E. 转运途中密切监测伤员病情变化

6. 一名地震的幸存者双下肢瘫痪，在伤后康复的一年时间里反复出现失眠、噩梦，受伤的场景不断在脑海里浮现，痛苦不堪，考虑患者可能出现了（   ）
   A. 急性应激障碍　　B. 创伤后应激障碍
   C. 抑郁症　　　　　D. 焦虑症
   E. 精神分裂症

7. 灾难后心理危机干预的原则不包括（   ）
   A. 快速干预　　　　B. 整体干预
   C. 个性化干预　　　D. 鼓励自我调节
   E. 配合药物治疗

（武江涛）

患者，男性，46 岁，打篮球时突然晕厥，送急诊科，护士判断该患者意识丧失，心电监护示室颤。

问题： 1. 该患者目前发生了什么状况？

2. 护士应立即采取什么抢救措施？

3. 抢救成功后，还应进一步采取什么措施？

第 1 节 心搏骤停

心搏骤停（sudden cardiac arrest，SCA）是指各种原因所致心脏射血功能突然终止，随即出现意识丧失、脉搏消失、呼吸停止。经过及时有效的心肺复苏，部分患者可获存活。心搏骤停是临床上最危险的紧急情况，心搏骤停不治是心脏性猝死的直接原因。

一、原因及病理生理

（一）原因

导致心搏骤停的原因可分两大类。

1. 心源性因素

（1）冠状动脉粥样硬化性心脏病：是最常见的原因。急性冠状动脉供血不足或急性心肌梗死常发生心室颤动或心室停顿，是成人猝死的主要原因。

（2）心肌病变：急性病毒性心肌炎及原发性心肌病常并发室性心动过速或严重的房室传导阻滞，也可导致心搏骤停。

（3）主动脉疾病：主动脉瘤破裂、夹层动脉瘤、主动脉发育异常，如马方综合征、主动脉瓣狭窄。

（4）其他：高血压性心脏病、心脏压塞等也可造成心搏骤停。

2. 非心源性因素

（1）各种原因引起的呼吸停止：如气管异物、溺水、窒息等引起的气道阻塞。脑血管意外、颅脑外伤等引起的呼吸停止，均可引起心肌严重缺氧而发生心搏骤停。

（2）严重的电解质紊乱与酸碱失衡：体内严重低血钾、高血钾等电解质紊乱及严重的酸中毒等均可导致心搏骤停。

（3）药物中毒或过敏：锑剂、洋地黄类、奎尼丁等药物的毒性反应可导致严重心律失常而引起心搏骤停。青霉素、链霉素及某些血清制剂发生严重过敏反应时也可导致心搏骤停。

（4）其他：麻醉或手术意外、各种意外事件（如电击、雷击、自缢、溺水等）。

某些诊断性操作（如血管造影、心导管检查）和某些疾病（如急性胰腺炎、脑血管病变等），均可导致心搏骤停。

（二）病理生理机制

心搏骤停导致全身血流中断，不同器官对缺血损伤的敏感性不同。大脑细胞对缺血缺氧最敏感，常温下，心脏停搏 5 分钟后，脑细胞开始发生不可逆的缺血损害；10 分钟内未行心肺复苏，神经功能极少能恢复到发病前水平。

二、类型

心搏骤停根据心脏活动情况及心电图的表现可分为以下四种类型。

（一）心室颤动

心室颤动（ventricular fibrillation，VF）又称室颤，是心搏骤停最常见的类型，占心搏骤停的 80%。心电图表现为形态、振幅各异的不规则波动，频率约为 310 次/分，QRS-T 波群消失（图 7-1）。

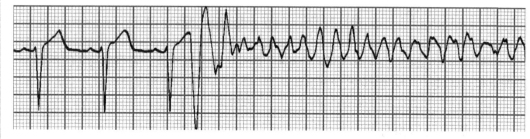

图 7-1　心室颤动

（二）无脉性室性心动过速

无脉性室性心动过速（ventricular tachycardia，VT）是心搏骤停时较常见的心律失常。出现无脉性室性心动过速和心室颤动的心搏骤停患者与无脉性电活动的心脏停搏患者相比，有较好的预后。无脉性室性心动过速患者的心电图表现为宽大畸形的 QRS 波群，ST-T 波方向与 QRS 波群主波方向相反，频率为 150～300 次/分（图 7-2），但大动脉没有搏动。

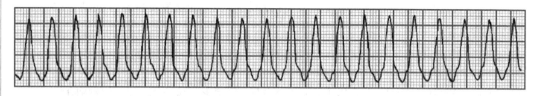

图 7-2　无脉性室性心动过速

（三）无脉性电活动

无脉性电活动（pulseless electrical activity，PEA）又称电-机械分离，指心肌有持续的电活动，但失去有效的机械收缩能力。心电图可呈缓慢（20～30 次/分）、矮小、宽大畸形的心室自主节律，但是无心搏出量（图 7-3）。

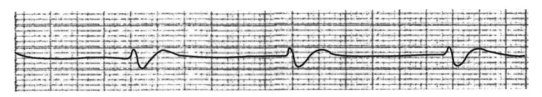

图 7-3　电-机械分离

（四）心脏停搏

心脏停搏（ventricular asystole）又称心室静止，是指心房、心室肌完全失去电活动，心电图显示房、室均无激动波，呈一条直线，或偶见 P 波（图 7-4）。心肌完全失去机械收缩力。

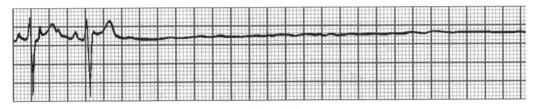

图 7-4　心脏停搏

三、临床表现与诊断

（一）临床表现

心搏骤停时有效血液循环停止，机体组织缺血缺氧，引起明显的神经系统和循环系统症状。心搏骤停的典型"三联征"包括：意识突然丧失、大动脉搏动消失和呼吸停止，主要临床表现：

1. 突然意识丧失，或伴有短暂性抽搐以后意识丧失，多在心脏停搏后 10～20 秒出现。

2. 大动脉搏动消失，脉搏摸不到，血压测不出。

3. 心音消失。

4. 呼吸断续不规则，呈叹息样，继而停止。

5. 面色迅速变为苍白或青紫。

6. 双侧瞳孔散大、固定，对光反射消失。

（二）诊断

患者心脏停搏 15 秒后意识丧失，30 秒后呼吸停止，60 秒后瞳孔散大固定，停搏 4～6 分钟脑神经元将发生不可恢复的病理改变，因此心搏骤停后黄金抢救时间为 4～6 分钟。

1. **主要诊断依据**　患者突然意识丧失，伴大动脉搏动消失，是诊断心搏骤停的主要依据。成人通常检查颈动脉搏动，亦可触摸股动脉，儿童可检查肱动脉搏动。

2. **次要诊断依据**　叹息样呼吸或呼吸停止，心音消失，瞳孔散大。

第 2 节　心　肺　复　苏

心肺复苏（cardio pulmonary resuscitation，CPR）是针对心搏骤停的患者所采取的抢

考点
心搏骤停的临床表现与诊断

救措施，即采用胸外按压或其他方法形成暂时的人工循环并恢复心脏自主搏动和血液循环，用人工呼吸代替自主呼吸并恢复自主呼吸，达到恢复苏醒和挽救生命的目的。

完整的心肺复苏可分为三个阶段，即基础生命支持（basic life support，BLS）、高级心血管生命支持（advanced cardiovascular life support，ACLS）和心搏骤停后治疗。心肺复苏的成功率与抢救是否及时、有效有关，心搏骤停后 4 分钟内开始正确的心肺复苏，8 分钟内开始高级心血管生命支持者生存希望大。

成人急救生存链最早由美国心脏协会（AHA）提出，是对心搏骤停的成人患者所采取的一系列规律有序的步骤和规范有效的救护措施，这些步骤环环相扣，构成了挽救生命的"生命链"。2010 年，美国心脏协会和国际复苏联盟联合发布了心肺复苏和心血管急救指南，将成人急救生存链增加为五个链环。2015 年，该指南中又对此做了更新，将生存链分为了两链：一链为院内救治体系（图 7-5），另一链为院外救治体系（图 7-6）。这个更新强调，院内和院外心搏骤停的患者将依赖不同的途径获得救治。

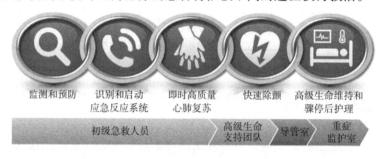

图 7-5　院内救治体系

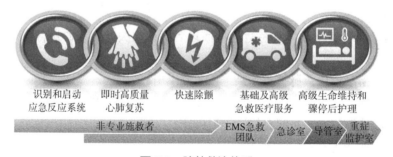

图 7-6　院外救治体系

一、基础生命支持

考点
基础生命
支持主要
环节及具
体操作

基础生命支持（BLS）又称初期复苏处理或现场急救，是采用徒手和（或）辅助设备来维持心搏骤停患者的循环和呼吸的基本抢救方法。最关键的三个环节为胸外按压（circulation，C）、开放气道（airway，A）和人工呼吸（breaching，B），有条件时，可以考虑电除颤（defibrillation，D）。成人基础生命支持流程图，见图 7-7。

（一）判断意识并启动急救医疗服务系统

发现患者突然倒地，检查现场环境安全，做好自我防护的情况下完成：

1. 判断患者意识　①成人、儿童：轻拍重唤（轻拍患者双肩，凑近耳边大声呼唤）。②婴儿：用力叩击患儿足跟或捏掐合谷处。如患者对刺激无反应，说明意识丧失。

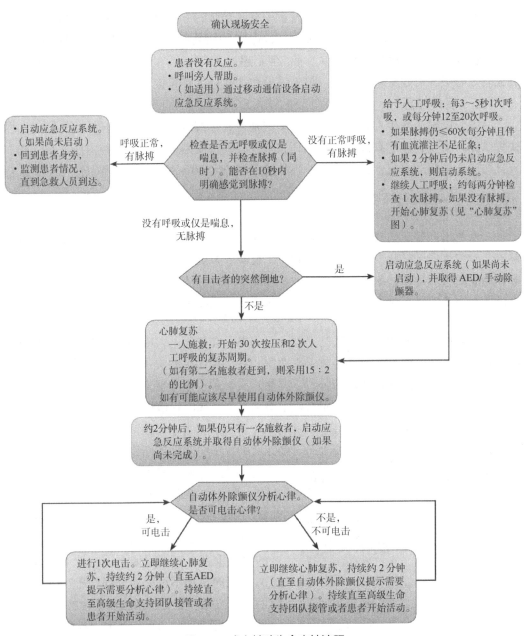

图 7-7　成人基础生命支持流程

2. 立即启动急救医疗服务系统（emergency medical service system，EMSS）　如果心搏骤停发生在院外，应立即呼叫寻求帮助，请他人或通过手机拨打急救电话，启动 EMSS，有条件可同时获取自动体外除颤仪（AED）。如果旁观者未经过 CPR 培训，应进行单纯胸外按压的 CPR，直至 AED 到达且可供使用，或急救人员接管患者。如果心搏骤停发生在院内，应立即呼叫医护团队或紧急快速反应小组，获取除颤器等急救设备和抢救物品。

3. 快速检查大动脉搏动和呼吸   ①成人通常检查颈动脉搏动，亦可触摸股动脉，触摸颈动脉时，不可用力过大。成人和儿童检查颈动脉的方法是，将示指和中指的指尖并拢，从患者的气管正中部位向旁滑移 2～3cm，在胸锁乳突肌内侧轻触颈动脉搏动。婴儿可检查肱动脉搏动。检查时间至少 5 秒，但不超过 10 秒。②在检查动脉搏动的同时判断有无有效呼吸，可观察患者面部、呼吸情形和胸廓是否有起伏。

（二）胸外按压

一旦判断患者发生心搏骤停，或不确定是否有脉搏时，均应立即开始胸外按压，尽快提供循环支持，建立有效的人工循环。胸外心脏按压是通过增加胸腔内压力和（或）直接按压心脏驱动血流，有效的胸外心脏按压能产生 60～80mmHg 动脉压。

链 接   人工循环原理

心泵机制：按压胸部，使胸骨与脊柱之间的心脏被挤压，推动血液向前流动。按压解除，心室恢复舒张状态，产生吸引作用，使血液回流充盈心脏。胸泵机制：按压胸部时，胸膜腔内压增高，导致胸腔内心腔及各血管床的压力增高，血液流入下腔静脉，放松时胸腔内压下降，正是这个压差使静脉血液反流入心脏。

按压时应让患者仰卧于坚实的平面上，如患者在软床上，应在其身下垫一个硬板。如患者头向下，先将患者双臂轻放于头两侧，一手托住患者头颈部，另一手插入患者胸部，沿其躯体纵轴整体翻转成仰卧位，要注意头、颈、躯干平直，无扭曲，再把双手放在躯干两侧。头不能高于胸部，应与躯干呈水平位。同时松解患者衣领及裤带。

1. 按压部位   成人：胸部正中，胸骨的中下部，相当于男性两乳头连线与胸骨交界处。儿童：胸骨正中两乳头连线水平。婴儿：胸骨正中两乳头连线处稍下方。

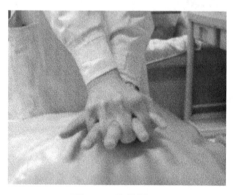

图 7-8   胸外按压

2. 按压方法   成人：施救者跪于（或立于）患者一侧，双手掌根重叠置于按压部位，身体前倾，腕、肘、肩于同一轴线上，与患者身体长轴垂直，以髋关节为支点用上身的重力和肩臂的力量垂直、有规律地下压胸骨（用力、快速），放松时掌根不可离开胸壁（图 7-8）。儿童：单手掌根按压。婴儿：示指和中指按压。

3. 按压深度   成人至少 5cm 但不超过 6cm，8 岁以下儿童至少为胸廓前后径的 1/3（1～8 岁儿童大约 5cm，婴儿大约 4cm）。

4. 按压频率   100～120 次/分。

5. 按压与放松时间   按压与放松时间相等，要保证每次按压后胸部回弹到正常位置，避免按压间隙倚靠在患者胸部。

6. 按压与人工呼吸比例   对成人实施单人或双人抢救，按压通气的比例均为 30：2。对于儿童和婴儿，单人心肺复苏时，按压/通气比例同成人，但当双人心肺复苏时，按压/通气比例为 15：2，因为儿童和婴儿发生心搏骤停多是由于呼吸因素所致。

7. 尽量减少按压中断　应尽可能减少按压中断的次数及缩短每次中断的时间,按压中断时间尽量不超过 10 秒。

8. 按压者的更换　为保证高质量的胸外按压,避免按压者疲劳和胸部按压质量降低,有两个或多个施救者时,应每 2 分钟改变按压和通气的角色。有 AED 时,提示"分析心律"时交换角色。换人操作时间应在 5 秒内完成,以减少胸部按压间断时间。

9. 胸外心脏按压常见并发症　由于操作不当可引起肋骨骨折、内脏损伤、气胸、血胸等。

(三)开放气道

首先检查口腔,清除异物,取出活动义齿(做好自我防护),然后用手法打开气道,常用的开放气道方法有仰头抬颏法、托颌法。

1. 仰头抬颏法　此法是临床最常用的方法,适用于头、颈部无创伤者(图 7-9)。具体操作方法:患者取仰卧位,施救者站在患者一侧,将一只手置于患者前额部用力使头后仰,另一只手示指和中指置于下颏骨部向上抬颏,使下颌角、耳垂连线与地面垂直。

2. 托颌法　怀疑患者有颈椎损伤时使用(图 7-10)。具体操作方法:患者平卧,施救者位于患者头侧,两手拇指置于患者口角旁,其余四指托住患者下颌部位,在保证头部和颈部固定的前提下,用力将患者下颌向上抬起,使下齿高于上齿。

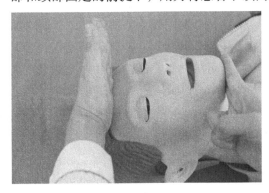

图 7-9　仰头抬颏法

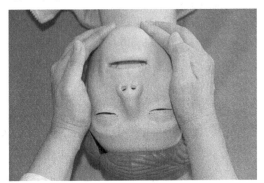

图 7-10　托颌法

(四)人工呼吸

人工呼吸是用人工的方法供氧,并推动肺、膈及胸廓的活动,使气体被动进出肺,排出二氧化碳,维持一定的氧分压。如果患者没有呼吸或不能正常呼吸(如仅仅是叹息),应行人工呼吸。常用的人工呼吸方法有以下 3 种。

1. 口对口人工呼吸法　院外现场急救时最简便、最常用、最有效的方法。①保持气道通畅、口部张开的位置进行。②一手掌根部按于患者前额,并用拇指与示指捏闭患者的鼻孔。③施救者张开口紧贴患者口部,以封闭患者的口周围。④进行缓慢人工通气,实施人工通气前,正常吸气即可,不需要深吸气,每次人工呼吸时间均应超过 1 秒,以使患者胸部起伏。⑤每次吹气完毕,应立即与患者口部脱离,同时放松捏闭患者鼻部的手指,使患者能从鼻孔呼出气体(图 7-11)。

2. 口对鼻人工呼吸法　此法适用于口部外伤或张口困难者。打开患者气道,将患者口唇闭拢,均匀吸一口气,用口包住患者鼻部,用力向患者鼻孔内吹气,直到胸部抬起,吹气后将患者口部张开，让气体呼出。如吹气有效，则可见到患者的胸部随吹气而起伏，并能感觉到气流呼出（图7-12）。

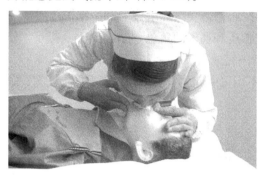

图7-11　口对口人工呼吸法

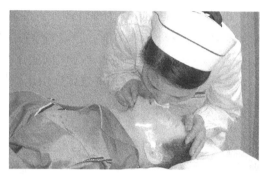

图7-12　口对鼻人工呼吸法

3. 口对口鼻人工呼吸法　此法适用于婴幼儿。施救者用口将患儿口鼻同时包严后吹气，吹气量以胸廓抬起为宜。

每30次按压后，给予人工呼吸2次，每次通气应持续1秒，通气应深而缓，使患者胸廓抬起，保证有足够的气体进入肺部，但应注意避免过度通气。

（五）除颤

心室颤动是心搏骤停最常见的心律失常，常在几分钟内转为心搏停止，早期除颤（1分钟内）成功率为97%，所以强调越早越好。电除颤作为终止心室颤动最有效的方法，其成功率随时间延误而降低，每延误1分钟，复苏成功率降低7%～10%。如果在院前，及早使用自动体外除颤器（AED），将会大大提高心搏骤停抢救的成功率。

但是对于非目击的心搏骤停（＞4分钟），则应先进行5个循环的CPR，再给予除颤，这样做的目的是使心脏获得灌注，从而使除颤更有效。除颤后立即行CPR，5个循环后评估效果，必要时再进行另一次电击除颤。

电除颤能量选择：首次电除颤时，单相波能量为360J，双相波能量为200J。儿童与婴儿除颤能量是2～4J/kg，首剂量可先考虑2J/kg，后续电击能量为4J/kg或更高级别能量，但不能超过10J/kg或成人剂量。

（六）心肺复苏有效指标和终止抢救的指征

1. 心肺复苏有效指标

（1）颈动脉搏动：停止按压，能触及大动脉搏动。

（2）神志：神志改善，可见患者有眼球活动，对光反射与睫毛反射出现，甚至手脚开始抽动。

（3）瞳孔：瞳孔由散大开始回缩。

（4）面色（口唇）：由苍白、发绀转为红润。

（5）自主呼吸出现。

2. 终止抢救的指征

（1）院前：①患者已恢复良好的自主呼吸和心搏；有其他人接替抢救或患者转移到医院；环境安全危及施救者。②确定患者已死亡（心电图、致死性伤害、疾病终末期、死亡已久）。③心肺复苏进行 30 分钟以上，检查患者仍无反应、无呼吸、无脉搏、瞳孔无回缩。原则上，除 CPR 成功外，院前不停止 CPR。

（2）院内：①经高级生命支持后仍无循环、呼吸。②致死性损伤或疾病、经各种救治措施无效。③终末性疾病：癌症晚期、重要器官慢性功能衰竭、高龄生命终结。④有合法遗嘱或家庭成员坚决拒绝并签字为证。

二、高级心血管生命支持

高级心血管生命支持（ACLS）通常由专业急救人员到达发病现场或在医院内进行，通过应用设备、特殊技术和药物等，进一步提供更有效的呼吸、循环支持，以恢复自主循环或维持循环和呼吸功能。可归纳为高级 A、B、C、D，即 A（airway）——开放气道；B（breathing）——氧疗和人工通气；C（circulation）——循环支持，使用血管加压素及抗心律失常药物；D（differential diagnosis）——寻找心搏骤停的原因。

（一）开放气道

可使用口咽或鼻咽气道、食管-气道导管、喉罩通气和气管内插管等，其中气管内插管是建立人工气道的主要手段。其优点在于保持呼吸道通畅，便于清除气道内分泌物，并可与呼吸机相连接，给予选择性通气。一旦插入气管插管，立即评估气管插管位置。评估方法：①通气时观察双侧胸廓有无起伏。②听诊肺部，两侧呼吸音是否对称。③X线摄片确定气管插管的位置。④有条件可持续监测呼气末二氧化碳浓度。

考点
高级心血管生命支持的主要措施

（二）氧疗和人工通气

对心搏骤停患者，心肺复苏时人工气道建立后，通气频率成人应为每 6 秒一次，呼吸频率为 10 次/分，同时持续不间断地进行胸外按压。如果有氧气，应给予高浓度或 100% 氧气吸入。心肺复苏时可选择以下人工通气方法：

1. 球囊-面罩通气法　一般不推荐单人心肺复苏时使用，由两名有经验的施救者实施时才最有效。一名施救者捏球囊，另一名施救者行胸外按压，两名施救者均应观察患者胸部的起伏状况（图 7-13）。有条件时可连接氧气，调流量至 10～15L/min。

2. 机械通气　详见本书常用急危重症护理技术。

（三）循环支持

1. 心电血压监测　详见本书急危重症患者系统功能监护。

2. 建立给药途径　心搏骤停时，在 CPR 和快速除颤的前提下，应迅速建立给药途径。

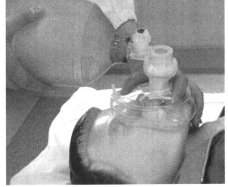

图 7-13　球囊-面罩通气法

（1）静脉通路（IV）：首先建立外周静脉通路，给予药物和液体。常用肘前静脉（正中静脉或贵要静脉）、颈外静脉，尽量不用手或下肢的远端静脉。尽可能建立中心静脉，因为中心静脉给药比外周静脉给药药物浓度更高、循环时间更短、起效更快，但不可因植入中心静脉而中断 CPR。放置中心静脉导管是急性冠脉综合征溶栓的相对（不是绝对）禁忌证。

（2）骨内通路（IO）：如果无法建立静脉通路，可选择骨内通路进行液体复苏、给药。

（3）气管内给药（ET）：如果无法建立静脉通路或骨内通路，某些药物可经气管插管注入气管。常用药物有肾上腺素、阿托品、利多卡因、纳洛酮和血管加压素等。其剂量是静脉给药的 2～2.5 倍，尽管气管内可以给予某些药物，但是为了确保确切给药，尽量选择静脉或骨内方法给药。

3. 常用药物

（1）肾上腺素（epinephrine）：是 CPR 的首选药物，能兴奋 α、β 肾上腺素受体。主要是兴奋 α-肾上腺素受体，收缩外周血管，升高血压，增加冠状动脉和脑等重要脏器的灌注压。肾上腺素用法：1mg 静脉注射或骨内注射，每 3～5 分钟 1 次。高剂量用于特殊情况，如 β 受体阻滞剂或钙通道阻滞剂过量。如果 IV/IO 延误或无法建立，可经气道内给药，每次 2～2.5mg。

（2）胺碘酮（amiodarone）：当给予 2～3 次除颤加 CPR 和给予肾上腺素后仍然是室颤/无脉性室速时，应考虑给予胺碘酮。胺碘酮是一种抗心律失常药物，可影响钠、钾和钙通道的合成，具有阻滞 α-肾上腺素受体、β-肾上腺素受体的特性。首剂为 300mg IV/IO，可接着用 150mg IV/IO。

（3）利多卡因（lidocaine）：利多卡因可以用于治疗对除颤无反应的室颤/无脉性室性心动过速。利多卡因可降低心室肌传导纤维的自律性和兴奋性，相对地延长心室有效不应期，提高室颤阈值。起始剂量 1～1.5mg/kg 静脉注射。如果室颤/无脉性室性心动过速持续，5～10 分钟后可再用 0.5～0.75mg/kg 静脉注射，最大量为 3mg/kg。

（4）硫酸镁（magnesium sulfate）：不建议在成人心搏骤停患者治疗中常规使用镁剂，可将镁剂考虑用于治疗尖端扭转型室性心动过速。医护人员可以将 1～2g 硫酸镁用 5% 葡萄糖 10ml 稀释后 IV/IO。

（5）阿托品（atropine）：是副交感神经拮抗剂，可以解除迷走神经对心脏的抑制，从而提高窦房结的自律性，可用于救治血流动力学不稳定的心动过缓。首次静脉注射 0.5mg，每 3～5 分钟重复给药 1 次，最大总剂量为 3mg。

（6）碳酸氢钠（sodium bicarbonate）：心搏骤停或复苏时间过长者，或在心搏骤停前已经存在代谢性酸中毒、高钾血症、三环类抗抑郁药物过量的患者，应用碳酸氢钠有益。初始剂量为 1mmol/kg 静脉滴注，尽量在血气分析监测的指导下应用。

（四）寻找原因

在救治心搏骤停过程中，应尽可能迅速明确引起心搏骤停的病因，以便及时采取相应的措施。心搏骤停可治疗的"5H"为低血容量（hypovolemia）、低氧血症（hypoxia）、氢离子（酸中毒）[hydrogenion（acidosis）]、高/低钾血症（hyper-/hypokalemia）、低体温（hypothermia）。"5T"为中毒（toxins）、填塞（心包）[tamponade（cardiac）]、张力性气胸（tensionpneumo-thorax）、冠状动脉血栓形成（thrombosis，coronary）、肺动脉血栓形成（thrombosis，pulmonary）。

三、心搏骤停后治疗

心搏骤停患者的自主循环恢复（return of spontaneous circulation，ROSC）以后，应立即

开始心搏骤停后的系统性综合治疗，能防止再次发生心搏骤停，改善存活患者的生命质量。

（一）治疗目的

1. 初始目的　①优化心、肺功能和重要器官灌注。②转运到适当的单元进行心搏骤停后综合系统管理。③识别并治疗心搏骤停的病因，防止再发心搏骤停。

2. 后续目的　①控制体温，使存活神经功能恢复达最优。②识别并治疗急性冠脉综合征。③优化机械通气，尽量减少肺损伤。④降低多器官损伤的风险，根据需要支持脏器功能。⑤客观评估预后恢复情况。⑥需要时协助患者进行康复。

（二）治疗措施

心搏骤停后治疗要综合运用广泛、结构化、多学科系统的措施进行管理，包括亚低温治疗、血流动力学和气体交换的最优化、当有指征需要恢复冠状血流时采用经皮冠状动脉介入术进行冠脉灌注、血糖控制、神经学诊断、管理和预测。

1. 呼吸系统的维护　心搏骤停后，肺功能障碍很常见，其严重程度用 PaO_2/FiO_2 值判断，结合胸部影像学表现判断有无急性呼吸窘迫综合征（ARDS）。一旦 ROSC，立即监测动脉血氧饱和度，可通过调整呼吸机模式、参数，使动脉血氧饱和度≥94%，并避免过度通气和低碳酸血症。

2. 循环系统的维护　自主循环恢复后，患者往往伴有血压不稳定或低血压、血容量不足或过多、周围血管阻力增加或降低、心力衰竭、心率过快或过慢引起灌注不足及急性肺水肿等临床问题。为维持有效循环功能，可采取以下措施：

（1）建立和维持静脉通路：CPR 时尽可能早建立静脉通路或骨通路，在此基础上，尽可能建立中心静脉通路，方便大量快速输液、血管活性药物应用、有创血流动力学监测，并做好护理，防止血流感染，保证导管位置合适和通畅。

（2）心电、血压监测：注意监测心率和心律，如室性早搏、室速等。心血管疾病和冠状动脉缺血是引起心搏骤停的最常见原因，因此应尽快描记 12 导联心电图，以确定是否存在急性 ST 段抬高。如果疑似院外心搏骤停为心源性原因和存在 ST 段抬高，应急诊进行冠状动脉造影。密切监测血压，为保证全身灌注，一般至少维持收缩压≥90mmHg，或平均动脉压≥65mmHg。低血压患者可以使用血管活性药、正性肌力药和增强心肌收缩力药物等。这些药物可以通过改善心率、心肌收缩力、动脉压和心脏后负荷，来保证心排血量，尤其是灌注到大脑和心脏的血流。

（3）有创血流动力学监测：ROSC 患者血流动力学状态不稳定，有时需监测有创血流动力学情况，以评估全身循环血容量状况和心室功能，如监测中心静脉压来了解低血压的原因，指导用药。

3. 中枢神经系统的维护

（1）维持血压：在缺氧状态下，脑血流的自主调节功能丧失，主要靠脑灌注压来维持脑血流。因此，对 ROSC 昏迷的患者应维持正常的或稍高于正常水平的血压，应维持收缩压在 90mmHg 以上和（或）平均动脉压在 65mmHg 以上。如果有颅内高压应予脱水以降低颅内压，保证良好的脑灌注。

（2）亚低温治疗：因为高热和抽搐会使患者的脑需氧量增加，医生应治疗过高热，并考虑给予亚低温。对心搏骤停，ROSC 后仍处于昏迷状态的成年患者，应采取亚低温

考点

心搏骤停后主要治疗措施

治疗。在几分钟至几小时内将体温降至 32～36℃，并至少维持 24 小时，能提高神经功能受损患者存活出院率。常用物理降温法，如冰袋、冰帽、冰毯，或输注低温液体。

（3）抗癫痫治疗：癫痫由于全脑损伤引起，进一步加重了缺血损伤。常用的药物有苯二氮䓬类、苯妥英钠及巴比妥类。

（4）血糖控制：ROSC 后的高血糖加重脑血流紊乱，促进脑水肿形成，加重脑损伤，故要常规监测血糖，并予胰岛素控制血糖在推荐的最佳范围内（8～10mmol/L）。高血糖的危害可能是通过谷氨酸介导，除非有低血糖，否则避免输注含糖液体。

（5）高压氧治疗：通过增加血氧含量及其弥散功能，提高脑组织氧分压、改善脑缺氧、降低颅内压，有条件者可早期应用。

4. 器官捐献　尽管经过最积极的复苏支持和密切观察，仍有一些患者心搏骤停后死亡或脑死亡，这些患者都可被评估为可能的器官捐献者。

自测题

A₁/A₂ 型题

1. 心搏骤停主要诊断依据为（　　）
   A. 突然意识丧失伴大动脉搏动消失
   B. 心脏停搏
   C. 瞳孔散大
   D. 神经反射消失
   E. 身冷如冰

2. 关于成人胸外心脏按压的操作，下列错误的是（　　）
   A. 患者仰卧背部垫板
   B. 急救者用手掌根部按压
   C. 按压部位在患者心尖区
   D. 使胸骨下半段及其相邻的软骨下降 5～6cm
   E. 按压要有节律，频率为 100～120 次/分

3. 判断口对口人工呼吸法是否有效，首先应观察（　　）
   A. 口唇发绀是否改善　B. 瞳孔是否缩小
   C. 吹气时阻力大小　D. 看到患者胸廓升起
   E. 剑突下隆起

4. 胸外心脏按压的位置是（　　）
   A. 剑突下
   B. 胸骨左旁第 4 肋间
   C. 左锁骨中线第 4 肋间
   D. 胸部的正中（胸骨的中下部）
   E. 上胸部

5. 心肺复苏最常用的给药途径为（　　）

   A. 气管内　　　　　B. 心内注射
   C. 静脉注射　　　　D. 肌内注射
   E. 联合途径

6. 单人胸外心脏按压与人工呼吸的比为（　　）
   A. 2∶30　　　　　B. 15∶2
   C. 30∶2　　　　　D. 2∶15
   E. 1∶30

A₃ 型题

（7～9 题共用题干）

患者，女性，52 岁。有冠心病病史，今晨起床时，突然晕倒，意识不清，伴抽搐，颈动脉搏动未触及。

7. 该患者发生了（　　）
   A. 休克　　　　　　B. 昏迷
   C. 心搏骤停　　　　D. 意识障碍
   E. 癫痫

8. 作为值班护士，目前最主要的抢救措施是（　　）
   A. 通知医生　　　　B. 除颤
   C. 建立静脉通路　　D. 心电图检查
   E. 吸氧

9. 抢救不及时最易受损的是（　　）
   A. 呼吸系统　　　　B. 循环系统
   C. 中枢神经系统　　D. 消化系统
   E. 泌尿系统

（闫　琳）

患者，男性，35 岁。因交通事故致腹部疼痛 1 小时，由 120 送急诊科，入院时面色苍白，表情淡漠，四肢湿冷。查体：T 35℃，P 120 次/分，R 24 次/分，BP 80/60mmHg。腹胀，全腹轻度压痛、反跳痛和肌紧张，以左上腹明显，移动性浊音阳性，肠鸣音减弱，其他查体未见异常。血常规检查示：红细胞计数为 3.2×10^{12}/L，血红蛋白为 75g/L，白细胞计数为 9.5×10^9/L，血小板计数为 120×10^9/L。初步诊断为：1. 脾破裂。2. 休克。

问题： 该患者为何种休克？其主要护理问题是什么？

第 1 节 概 述

休克（shock）是各种原因引起的有效循环血容量骤减，组织灌注不足所导致的以微循环障碍、代谢障碍、细胞受损为特征的一种急性临床综合征。休克通常发病急骤，进展迅速，并发症凶险，甚至可致多器官衰竭，病死率较高，是临床处理的重点和难点。

一、病因与分类

1. **低血容量性休克** 常见于急性大出血，如创伤造成肝脾破裂、血胸、骨盆骨折、异位妊娠破裂出血、肝硬化并发上消化道出血等。也可见于体液急性大量丢失，如剧烈呕吐、腹泻、大面积烧伤创面渗液、炎性渗出等均可导致血容量锐减而发生休克。

2. **感染性休克** 常见于脓毒症、急性腹膜炎、绞窄性肠梗阻、胆道系统感染、泌尿系统感染等。多由革兰氏阴性菌引起，其释放的内毒素是导致休克的主要因素，故又称为内毒素性休克或中毒性休克。

3. **心源性休克** 各种原因造成心泵功能受损导致心排血量减少，循环血量不足，造成组织、器官灌注减少。常见于急性心肌梗死、严重心律失常、心肌炎等。

4. **神经源性休克** 各种剧烈的神经刺激引起血管活性物质的释放，血管运动中枢发生抑制和（或）传出的交感缩血管纤维被阻断，外周血管扩张，有效循环血量减少所引起。常见于脊髓损伤、剧烈疼痛、严重精神创伤、麻醉药物或自主神经阻滞剂的不良反应等。

5. **过敏性休克** 由于机体发生了 I 型变态反应，血管活性物质释放，全身毛细血管扩张，通透性增加，血浆渗出，循环血量急剧减少引起。常见致敏原有药物（以青霉素、血清制品、麻醉药、造影剂等多见）、食物、蛇虫毒液等。

考点

休克的临床分类

二、病理生理机制

（一）微循环改变

各种类型休克的发病机制不尽相同，但都具有共同的病理生理基础，即体内重要脏器微循环处于低灌流状态以及由此导致的微循环障碍、代谢障碍和组织细胞的损害。根据休克的严重程度和发展过程可将休克微循环的改变分为三阶段。

1. **微循环收缩期**　又称为缺血缺氧期，是休克的临床早期阶段。机体由于有效循环血容量下降，反射性引起交感-肾上腺髓质系统兴奋，产生大量儿茶酚胺，使得心率加快、心肌收缩力增强、心排血量增加，以维持循环血量的相对稳定，并选择性使皮肤黏膜、骨骼肌、胃肠道、肾脏、肝脏等部位的小血管、微血管平滑肌收缩，尤其是毛细血管前阻力血管收缩更为明显，大量真毛细血管关闭。同时直捷通路和动静脉短路开放，微循环处于少灌少流，灌少于流的状态，有效循环血量减少。随着真毛细血管网内血量的减少，静水压降低，组织间液回吸收入毛细血管网，在一定程度上补充了血容量。故此期又称休克早期或休克代偿期。

2. **微循环扩张期**　又称为淤血缺氧期。随着休克病程的进展，微循环缺血缺氧状态进一步加重，组织细胞进行无氧酵解，产生大量酸性代谢产物。此时毛细血管前括约肌长时间处于酸性环境下，对儿茶酚胺的敏感性下降，由收缩转为松弛，而毛细血管后括约肌因敏感性相对较低，仍然处于相对收缩状态，微循环处于灌而少流，灌大于流的状态，血液淤滞。大量血液淤积于毛细血管，毛细血管静水压增高，通透性增加，血浆外渗，血液浓缩，黏稠度增加，循环血量进一步减少，心、脑等重要脏器灌注不足，进入休克抑制期。

3. **微循环衰竭期**　随着缺氧和酸中毒的加重，微血管麻痹、扩张，对血管活性物质失去反应，微循环处于不灌不流的状态。毛细血管持续的扩张淤血，使其通透性升高，血液进一步浓缩，黏稠度增加，加之酸性环境导致血液出现高凝状态，使微循环内的红细胞、血小板发生凝集形成微血栓，甚至发生弥散性血管内凝血（DIC）。微血栓消耗了大量的凝血因子，激活了纤维蛋白溶解系统，可出现全身严重的出血倾向。组织血液灌注严重不足，细胞严重缺氧，以及酸性代谢产物和内毒素作用，使细胞内溶酶体膜破裂，释放多种水解酶，造成细胞自溶、死亡，引起广泛的组织损害，甚至多器官功能受损。此期又称为休克失代偿期。

（二）代谢改变

休克时由于组织灌注不足和细胞缺氧，葡萄糖的无氧酵解成为了机体获得能量的主要途径，生成腺苷三磷酸（ATP）极少，机体处于能量极度缺乏的状态。休克时，机体处于应激状态，释放大量儿茶酚胺和肾上腺皮质激素，促进胰高血糖素生成，抑制胰岛素分泌，促进糖异生，导致血糖水平升高。蛋白质合成减少，分解加速，使血尿素氮、肌酐、尿酸含量增加。脂肪分解代谢明显增强。另外，葡萄糖无氧酵解生成大量乳酸，同时肝脏处理乳酸的能力下降，造成机体乳酸堆积，出现代谢性酸中毒。

（三）炎症介质释放和细胞损伤

严重创伤、感染、休克可刺激机体大量释放炎症介质并造成组织细胞损伤（参见第

9 章多器官功能障碍综合征）。

（四）重要器官的继发性损害

由于持续的缺血、缺氧导致各脏器出现代谢紊乱和功能损害，甚至多器官衰竭和死亡。

1. **肺** 肺部毛细血管的低灌注和缺血缺氧导致肺毛细血管内皮细胞损伤，血管通透性增加，造成间质性肺水肿。另外，缺氧导致肺泡上皮细胞受损，肺表面活性物质生成减少，肺泡顺应性下降，继发肺泡萎陷，出现局部肺不张，氧弥散障碍，通气与血流比例失调，表现为进行性呼吸困难，动脉血氧分压进行性下降，甚至引起急性呼吸窘迫综合征（ARDS）。

2. **肾** 休克时循环血容量下降，儿茶酚胺、抗利尿激素、醛固酮分泌增加，肾血管收缩，肾小球滤过率下降，尿量减少。此外，肾内血流重新分配，血流大部分流向髓质，造成皮质肾小管缺血坏死，引起急性肾衰竭。

3. **心** 休克时心率增快，心脏舒张期缩短，冠状动脉供血下降，可发生心肌缺血损伤，甚至局灶性心肌坏死和心力衰竭。

4. **脑** 休克晚期，随着血压的下降，脑灌注压和血流量下降，脑供血不足，脑细胞缺血缺氧，导致脑细胞水肿。缺氧造成脑部血管扩张和通透性增高，出现脑间质性水肿，引起颅内压增高。

5. **肝** 缺血缺氧可导致肝细胞损伤，患者可出现黄疸、氨基转移酶增高，严重者可出现肝性脑病。此外，还可引起肝脏的代谢、解毒和凝血因子合成障碍。

6. **胃肠道** 休克发生后胃肠道血管剧烈收缩，胃肠道黏膜上皮因缺血缺氧出现糜烂、溃疡、出血等。胃肠道屏障功能破坏，胃肠道内细菌和毒素发生移位，引起肠源性感染或毒血症。

> **链接** 脓毒症（3.0 版）定义和诊断标准
>
> 脓毒症（3.0 版）是机体对感染的反应失调而导致危及生命的器官功能障碍。脓毒症的诊断标准是感染+器官功能障碍（序贯器官衰竭估计评分/SOFA 评分≥2 分）。脓毒性休克定义：补液无法纠正的低血压（顽固性低血压或持续使用血管升压药，维持平均动脉压≥65mmHg）及血乳酸升高＞2mmol/L。

三、临床特点

（一）临床表现

根据休克的发病过程，临床上通常将休克分为休克代偿期和休克抑制期（表 8-1）。

1. **休克代偿期** 由于中枢神经系统兴奋性增高，交感-肾上腺轴兴奋，休克早期可出现烦躁不安、精神紧张、恐惧等意识的改变。皮肤黏膜血管收缩，表现为面色苍白、四肢湿冷。随着回心血量和外周血管阻力的增加，患者心率加快、收缩压变化不大，舒张压下降，脉压缩小，尿量正常或减少，可伴呼吸急促。此期是抢救休克患者的关键期，如能及时采取有效的救护措施，休克可很快得到纠正。否则，病情很快恶化。

考点
休克患者的临床表现主要体现在意识、皮肤黏膜、生命体征、尿量等方面

2. 休克抑制期　若病情继续发展，患者逐步出现休克的典型临床表现，表现为表情淡漠，懒言少语，皮肤、黏膜、甲床发绀，四肢冰冷，脉搏增快，血压下降。通常脉搏细速多出现在血压下降之前。临床上常把脉率与收缩压之比称为休克指数，用以判断休克的有无及轻重。休克指数为 0.5，提示无休克；休克指数 1.0～1.5，提示休克存在；休克指数大于 2.0，提示休克严重。终末期休克患者发生 DIC，并可继发多器官功能衰竭，表现为意识模糊或昏迷，皮肤黏膜广泛出血，四肢厥冷、脉搏摸不清、血压测不到，少尿、无尿，甚至出现呼吸窘迫、消化道出血、血尿、黄疸等。

表 8-1　休克临床特点及程度判断

分期	程度	意识	皮肤黏膜	脉搏	血压	呼吸	尿量
休克代偿期	轻	清楚，烦躁	苍白，发凉	<100 次/分	收缩压正常，舒张压升高，脉压缩小	增快	正常
休克抑制期	中	淡漠，迟钝	苍白，发冷	100～120 次/分	收缩压为 70～90mmHg，脉压进一步缩小	浅促	尿少
	重	模糊，昏迷	青紫，厥冷	细速或摸不清	收缩压<70mmHg 或测不到	微弱或不规则	尿少或无尿

（二）实验室及辅助检查

1. 血、尿和大便常规检查　红细胞计数、血红蛋白值有助于对失血性休克的诊断及治疗效果的判断；血细胞比容增高反映体液丢失；白细胞计数和中性粒细胞比值增加提示感染存在；尿比重增高提示血液浓缩；大便隐血试验阳性或黑便提示消化道出血。

2. 血液生化检查　患者水电解质紊乱、酸碱平衡以及肝、肾和凝血功能的监测，了解是否合并多器官功能障碍综合征。

3. 动脉血气分析　动脉血氧分压（PaO_2）反映血液携氧状态，正常值为 80～100mmHg。当休克并发急性呼吸窘迫综合征时，PaO_2 降至 60mmHg 以下且吸入纯氧难以改善。二氧化碳分压（$PaCO_2$）主要反映肺通气和换气功能，正常值为 35～45mmHg，可作为呼吸性酸中毒或碱中毒的判断依据。当休克患者过度通气时，可使 $PaCO_2$ 下降，也有可能是代谢性酸中毒呼吸代偿的结果。

4. 中心静脉压监测　中心静脉压（CVP）反映右心房或胸段腔静脉内的压力，正常值为 5～12cmH_2O。当 CVP 低于 5cmH_2O 时，表示血容量不足；高于 15cmH_2O 时，提示心功能不全；超过 20cmH_2O 时，提示充血性心力衰竭。

5. 肺毛细血管楔压　肺毛细血管楔压（PCWP）反映左心室、左心房、肺静脉的压力，正常值为 6～15mmHg。若 PCWP 下降，提示血容量不足（较 CVP 敏感）；增高则提示肺循环阻力增高，如肺水肿。

（三）诊断要点

根据患者的病史及临床表现，休克患者的诊断不难，要点包括：

1. 有诱发休克的原因。

2. 有意识障碍。

3. 脉搏细速，超过 100 次/分或不能触及。

4. 四肢湿冷，胸骨部位皮肤指压阳性（压迫后再充盈时间超过 2 秒），皮肤有花纹、黏膜苍白或发绀，尿量少于 30ml/h 或无尿。

5. 收缩压低于 80mmHg。

6. 脉压小于 20mmHg。

7. 原有高血压者，收缩压较原水平下降 30% 以上。

凡符合上述第 1 项以及第 2、3、4 项中的两项和第 5、6、7 项中的一项者，可诊断为休克。

四、救治与护理

（一）救治原则

1. **抢救生命**　首先处理危及患者生命的情况。心搏骤停者，给予心肺复苏；大血管撕裂伴活动性出血者，包扎止血；剧烈疼痛者，包扎固定基础上镇静止痛。

2. **保持呼吸道通畅**　松解衣扣，解除气道压迫清理呼吸道分泌物，保持呼吸道通畅。早期给予鼻导管或面罩吸氧，必要时气管插管或气管切开行机械辅助通气。

3. **补充血容量**　迅速建立静脉通道，快速扩容补液，纠正组织低灌注和缺氧是治疗休克最根本的措施。补充血容量所选用溶液有晶体和胶体。晶体溶液最常用的是平衡盐溶液，其渗透压、电解质含量及 pH 等与血浆相近。晶体溶液的特点是扩容迅速，起效快，但作用时间很短，仅为 1 小时左右。代血浆、清蛋白、血浆、全血等胶体溶液可维持扩容效果数小时。

4. **积极处理原发病**　根据引起休克的原因，采取有效方法处理原发病灶。如创伤造成的失血性休克，在迅速恢复循环血量的同时实施有效的止血，必要时予以手术治疗；感染性休克患者给予抗感染治疗；心源性休克患者原则上予以强心、利尿、扩血管治疗；过敏性休克患者应迅速脱离致敏原的接触。

5. **使用血管活性药物**　经补液、纠正酸中毒等措施后，仍未能有效改善休克时间，可酌情使用血管活性药物。治疗休克患者的血管活性药物可分为血管收缩剂和血管舒张剂两大类。血管收缩剂常用去甲肾上腺素、间羟胺、肾上腺素等。本类药物虽可通过收缩小动脉使血压暂时升高，但可加剧组织缺氧，故不主张在休克患者中大量、长期使用。血管扩张剂临床常用药物有酚妥拉明、酚苄明等 α 受体阻滞剂和阿托品、654-2 等抗胆碱能两类。本类药物可解除小动脉痉挛，关闭动静脉短路，改善微循环，但可使血管容量扩大，造成血容量相对不足，血压有不同程度下降，影响重要脏器血液供应。只有当血容量已基本补足而患者发绀、四肢厥冷、毛细血管充盈不良等循环状态未好转时，方可应用。临床一般主张血管收缩剂和血管扩张剂联合应用。

6. **纠正酸碱平衡失调**　休克患者由于组织缺血缺氧容易发生代谢性酸中毒。轻度酸中毒无须纠正，常在血容量得到补充，微循环改善后即可缓解。但重度休克经扩容治疗后仍有严重酸中毒者，需使用碱性药物，常用 5% 碳酸氢钠溶液，并根据血气分析结果调整用药速度和剂量。

7. **保护重要脏器**　维持有效心排血功能，最常用的药物为强心苷如西地兰 C，可增强心肌收缩力，必要时在补充血容量的基础上适当使用利尿药减轻心脏负荷。注意防治呼吸功能衰竭，如吸氧状态下仍有顽固性低氧血症，应配合医生气管插管或气管切开，

考点
休克患者的救治原则

行机械辅助通气，维持动脉血 PaO_2 在 70mmHg 以上。维持尿量在 30ml/h 以上，避免使用肾毒性药物，预防急性肾衰竭；患者如有出血倾向，怀疑合并 DIC 时，尽早使用肝素和低分子右旋糖酐，必要时予以输注新鲜血。严重休克患者可使用皮质类固醇激素，以有效对抗机体的炎症反应。

（二）护理措施

1. 急救护理　原则是配合医生做好各类抢救工作，密切观察并报告病情变化，遵医嘱保证各项治疗措施及时有效实施。立即处理危及生命的情况，保持气道通畅，迅速建立静脉通道。有条件者迅速建立 2 条及以上静脉通道。若周围静脉通道开放困难时，立即行中心静脉插管；采取去枕平卧位或头部、躯干抬高 20°～30°，下肢抬高 15°～20°的中凹卧位，增加回心血量，改善重要脏器血供，膈肌下移，利于呼吸。对于烦躁不安患者给予适当镇静止痛处理；对创伤患者应予以包扎、固定、制动和止血；院外伤员给予初步救治后尽快转运。

2. 一般护理

（1）保持病室通风良好，温度 22～28℃，设专人护理，减少搬运和家属探视，病室定时消毒，避免院内感染。

（2）安置患者休克体位，及时更换床单和衣物，保持皮肤干燥。病情允许时，每 2 小时翻身、拍背 1 次，防治压力性损伤和坠积性肺炎。躁动或意识障碍者，防止坠床。必要时，四肢以约束带约束。

（3）注意保暖，维持体温正常。每 4 小时监测 1 次，密切观察其变化。如患者出现体温下降、畏寒，可提高室温、加盖棉被，但禁用热水袋、电热毯等加温方法，避免血管扩张和组织耗氧量的增加；感染性休克高热患者予以降温处理。失血性休克患者需快速、大量输入库存血时，库存血应置于常温下复温后再输入，以免造成体温降低。

3. 治疗配合

（1）补充血容量，恢复有效循环血量。一般先快速输入晶体液，如等渗盐水、平衡盐溶液，以增加回心血量和心排血量。后输入胶体液，如全血、代血浆、低分子右旋糖酐、人血白蛋白等，维持血浆胶体渗透压，减少晶体液向第三间隙的转移。根据中心静脉压和血压情况适时调整输液量和速度（详见本章第 2 节低血容量性休克的救护）。

（2）保持呼吸道通畅，改善缺氧。意识不清者，头偏向一侧或置入口咽管，防止舌后坠或误吸。病情允许时，鼓励患者进行深呼吸、指导有效咳嗽，必要时吸痰；遵医嘱吸氧，经鼻导管给氧时，可用 40%～50%氧浓度、6～8L/min 的氧流量；严重呼吸困难者，协助医生行气管插管或气管切开，呼吸机辅助呼吸。

（3）遵医嘱使用血管活性药物。血管活性药物可迅速提高血压，改善心脏、脑、肾、肠道等内脏器官的血流灌注，是控制休克的重要手段。应用过程中，应从低浓度、慢速度开始，并严密监测血压变化，开始每 5～10 分钟测 1 次血压，血压平稳后每 15～30 分钟测 1 次。根据血压调整药物浓度和速度，以防血压骤升或骤降，使血压维持在稳定水平。同时严防液体外渗，以免造成局部组织坏死，每 24 小时更换一次输液管，以保护血管。停药时应逐渐降低药物浓度，减慢速度后撤除，以防突然停药引发的不良反应。

（4）其他：协助医生寻找和治疗引起休克的原发病，纠正代谢紊乱，维护重要器官功能，预防继发感染。

4. 病情观察

（1）患者意识直接反映了脑组织血流灌注情况。若患者意识清楚、安静，说明循环血容量已基本足够；若患者烦躁不安或者意识模糊、昏睡、昏迷等说明患者病情危重。

（2）生命体征是评估休克的重要体征。休克患者脉搏细速、呼吸急促、收缩压＜90mmHg，脉压＜20mmHg，表明休克存在；血压回升、脉压增大，表明休克好转；呼吸＞30 次/分或＜8 次/分，表示病情危重。一般休克患者体温偏低，但是感染性休克患者常常伴有高热。若体温突升至 40℃以上或骤降至 36℃以下，则病情危重。

（3）皮肤黏膜的颜色和温度反映末梢循环情况。休克患者皮肤黏膜苍白、发绀、四肢湿冷；若皮肤干燥、红润、四肢转暖说明末梢循环恢复。

（4）尿量是反映循环血容量的客观指标。尿量＜25ml/h，表明血容量不足；尿量＜17ml/h，可能发生了急性肾衰竭；尿量＞30ml/h，表明休克好转。

（5）准确记录 24 小时出入量是评估和治疗休克患者的重要依据。

（6）定时检查血常规、尿常规、便常规、电解质、肝肾功能、血气分析、中心静脉压等以了解休克的状态和治疗效果。

5. 心理护理及健康教育
积极与患者及家属沟通，适当地向患者及家属说明休克的原因，解释病情的变化和有关治疗方法，缓解患者及家属的紧张焦虑情绪，取得患者及家属的理解和配合。指导生产生活中加强自我防护，减少休克危险因素的暴露。

第2节　各类休克的特点与救护要点

一、低血容量性休克

（一）临床特点

低血容量性休克是临床最为常见的休克类型，是由于急性失血失液造成的有效循环血容量锐减。起病早期患者表现为兴奋、烦躁不安。若短时间内失血量达到全部血容量的 20%（800～1000ml）或者急性失液量超过体重的 5%（2500～3000ml）时，则可出现休克典型的临床表现：意识模糊、表情淡漠、反应迟钝甚至昏迷；皮肤和口唇黏膜苍白或发绀、四肢湿冷，晚期合并 DIC 可出现广泛皮下出血；收缩压低于 90mmHg，脉压低于 20mmHg；脉搏细弱甚至摸不到；呼吸急促、变浅或不规则；尿量减少、尿比重增高。

（二）救护要点

1. 补充血容量　迅速输血补液，恢复有效循环血容量是治疗低血容量性休克最有效的措施。临床上可根据中心静脉压及血压情况调整补液速度和补液量（表 8-2）。

表 8-2　中心静脉压与补液的关系

中心静脉压	血压	原因	处理原则
低	低	血容量严重不足	充分补液
低	正常	血容量不足	适当补液
高	低	心功能不全或血容量相对过多	给强心药，纠正酸中毒，舒张血管

考点
休克患者病情观察内容

考点
抢救低血容量性休克患者最有效措施是迅速建立静脉通路，扩容补液

续表

中心静脉压	血压	原因	处理原则
高	正常	容量血管过度收缩	舒张血管
正常	低	心功能不全或血容量不足	补液试验*

补液试验：取等渗盐水 250ml，于 5～10 分钟内经静脉输入，如果血压不变而中心静脉压升高 3～5cmH₂O，提示心功能不全；如果血压升高而中心静脉压不变，提示血容量不足。

2. 止血　对于活动性出血患者应迅速控制出血，可采用止血带、三腔双囊管、纤维内镜等非手术止血方法；对于出血迅速、量大，需手术治疗者，尽快完善各项必要的术前检查，及早给予手术治疗。

二、感染性休克

（一）临床特点

感染性休克常继发于严重感染，主要致病菌是革兰氏阴性杆菌。当患者出现以下征象预示感染性休克发生的可能：非神经系统感染而出现神志改变，如表情淡漠或烦躁不安；血压下降，收缩压低于 90mmHg 或较原来基础值下降 30%；心率增快与体温升高不平行，或出现心律失常；尿量减少；不明原因的肝、肾功能损害等。

（二）救护要点

考点
控制感染是治疗感染性休克患者的重要措施

1. 控制感染是治疗感染性休克患者的重要措施，遵医嘱使用抗菌药物的过程中做好用药的护理，包括过敏试验、不良反应的观察、疗效的评估等。

2. 注意维持水、电解质和酸碱平衡。患者常常大汗淋漓且饮食不足，容易造成脱水，应注意监测体液指标和 24 小时出入量。同时感染性休克患者容易并发酸中毒，治疗措施参见本章第 1 节。

3. 应用血管活性药可升高血压，改善微循环。心功能损害者可给予强心苷；糖皮质激素能抑制多种炎症介质的释放，缓解全身炎症反应综合征。

4. 感染性休克患者易出现 DIC 及多器官功能衰竭，需密切监测患者的血液、呼吸、肝、肾等功能。同时进行病原学检测，包括局部分泌物、脓液以及血液的细菌学检查，相关护理措施参见本章第 1 节。

三、心源性休克

（一）临床特点

心源性休克病因以急性心肌梗死为最多见。大部分发生于心脏疾病进展恶化之后，发病前患者可有心前区疼痛、心慌、胸闷等表现，随后出现烦躁不安、面色苍白、口干、出汗，逐渐表情淡漠、意识模糊、神志不清直至昏迷；四肢厥冷、肢端发绀、皮肤出现花斑样改变；心率逐渐增快，常大于 120 次/分；收缩压逐渐降低，严重时血压测不出；脉搏细弱、心音低钝；尿量减少，甚至无尿。休克晚期出现广泛性皮肤黏膜出血，多器官功能衰竭，心脏指数降低、中心静脉压、肺毛细血管楔压增高。

（二）救护要点

1. 缓解患者焦虑紧张情绪，绝对卧床休息，取半卧位。急性心肌梗死所致者可给予吗啡、哌替啶止痛，地西泮、苯巴比妥镇静处理。

考点
心肌梗死
所致心源
性休克患
者的救护
要点

2. 心源性休克治疗原则是提高心排血量，改善微循环和组织血流灌注。在实施液体复苏过程中注意控制补液速度、补液量，防止心脏前负荷过重，诱发或加重心力衰竭。患者血容量补足的表现包括：口渴感消失、颈静脉充盈良好、四肢变暖、脉搏有力而不快、收缩压大于 90mmHg、脉压大于 30mmHg；尿量大于 30ml/h、CVP 8～12cmH_2O、PCWP 在 18～20mmHg。对于急性心肌梗死并发心源性休克患者，24 小时补液量应控制在 1500～2000ml。

3. 血容量改善后可结合药物治疗。常用药物包括强心剂、血管扩张剂和利尿剂。静脉滴注中小剂量的多巴胺[＜10μg/（kg·min）]，可增强心肌收缩力，增加心排血量。同时可扩张肾脏血管，增加尿量。顽固性心力衰竭时，可联合使用多巴酚丁胺；血压下降明显时宜与间羟胺合用。洋地黄类制剂一般在急性心肌梗死 24 小时后才使用；硝普钠可扩张血管，减轻心脏前后负荷，增加左心室射血指数；急性肺水肿时还可选用硝酸甘油和（或）呋塞米。在使用上述药物治疗过程中，重点观察患者用药后的反应，如意识、皮肤黏膜的颜色和温度、血压、脉压、CVP、PCWP 等情况，及时调整给药速度和用药剂量。

4. 心源性休克患者除常规密切观察休克常见症状和体征外，还需重点监测患者的血流动力学指标，包括 CVP、PCWP、心排血指数（CI）。心肌梗死引起的休克还应注意监测患者的心肌酶谱；胸片可发现肺水肿征象，超声心动图检查有助于评估心瓣膜和心室功能。

5. 其余护理措施参见本章第 1 节。

四、神经源性休克

（一）临床特点

神经源性休克发生发展极为迅速，但同时具有快速逆转的特点。常以突然发生的意识障碍为主要表现，伴随出现头晕、面色苍白、出汗、胸闷、心悸、呼吸困难、脉搏细速、血压下降等，一般预后较好。

（二）救护要点

1. 安置休克体位，保持呼吸道通畅。

2. 建立静脉通道，快速扩容补液是治疗该类患者的有效措施。一般先快速补液 500～1000ml，后根据血压情况调整。

3. 若补液治疗效果不理想，可皮下注射 0.1%肾上腺素 0.5～1.0ml。

4. 剧烈疼痛引起的休克者可肌内注射吗啡 5～10mg 或哌替啶 50～100mg；情绪紧张者可给予镇静药物地西泮 10mg。

5. 相关护理措施参见本章第 1 节。

五、过敏性休克

（一）临床特点

过敏性休克起病突然，多数患者在接触致敏原后数秒钟或数分钟内出现症状。皮肤潮红、瘙痒、荨麻疹等皮肤黏膜改变是过敏性休克早期临床表现。打喷嚏、流清水样鼻涕、喉头水肿、支气管痉挛、气道分泌物增加等呼吸道梗阻是本病常见表现和主要致死原因，表现为咳嗽、胸闷、气短、呼吸困难、发绀等。循环系统可出现心悸、面色苍白、出冷汗、四肢厥冷、脉搏细速、血压下降等症状，严重者可出现心搏骤停。患者还可出现头晕、乏力、视物昏花、神志淡漠或烦躁不安、大小便失禁、晕厥、昏迷甚至抽搐等

考点
过敏性休
克患者的
临床特点

神经系统症状。

（二）救护要点

1. 立即去除致敏原并就地组织抢救。

考点
肾上腺素是治疗过敏性休克的首选药物

2. 遵医嘱抗过敏治疗　肾上腺素是治疗过敏性休克的首选药物。发生过敏性休克时，立即皮下注射 0.1%盐酸肾上腺素 0.5～1ml。如症状不缓解，可每隔 30 分钟皮下或静脉注射 0.5ml，直至脱离危险期。可使用糖皮质激素类药物，如地塞米松 10～20mg 静脉注射，氢化可的松 200～400mg 静脉滴注；抗组胺类如异丙嗪 25～50mg 肌内注射；10%葡萄糖酸钙静脉注射等。

3. 经抢救血压仍低者，可用多巴胺 20mg 加入 5%葡萄糖溶液 250ml 中静脉滴注。

4. 解除支气管痉挛，常用氨茶碱 0.25～0.5g 静脉滴注。

5. 由于本病起病急骤，患者常紧张恐惧，护士应适当安慰。

考点
过敏性休克患者的健康教育

6. 告诉患者及家属致敏物质，避免再次接触该致敏原。

自测题

A₁/A₂ 型题

1. 各类型休克的病理生理基础是（　　）
   A. 血压下降　　　　　B. 血管扩张
   C. 微循环障碍　　　　D. 脉压减小
   E. 有效循环血容量下降

2. 关于休克早期脉搏及血压的改变叙述正确的是（　　）
   A. 脉细快、血压轻度降低、脉压无改变
   B. 脉细快、血压正常或稍高、脉压缩小
   C. 脉细快、血压低、脉压显著缩小
   D. 脉细快、脉压轻度缩小
   E. 脉细快、血压正常、脉压正常

3. 中心静脉压正常值为（　　）
   A. 5～12cmH₂O　　　B. 4～16cmH₂O
   C. 4～6cmH₂O　　　　D. 10～12cmH₂O
   E. 6～8cmH₂O

4. 休克指数为多少提示休克的存在（　　）
   A. >0.5　　　B. >1.0　　　C. >1.5
   D. >2.0　　　E. >2.5

5. 休克患者的体位应该取（　　）
   A. 头低脚高位　　　B. 侧卧位
   C. 中凹卧位　　　　D. 头高脚低位
   E. 半坐卧位

6. 给休克患者扩容补液时，指导补液量、速度的可靠指标是（　　）
   A. 颈静脉充盈情况　　B. 面色和肢端温度
   C. 血压　　　　　　　D. 尿量及中心静脉压
   E. 出入量

7. 对休克患者进行病情观察，以下哪项提示休克患者血容量已基本恢复正常（　　）
   A. 每小时尿量 30ml
   B. 神志由烦躁转为淡漠
   C. 脉压为 18mmHg
   D. 脉搏为 110 次/分
   E. 中心静脉压为 4.5cmH₂O

8. 下列关于休克护理不妥的处理是（　　）
   A. 平卧位　　　　　　B. 常规吸氧
   C. 保暖，给热水袋　　D. 观察每小时尿量
   E. 每 15 分钟测血压、脉搏 1 次

9. 患者，女性，28 岁。因失血性休克入院治疗，在输液过程中，测得 CVP 4.6cmH₂O，BP 90/58mmHg。应采取的措施是（　　）
   A. 加快输液速度　　　B. 减慢输液速度
   C. 应用强心药物　　　D. 应用去甲肾上腺素
   E. 静脉滴注多巴胺

（武晓红）

第9章

多器官功能障碍综合征

案例 9-1

患者，女性，28 岁，孕 41 周，顺产一活男婴，因"产后大出血 12 小时，心肺复苏后 10 小时"入院。入院查体：T 37.4℃，P 114 次/分，R 22 次/分，BP 112/67mmhg（大量血管活性药物维持），神志浅昏迷，双侧瞳孔等大等圆，直径约 3.0mm，对光反射迟钝；机械通气，呼吸音粗，双肺闻及大量湿啰音；全身可见散在瘀斑，重度水肿；腹部膨隆，腹部伤口渗血，叩诊稍浊，肠鸣音消失；阴道填塞止血，少量外渗；无尿。

问题： 1. 该患者的诊断是什么？诊断依据是什么？

2. 对该患者的观察和护理有哪些？

多器官功能障碍综合征（multiple organ dysfunction syndrome，MODS）是指机体在遭受严重创伤、感染、中毒、大面积烧伤、大手术等损害后，同时或序贯发生 2 个或 2 个以上系统或器官严重功能障碍的临床综合征。

MODS 的临床特点：①原发致病因素是急性的。②致病因素与发生 MODS 间隔超过 24 小时。③多发的、进行的、动态的器官功能障碍。④器官功能障碍是可逆的，治愈后器官功能可望恢复到病前状态。⑤病情发展迅速，一般抗感染、器官功能支持或对症治疗效果差，死亡率高。

链 接

全身炎症反应综合征（systemic inflammatory response syndrome，SIRS）是指任何致病因素作用于机体，引起机体应激反应过度，最终导致全身炎症反应的临床综合征。SIRS 是多器官功能障碍综合征发生的基础，而多器官功能障碍综合征是 SIRS 发展的结果。

多器官功能障碍综合征（MODS）是 20 世纪 90 年代对 70 年代提出的"序贯性系统衰竭"、"多系统器官衰竭"、"多器官衰竭"等名称的修订。此综合征既不是独立疾病，也不是单一脏器的功能障碍，而是涉及多器官的病理生理变化，是一个复杂的综合征。MODS 这一名称能更准确、动态地反映此综合征的病理演变全过程，以及进行性和可逆性的特点，有利于早期预防和治疗。

一、病因与发病机制

1. **病因** MODS 病因很多，任何引起全身炎症反应的疾病均可能发生 MODS，常见病因如下。

（1）感染因素：急性梗阻性化脓性胆管炎、肺部感染、弥漫性腹膜炎、泌尿系统感染及各种严重感染引起的脓毒症等均可发生 MODS。

（2）非感染因素：严重创伤、大面积烧伤、休克、大手术、药物或毒物中毒、出血坏死型胰腺炎等容易引起 MODS。

（3）高危因素：高龄、慢性疾病、营养不良、大量输血、危重病评分增高等因素易诱发 MODS。

2. 发病机制 MODS 的发病机制繁杂，虽有多种学说，但至今尚未完全清楚，现在的主流看法是，MODS 的发病基础是失控的全身性炎症反应综合征。

（1）炎症失控假说：适度炎症是机体的重要防御反应，MODS 是由于机体受到严重创伤或感染刺激而发生的炎症反应过于强烈，导致促炎-抗炎反应失衡，从而造成自身细胞广泛性损伤的结果。

（2）两次打击和双项预激假说：该学说把严重创伤、感染、休克等早期致病因素视为第一次打击，该次打击使机体免疫细胞被激活而处于一种"激发状态"。此后，如果病情控制则炎症反应逐渐消退，损伤的组织得以修复，当再次受到致病因素侵袭时，则视为第二次打击，此次打击最突出的特点是炎症反应具有放大效应，即使打击的强度小于第一次打击，也会造成处于激发状态的免疫细胞超大量地释放炎症介质，这些炎症介质作用于靶细胞后，还可以导致"二级"、"三级"甚至更多级别的新的介质产生，从而形成"瀑布样反应"。在此种状态下，炎症反应开始从"有序"转向"失控"，形成全身炎症反应综合征，进一步发展成 MODS。

（3）缺血-再灌注损伤假说：该假说认为，呼吸心搏骤停、休克引起生命器官微循环缺血，心肺复苏、休克控制血流再灌注损伤是 MODS 发生的基本环节，它强调各种原因所致微循环障碍。若持续发展，都能造成生命器官血管内皮细胞和器官实质细胞缺血、缺氧和功能障碍，组织器官微循环灌注恢复时，催化氧分子产生大量氧自由基，损伤细胞膜，导致器官功能损害。

（4）肠道细菌和内毒素移位假说：正常情况下肠黏膜及淋巴组织起重要的屏障作用，肠腔细菌及内毒素不能透过肠黏膜屏障进入血液循环。严重创伤、休克、缺血-再灌注损伤、外科手术应激等均可造成肠黏膜灌注不足而遭受缺氧性损伤，导致肠黏膜屏障功能破坏，肠道的细菌和毒素吸收入血形成肠源性内毒素血症，介导引发全身炎症反应，最后导致 MODS 形成。

（5）基因多态性假说：临床上常见受到同一致病菌感染的不同个体的临床表现预后截然不同，提示基因多态性等遗传因素也是影响人体对应激打击易感性与耐受性、临床表现多样性及药物治疗反应差异性的重要因素。

二、病情评估与判断

1. 病史 收集病史，评估是否存在引起 MODS 的病因，如严重创伤、休克、感染、急性胰腺炎、中毒、自身免疫性疾病；是否有引发 MODS 的诱因，如高龄、缺氧、营养不良、慢性疾病、大量输液输血等。

2. 临床表现 因原发病、感染部位、器官代偿能力、治疗措施不同而各异，病程一般为 14～21 日，经历休克、复苏、高分解代谢状态和器官功能衰竭 4 个期，临床上 MODS

可分为两种类型。

（1）单相速发型：是原发急症在发病 24 小时后有两个或更多器官系统同时发生功能障碍。

（2）双相迟发型：是先发生一个重要器官或系统功能障碍，如心血管、肺或肾功能障碍，经过一段近似稳定期，继而发生多器官系统的功能障碍。

常见器官系统功能障碍的诊断：随着人们对 MODS 认识的不断深入，诊断方法和标准也在不断变化，国内多采用参照 Fry 诊断的综合修订标准（表 9-1）。

表 9-1　MODS 诊断标准

器官或系统	诊断标准
循环系统	收缩压<90mmHg，持续 1 小时以上，或循环需要药物支持维持稳定
呼吸系统	急性起病，PaO_2/FiO_2≤200mmHg，胸片显示双肺浸润，PCWP≤18mmHg，或无左房压升高的证据
肝脏	血清总胆红素>34μmol/L，血清氨基转移酶在正常值上限 2 倍以上，或有肝性脑病
肾脏	血肌酐>177μmol/L，伴少尿或无尿，或需血液透析
中枢	神经系统 Glasgow 评分<7 分
血液	血小板<50×10^9/L 或减少 25%，或出现 DIC
胃肠道	上消化道出血量>400ml/24 小时，或不耐受食物，或消化道坏死或穿孔
代谢	不能为机体提供所需能量，糖耐量降低，需要用胰岛素，或出现骨骼肌萎缩、无力等

由于器官系统功能障碍是动态变化过程，所以动态评价有助于做出准确判断，使之作出正确干预措施，Marshall 提出的 MODS 评分标准（表 9-2）得到了广泛应用。

表 9-2　MODS 评分标准（Marshall 标准）

系统或器官	0 分	1 分	2 分	3 分	4 分
肺（PaO_2/FiO_2，mmHg）	>300	226～300	151～225	76～150	≤75
心脏（PAR，mmHg）	≤10	10.1～15	15.1～20	20.1～30	>30
肝（血清胆红素，μmol/L）	≤20	21～60	61～120	121～240	>240
肾（Cr，μmol/L）	≤100	101～200	201～350	351～500	>500
脑（GCS 评分）	15	13～14	10～12	7～9	≤6
血液（血小板，×10^9/L）	>120	81～120	51～80	21～50	≤20

注：PAR，压力校正心率=心率×右房压（或中心静脉压）/平均动脉压。

三、救治与护理

（一）救治原则

救治原则包括控制原发病，防治感染，加强器官功能支持和保护，免疫和炎症反应调节治疗等。

1. 去除病因　积极治疗原发病，消除引起 MODS 的诱发因素，这是治疗的关键。

2. 防治感染　外科感染是引起 MODS 的重要病因，防治感染对预防 MODS 有非常重要的作用，注意防止菌群失调和真菌感染。

3. 器官功能支持

（1）呼吸功能：合理进行氧疗，必要时行机械通气支持。

（2）循环功能：尽早进行液体复苏，改善微循环灌注，必要时使用血管活性药物。

（3）胃肠功能：预防应激性溃疡发生，病情允许时应尽早给予胃肠内营养支持，促进胃肠功能恢复，改善胃肠道缺血再灌注损伤，恢复肠道微生态平衡等。

（4）肾功能：改善肾脏灌注，利尿，必要时行肾脏替代治疗。

4. 营养支持
MODS 患者的代谢处于持续高分解代谢状态，耗氧量增加，葡萄糖的利用受到限制，蛋白质急性丢失使器官功能受损，严重营养不良导致免疫功能低下，所以必须积极进行营养支持。

5. 其他
包括免疫与炎症反应调节治疗，激素治疗，营养与代谢支持和中医中药治疗等。

链　接　MODS 的早期干预、早期预防及救治原则

MODS 缺乏特异的治疗手段，因此早期干预，早期预防是最好的治疗。

（1）去除诱因：逆转 MODS 发生发展的因素，可以控制 MODS 的高危因素。

（2）器官功能保护：包括呼吸支持治疗改善氧代谢，纠正组织缺氧，液体复苏维持组织灌注压、血管活性药物的应用、抗凝和止血药物合理应用、维持水电解质平衡、胃肠功能保护、营养支持与代谢调理、控制血糖等。

（3）早期清创、引流、防感染，合理应用抗生素。

（4）中医治疗：树立整体观念及"治未病"的思想，防止在支持某一脏器功能的同时对其他脏器产生不良的影响，注重治疗中的平衡功能。

（二）护理措施

1. 监测
监测重要器官、系统功能状况，及时发现异常情况，尽早作出准确判断，以便采取及时有效的措施，阻断病理的连锁反应。

（1）呼吸功能：MODS 时肺常是最先受累的器官，监测呼吸频率、节律、幅度、潮气量、每分通气量、肺泡通气量和动脉血气分析等，早期发现急性呼吸窘迫综合征（ARDS）。

（2）循环功能：监测血压、心率、脉搏血氧饱和度（SpO_2）、中心静脉压（CVP）、肺毛细血管楔压（PCWP）、心排血指数（CI）和心电图，发现循环系统功能障碍。

（3）肾功能：监测尿量、尿比重、尿钠、尿渗透压、尿蛋白、血尿素氮、肌酐等，及时发现急性肾功能不全。

（4）肝功能：测定血清胆红素、谷丙转氨酶（GPT）和谷草转氨酶（GOT）等，发现肝功能异常。

（5）中枢神经系统功能：监测意识状态、瞳孔变化和进行格拉斯哥昏迷评分，及时发现颅内病变。

（6）凝血功能：监测血小板计数、凝血时间、纤维蛋白原、因子Ⅶ、因子Ⅴ、凝血酶原等，有利于早期发现凝血功能障碍。

（7）内环境状态：监测血乳酸、pH、电解质、血浆晶体和胶体渗透压、血糖、血红蛋白、血细胞比容、胃黏膜 pH（pHi）等。

2. 护理

（1）即刻护理措施：按各器官功能改变时的紧急抢救流程，抢救药物的剂量、用法、注意事项和各种抢救设备的操作方法，熟练配合医生进行抢救。呼吸功能障碍患者要保持气道通畅，必要时协助医生进行气管插管，呼吸机支持通气。急性左心衰竭患者立即予半卧位，吸氧。

（2）一般护理：①对清醒患者，护士应及时与之交流，了解其心理状况和需求，针对性地给予心理支持，避免或减轻紧张、焦虑、恐惧、绝望等过强应激反应。②MODS 患者应在 ICU 内进行抢救和监测，要求保持室内安静、整洁、空气新鲜流通，定时空气消毒以预防感染。③MODS 患者处于高代谢状态，能量消耗大，免疫功能低下，代谢障碍，因此保证营养供给对改善病情极为重要。MODS 患者常伴有胃肠道功能障碍，肠内营养常达不到补充营养的目的，因此需采用静脉营养途径。④MODS 患者免疫功能低下，极易发生感染，尤其是肺部和泌尿道感染，治疗、护理患者时应严格执行床边隔离和无菌操作，防止交叉感染和医源性感染。

（3）病情观察：密切观察生命体征、意识状态、尿量、尿比重，监测心电图、药物治疗反应等。

（4）对症护理：对呼吸衰竭、昏迷、无力排痰者应及时清除呼吸道分泌物，必要时行气管插管或气管切开，应用呼吸机辅助呼吸；患者出现心功能不全时，将患者安置在恰当体位，及时报告医生，协助医生处理，严格控制每日液体入量和输液速度，有肾功能障碍表现，准确记录 24 小时液体出入量，必要时留置尿管，严格控制液体入量，坚持"量出为入、宁少勿多"原则；有肝功能障碍表现，避免使用损害肝脏的药物，保证充足能量供给，慎用镇静剂，忌用肥皂水灌肠；创伤后 48～72 小时是应激性溃疡发生的高峰，此期间应常规放置胃管，持续胃肠减压，监测胃液量、颜色、pH，一旦发现上消化道出血，及时报告医生，协助医生应用止血措施，并观察止血药的疗效。

3. 健康教育　MODS 对人的健康危害极大，虽经抢救病情缓解，但在康复期仍应给予患者良好指导。

（1）应注意合理膳食，避免刺激性食物、酗酒等。

（2）注意休息，适当活动，尽量减少在公共场所停留的时间。

（3）按时服药，定期复查，发现异常及时就医。

（4）学会自我调控，保持情绪稳定。

自测题

A₁/A₂ 型题

1. SIRS 的发病机制是（　　）

　　A. 炎性介质释放

　　B. 炎症细胞增生

　　C. 炎症反应与抗炎反应严重失衡

　　D. 免疫抑制

　　E. 炎性细胞激活

2. 下列选项中不属于 SIRS 发展过程的是（　　）

A. 炎症反应期

B. 全身炎症反应始动期

C. 全身炎症反应失控期

D. 过度免疫抑制期

E. 免疫功能紊乱期

3. MODS 的主要病因是（　　）

A. 创伤　　　　B. 感染　　　　C. 休克

D. 中毒　　　　E. 过敏反应

4. 引起脓毒症的细菌主要是（　　）

A. 革兰氏阳性菌　　　B. 革兰氏阴性菌

C. 金黄色葡萄球菌　　D. 念珠球菌

E. 霉菌

5. MODS 通常最先累及的器官是（　　）

A. 脑　　　　　B. 心　　　　　C. 肺

D. 肾　　　　　E. 肝

6. MODS 一般经历的 4 个期为（　　）

A. 休克、感染、高分解代谢状态和器官功能衰竭

B. 感染、复苏、高分解代谢状态和器官功能衰竭

C. 休克、复苏、高分解代谢状态和器官功能障碍

D. 感染、休克、高分解代谢状态和器官功能障碍

E. 休克、复苏、高分解代谢状态和器官功能衰竭

7. 救治 ARDS 最重要的措施是（　　）

A. 氧疗

B. 补充血容量

C. 使用糖皮质激素

D. 营养支持

E. 以上都不对

8. 弥散性血管内凝血最常见的临床表现是（　　）

A. 低血压和休克　　　B. 出血

C. 微血管栓塞　　　　D. 呼吸循环衰竭

E. 血红蛋白尿

9. 对 MODS 患者抗生素的使用原则最关键的是（　　）

A. 根据医师的经验用药

B. 多种抗生素联合使用

C. 根据病原学的检查结果使用

D. 使用抗生素剂量要大

E. 以上均正确

10. 脓毒症液体复苏目标是在 6 小时内（　　）

A. CVP 达到 20mmHg

B. 平均动脉压≥80mmHg

C. 尿量≥0.5ml/（kg·h）

D. 混合静脉氧饱和度（SvO_2或 $SevO_2$）≥90%

E. HR≤100 次/分

11. 患者，男性，42 岁，因"车祸伤、右下肢胫腓骨骨折"急诊入院，入院时意识模糊，R 28 次/分，HR 112 次/分，BP 80/45mmHg，T 35℃，该患者可能的诊断是（　　）

A. MODS　　　　B. 脓毒症　　　　C. 感染

D. SIRS　　　　E. 呼吸衰竭

12. 患者，女性，65 岁，因"化质性胆管炎，感染性休克"行急诊手术后转入 ICU，BP 85/56mmHg，尿量 12ml/h，考虑用多巴胺改善肾血流状况，多巴胺用量应为（　　）

A. 3μg/（kg·min）　　B. 8μg/（kg·min）

C. 10μg/（kg·min）　 D. 15μg/（kg·min）

E. 20μg/（kg·min）

A₃/A₄ 型题

（13、14 题共用题干）

患者，男性，45 岁，两天前发生急性呼吸衰竭，紧急气管插管，行呼吸机辅助呼吸，目前肺功能仍不断恶化，给予去甲肾上腺素纠正低血压，并预防性给予青霉素抗感染。体格检查：T 39℃，BP 80/50mmHg，心率 12 次/分，CVP 16mmHg；毛细血管充盈时间大于 5 秒；肢端出现凹陷性水肿、发冷、发绀，尿量 10～15ml/h。

13. 该患者常见护理诊断问题不包括（　　）

A. 体温过高　　　　B. 组织灌流量增加

C. 心排血量减少　　D. 气体交换受损

E. 营养失调

14. 护理要点不包括（　　）

A. 安慰、提供精神支持

B. 预防并发症

C. 预防感染

D. 减少代谢支持

E. 促进氧的运输

（秦召敏）

患者，男性，72 岁。因"咳嗽咳痰 13 天，呼吸困难 11 天"，急诊诊断"Ⅰ型呼吸衰竭、肺炎、肺气肿"，行气管插管接呼吸机辅助通气，平车收入 ICU。患者近几年体重持续下降，入院查体：患者体型消瘦，舟状腹。血生化检查示：总蛋白 49.6g/L，白蛋白 25.6g/L。

问题： 1. 该患者是否需要营养支持？

2. 如果开始营养支持，选择何种营养支持方式？

3. 护士为该患者进行肠内营养支持，可能会出现哪些并发症？

由于危重症患者机体的应激性反应使代谢发生一系列变化，使机体处于高分解代谢状态，加之摄入营养物质不足，易发生营养不良。营养支持在危重症患者治疗中发挥着至关重要的作用。合适的营养支持有利于急危重症患者机体蛋白、脂肪及肌肉消耗的减少，对水和电解质平衡、感染的防治和全身各器官功能的维护均有益处，并可减少患者的并发症，降低死亡率。因此，营养支持对急危重症患者的救治具有十分重要的意义。

第 1 节 概 述

一、危重症患者的代谢变化

危重症患者通常表现出以代谢紊乱和分解代谢突出为特点的应激代谢状态，其代谢变化主要包括能量消耗增加、糖代谢紊乱、蛋白质分解代谢加速、脂肪代谢紊乱等。

1. **能量消耗增加** 基础能量消耗（basal energy expenditure，BEE）指人体在清醒而极度安静的状态下，不受肌肉活动、环境温度、食物和情绪等因素影响时的能量消耗值。静息能量消耗（resting energy expenditure，REE）指人体在卧床时的能量消耗值。一般情况 REE 约为 BEE 的 1.1 倍。静息能量消耗增加是急危重症患者能量代谢的基本特征，急危重症患者能量消耗增加与代谢的紊乱程度、持续时间及危重症程度密切相关。

2. **糖代谢紊乱** 主要表现为糖异生增加与胰岛素抵抗。应激反应使机体儿茶酚胺、胰高血糖素、甲状腺素及糖皮质激素分泌增加，糖异生明显加强，肝脏内葡萄糖生成速度增加。同时，胰岛素分泌减少或相对不足，机体对胰岛素的敏感性下降，而影响葡萄糖的摄取和利用，呈现胰岛素抵抗现象，最突出的表现是引发高血糖。

3. **蛋白质分解代谢加速** 危重症患者由于高代谢状态，蛋白质分解增加、合成不足，尿素氮排出增加，可表现为负氮平衡。

4. 脂肪代谢紊乱 间接能量测定显示,危重症患者糖类物质的氧化率下降,脂肪被动员为供能物质成分,脂肪的氧化率增加。

二、危重症患者营养支持目的

1. 细胞代谢所需要的能量与营养底物,维持组织器官结构与功能。

2. 通过营养素的药理作用调理代谢紊乱,调节免疫功能,增强机体抗病能力,从而影响疾病的发展与转归,这是实现急危重症患者营养支持的总目标。

应该指出,营养支持并不能完全阻止和逆转重症患者严重应激的分解代谢状态和人体组成改变。患者对于补充的蛋白质的保存能力很差,但合理的营养支持,可减少净蛋白的分解及增加合成,改善潜在和已发生的营养不良状态,防治其并发症。

三、营养支持的评估

人体营养状况的评估内容由两部分组成:营养评价和代谢评价。营养评价包括客观和主观指标的变化,前者主要通过体格检查、人体测量和实验室检查获知,后者则主要通过病史、主诉等获得。代谢评价包括对人体各脏器功能的检查和分析及人体对营养干预后产生的代谢反应,营养评价也是对营养支持后临床效果评价的主要指标。

(一)营养状态的测定方法

1. 临床检查 是通过病史采集和体格检查,可以根据皮肤、毛发、皮下脂肪和肌肉的情况,结合年龄、身高、体重进行综合判断。

2. 人体测量 主要通过测量患者体重、皮褶厚度等方法判定其营养状况。

(1)体重:是评价营养状况的一项重要指标。无主观意识控制体重情况下,体重丢失>10%(无时间限定)或3个月体重丢失>5%,即存在营养不良。

(2)体重指数(body massing index,BMI):BMI=体重(kg)/身高(m)^2,BMI是反映机体营养状况及肥胖度的可靠指标,理想值介于 $18.5\sim23kg/m^2$,$<18.5kg/m^2$ 为消瘦,$>23kg/m^2$ 为超重。

(3)皮褶厚度:成人以肱三头肌皮褶厚度测量最为常见。正常青年男性为(13.1 ± 6.6)mm,女性为(21.5 ± 6.9)mm。

(4)握力测定:握力与机体营养状况密切相关,是反映肌肉功能十分有效的指标,肌肉力度与机体营养状况和手术后恢复程度相关。正常男性握力≥35kg,女性握力≥23kg。

3. 生化及实验室检查 常用蛋白质测定与免疫测定方法来判定患者是否存在营养不良及营养不良的程度。

(1)蛋白质测定:包括血红蛋白(HP)、血清白蛋白(ALB)、肌酐身高指数(CHI)、氮平衡(NB)及血浆氨基酸谱测定等方法。其中,血清白蛋白应用最广,持续的低白蛋白血症被认为是判定营养不良的可靠指标,其水平下降是预后不佳的一个重要指标。正常值为 $35\sim45g/L$,若<35g/L 为营养不良,<20g/L 为重度营养不良。

(2)免疫测定:最常用总淋巴细胞计数的方法,也可通过免疫球蛋白测定及皮肤迟发性超敏反应来反映免疫功能状况。

4. 综合营养评定 常用的方法包括预后营养指数(prognostic nutritional index,PNI)、营养评定指数(nutritional assessment index,NAI)和微型营养评定(mini nutritional assessment，MNA）等，可以用来反映患者的营养状况及营养不良程度。

（二）能量与蛋白质需要量的评估

1. 能量需要评估 如果有条件且没有影响测量准确性的因素时，建议应用间接能量测定仪确定能量需求。当没有间接能量测定仪时，可应用 HB 公式。一般患者卧床时能量需要量为 25～35kcal/（kg·d）。不同个体、不同病情及不同活动状态下能量的需要量有较大差异。评估患者能量需要时应综合考虑，可用 Harris-Benedict 公式计算 BEE，并以 BEE 为参数指标计算实际能量消耗（actual energy expenditure，AEE）。

$$男性：BEE=66.5+13.7W+5.0H-6.8A$$
$$女性：BEE=66.5+9.6W+1.7H-4.7A$$
$$AEE=BEE\times AF\times IF\times TF$$

其中，BEE 与 AEE 的单位为 kcal，W 为体重（kg），H 为身高（cm），A 为年龄（岁），AF 为活动系数，IF 为应激系数，TF 为体温系数。

2. 蛋白质需要量评估 利用氮平衡来评价蛋白质营养状况及蛋白质的需要量。若氮摄入量大于排出量，为正氮平衡；反之为负氮平衡。评价氮平衡的公式：

$$氮平衡（g/d）=摄入氮量（g/d）-[尿氮量（g/d）+3]$$

3. 其他营养要素 包括碳水化合物、脂肪等。

（三）营养风险评估

营养风险（nutritional risk）是指现存或者潜在的与营养因素相关的导致患者出现不利临床结局的风险。2018 年，欧洲肠外肠内营养学会组织专家对 2006 年及 2009 年版的《危重症患者营养支持治疗指南》进行了更新和拓展，建议对所有入 ICU 的患者，如果预期自主摄入不足时，进行营养风险评分（nutritional risk score，NRS-2002）或 NUTRIC 评分（NUTRIC score），识别高风险患者。

考点
危重症患者的风险评估

四、危重症患者的营养支持原则

1. 选择适宜的营养支持时机 应根据患者的病情变化来确定营养支持的时机。此外，还需考虑不同原发疾病、不同阶段的代谢改变与器官功能的特点。在复苏早期、血流动力学尚未稳定或存在严重的代谢性酸中毒阶段，并不是开始营养支持的安全时机。存在严重肝功能障碍、肝性脑病、严重氮质血症及严重高血糖未得到有效控制的情况下，营养支持也很难有效实施，而此时维持水、电解质平衡是危重症患者营养支持的第一需要，病情允许时尽早给予营养支持。

《危重症患者营养支持治疗指南》2018 年版推荐对于需要营养支持治疗的危重症患者，应当优先选择肠内营养而非肠外营养；应当在入院后最初 24～48h 内早期开始肠内营养，应当在 48～72h 内达到喂养目标。但开始喂养前，应对体重减轻状况、入院前营养摄入情况、疾病严重程度、合并症及胃肠功能进行评估。

2. 控制应激性高血糖 应激性高血糖是危重症患者普遍面临的问题。采用强化胰岛素治疗可以提高营养支持的安全性与可靠性。研究表明，通过使用胰岛素严格控制血糖水平≤8.3mmol/L，可明显改善危重症患者的预后，使 MODS 的发生率及病死率明显降低。

考点
危重症患者营养支持的时机

3. 选择适宜的营养支持途径　营养支持的途径分为肠内营养与肠外营养,患者胃肠结构与功能完整,应首选肠内营养,或以肠内营养为主,以肠外营养为辅;肠内营养不能满足机体代谢需要时,应积极给予肠外营养。但危重患者多有胃肠功能障碍,如不及时有效地给予肠外营养,将使其死亡的风险增加 3 倍,肠外营养成为其综合治疗的重要组成部分。对胃肠道可以接受部分营养物质补充的危重症患者,可采用部分肠内和部分肠外营养(partial parenteral nutrition,PPN)相结合的营养支持方式,目的在于支持肠道功能;对胃肠道完全不能接受营养物质补充的危重症患者可给予完全肠外营养支持(total parenteral nutrition,TPN)。

4. 合理的能量供给　合理的能量供给是实现危重症患者有效营养支持的保障。不同疾病状态、时间以及不同个体,其能量需求亦不同。危重症患者的营养支持应充分考虑受损脏器的耐受能力。肝肾功能受损时,营养物质的代谢与排泄均受到限制,供给量超出机体代谢负荷,将加重代谢紊乱与脏器功能损害。应激早期,合并 SIRS 的急危重症患者,应限制能量的供给,可控制在 20~26kcal/(kg·d),这常被认为是危重症患者能够接受并可实现的能量供给目标,即"允许性低热量喂养",以减少高血糖、高碳酸血症与脂肪沉积等并发症。对于病程较长、合并感染和创伤的患者,待应激与代谢状态稳定后能量供给适当增加,目标喂养可达 30~35kcal/(kg·d)。

5. 其他　在补充营养底物的同时,重视营养素的药理作用,为改善危重症患者的营养支持效果,在肠外与肠内营养液中可根据需要添加特殊营养素。

第 2 节　肠内营养支持与护理

肠内营养(enteral nutrition,EN)是指通过胃肠道途径提供营养的方式,它具有符合生理状态,能维持肠道结构和功能的完整,并发症较少等优点,因而是临床营养支持首选的方法。

一、适应证与禁忌证

1.适应证　胃肠道功能存在(或部分存在),但不能经口正常摄食的重症患者,应优先考虑给予肠内营养。

2.禁忌证　肠梗阻、肠道缺血等患者不宜给予肠内营养,主要是肠内营养增加了肠管或腹腔内压力,易引起肠坏死、肠穿孔,增加反流与吸入性肺炎的发生率。对于严重腹胀、腹泻经一般处理未改善的患者,建议暂时停用肠内营养。

二、种类

肠内营养剂按组成可分为要素制剂、非要素制剂、组件制剂和特殊治疗制剂 4 类。

1. 要素制剂　是一种营养素全、无渣小分子物质组成的营养剂。特点是营养全面、成分明确、不含残渣或残渣极少、无须消化即可直接吸收。适用于消化功能弱的患者。

2. 非要素制剂　该类制剂以蛋白质水解物为氮源,渗透压接近等渗,口感好,适合口服,也可鼻饲。特点是使用方便、耐受性好等,适用于胃肠功能较好的患者。包括混合奶和匀浆制剂等。

3. 组件制剂　是以某种或某类营养素为主的肠内营养制剂,包括蛋白质组件、脂肪组件、糖类组件、维生素组件和矿物质组件等。

4. 特殊治疗制剂　根据某些疾病设计，目的在于将衰竭脏器的代谢负荷降至最低或纠正脏器功能障碍所致的代谢异常，如肝功能衰竭专用高支链氨基酸配方、肾衰竭专用必需氨基酸配方等。

三、途径

1. 经鼻胃管　常用于胃肠功能正常，非昏迷以及经短时间管饲即可过渡到口服饮食的患者，是临床最常用的肠内营养途径。其优点是操作简单、易行。缺点是可发生反流、误吸、鼻窦炎，并增加上呼吸道感染的发生率。

2. 经鼻空肠管　优点在于导管通过幽门进入十二指肠或空肠，使反流与误吸的发生率降低，患者对肠内营养的耐受性可增加。但要求在喂养的开始阶段，营养液的渗透压不宜过高。2016 年，美国危重病医学会和美国肠内肠外营养学会共同发布指南中推荐误吸风险高的患者使用幽门后营养通路进行喂养。

3. 经皮内镜下胃造瘘　是指在纤维胃镜引导下行经皮造瘘，将营养管置入胃腔。其优点是减少了鼻咽与上呼吸道感染，可长期留置。适用于昏迷、食管梗阻等长时间不能进食，且胃排空良好的重症患者。

4. 经皮内镜下空肠造瘘　是在内镜引导下行经皮空肠造瘘，将喂养管置入空肠上端。其优点是除可减少鼻咽与上呼吸道感染外，还可减少反流与误吸的风险。在喂养的同时可行胃十二指肠减压，并可长期留置喂养管。适合于有误吸风险及需要胃十二指肠减压的重症患者。

四、输注方式

1. 一次性注入　将营养液用注射器缓慢注入喂养管内，每次不超过 200ml，每天 6～8 次。该方法操作方便，但易引起恶心、呕吐、腹胀、反流与误吸，临床则一般仅用于经鼻胃管或经皮胃造瘘的患者。

2. 间歇重力滴注　将营养液置于输液瓶或袋中，经专用输注管路与喂养管连接，借助重力将营养液缓慢滴入胃肠道内，每次 250～500ml，每天 4～6 次。这种方法临床上应用广泛，患者耐受性好。

3. 胃肠营养泵输注　适用于十二指肠或空肠近端喂养的患者，是一种理想的肠内营养输注方式。一般开始时，输注速度不宜快，浓度不宜高，速度可由每小时 40～60ml 开始，逐渐增加至 100～150ml，浓度也逐渐增加，让肠道有一个适应的过程。输入体内的营养液的温度应保持在 37℃左右，过凉易引起胃肠道并发症。

五、护理措施

（一）并发症与护理

1. 感染性并发症　最常见的是误吸导致的吸入性肺炎，多见于经鼻胃管喂养者。误吸是肠内营养最严重和致命的并发症。误吸可使营养液被吸入呼吸系统，一方面使呼吸发生窘迫；另一方面，营养物质为病原微生物提供良好的培养基，可导致肺内感染。因此，一旦发生误吸应立即停用肠内营养，促进患者气道内的液体与食物微粒排出，必要时应通过纤维支气管镜吸出。遵医嘱应用皮质激素抗肺水肿及应用抗生素治疗肺内感染。

考点
肠内营养
的途径

考点
肠内营养
的输注方
式

考点
肠内营养
的并发症
与护理

2. 机械性并发症

（1）黏膜损伤：可因喂养管置管操作时或置管后对局部组织的压迫而引起黏膜水肿、糜烂或坏死。预防措施主要是选择直径适宜、质地软而有韧性的喂养管，熟练掌握操作技术，置管时动作轻柔，加强护理监护。

（2）喂养管堵塞：最常见的原因是膳食残渣或粉碎不全的药片黏附于管腔壁，或药物与膳食不相溶形成沉淀附着于管壁所致。发生堵塞后可用温开水低压冲洗，必要时也可借助导丝疏通管腔。

（3）喂养管脱出：喂养管固定不牢或患者躁动不安及严重呕吐均可导致喂养管脱出，不仅使肠内营养不能顺利进行，而且经造瘘置管的患者还有引起腹膜炎的危险。因此，置管后应妥善固定导管、严防导管脱出，加强护理与观察，一旦喂养管脱出应及时重新置管。

3. 胃肠道并发症

（1）腹泻：是肠内营养最常见的并发症。主要见于：①低蛋白血症和营养不良时小肠吸收力下降。②肠腔内脂肪酶缺乏，脂肪吸收障碍者。③乳糖酶缺乏者应用含乳糖的肠内营养膳食。④营养液温度过低及输注速度过快。⑤应用高渗性膳食。⑥同时应用某些治疗性药物。一旦发生腹泻应首先查明原因，针对原因进行处置，必要时可遵医嘱对症给予止泻剂。

（2）恶心、呕吐与腹胀：接受肠内营养的患者有 10%～20%可发生恶心、呕吐与腹胀，主要见于营养液输注速度过快、乳糖不耐受、膳食中脂肪含量过多及膳食口味不耐受等。发生上述消化道症状时应针对原因采取相应措施，如减慢输注速度、加入调味剂或更改膳食品种等。

4. 代谢性并发症　最常见的代谢性并发症是高血糖和低血糖。高血糖常见于处于高代谢状态的患者、接受高碳水化合物喂养者等；而低血糖多发生于长期应用肠内营养而突然停止时。对于接受肠内营养的患者应加强对其血糖监测，出现血糖异常时应及时报告医生进行处理。此外，在患者停止肠内营养时应逐渐进行，避免突然停止。

（二）监护

考点
肠内营养
支持的监
护

1. 喂养管置管的监护

（1）喂食开始前，必须确定导管的位置：胃内喂养管可借助 X 线片来确定，也可通过吸出胃内容物而证实。导管内抽吸物的 pH 测定对确定导管位置亦有价值，如为碱性，则说明导管在十二指肠内，如为酸性，则说明在胃内。

（2）保持喂养管固定可靠，防止脱落：准确记录管路刻度及所在位置。肠内喂养结束，胃管末端用纱布包好夹紧，固定于患者床旁。

（3）保持喂养管通畅：喂养前后，喂养过程中每 4～6 小时温开水冲洗管路，药物充分研磨成粉末状，防止堵塞。每次脉冲式冲洗的液量应为 20～30ml。

（4）每天检查鼻、口腔、咽喉部有无不适及疼痛，防止喂养管位置不当或长期置管引起的并发症。

2. 胃肠道状况的监护

（1）监测胃内残留量：对于误吸高风险的患者，输注过程中可定期监测胃内残留量。2016 年，美国危重病医学会和美国肠内肠外营养学会共同发布指南仍建议监测胃残留量，如果胃残留量＜500ml 且没有其他不耐受情况出现，应避免停用肠内营养。2017 年，欧洲危重病学会（ESICM）制定的《重症患者早期肠内营养：ESICM 临床实践指南》中指出单次胃残留量较多应给予胃动力药物并重新评价，但不要长时间停止肠内营养。建议成人重症患者若连续 6 小时胃残留量大于 500ml，则需延迟胃肠营养。

（2）胃肠道耐受性的监测：胃肠道不耐受表现有腹痛、腹泻、腹胀，可降低输入速度或营养液浓度，保持一定的温度及防止营养液的污染，可使患者逐渐适应。每天监测肠内营养的耐受性，是否出现恶心、呕吐、腹泻、反流等，观察患者的肠鸣音、排便次数、排便量及性状。

（3）防止误吸：肠内营养时应将床头抬高 30°～45°，防止反流、误吸。遵循循序渐进的原则，浓度从低到高，量从少到多，速度从慢到快。对于具有误吸高危风险或不能耐受经胃喂养的重症患者，应减慢输注速度。

3. 代谢方面的监护　代谢性并发症发生的机会较少，但亦需要严密的监测。①每日应记录患者的液体出入量。②营养开始阶段，应每日查尿糖及酮体，以后可改为每周 2 次。③定期测定血清胆红素、谷丙转氨酶、谷草转氨酶、碱性磷酸酶等，一般开始时每 3 天测 1 次，以后可每周测 1 次。④定期查血糖、尿素、肌酐、钠、钾、氯、钙、镁、磷、碳酸氢盐，开始阶段每 2 天测 1 次，以后每周测 1 次。⑤定期进行全血细胞计数及凝血酶原时间测定，初期每周 2 次，稳定后每周 1 次。⑥每日留 24 小时尿、测尿素氮或尿总氮，必要时进行尿钾、钠、钙、镁、磷等测定，病情稳定后可每周留尿 1～2 次测以上指标。

4. 营养方面的监护　监测目的是评价治疗效果，以便及时调整营养素的补充量。①治疗前应对患者进行全面的营养状况评价，根据患者的营养情况确定其营养素的补给量。②体重、肱三头肌皮褶厚度、臂肌围、总淋巴细胞计数应每周测定 1 次，长期肠内营养者 2～3 周测 1 次。③测定内脏蛋白，一般开始时应每周测 1 次，以后根据病情每 1～2 周测定 1 次。④氮平衡在初期应每天测定，患者稳定后可每周测 1～2 次。⑤对长期行肠内营养者，可根据患者情况对容易出现缺乏的营养素，如锌、铜、铁、维生素 B_{12}、叶酸等进行不定期测定。

第 3 节　肠外营养支持与护理

肠外营养（parenteral nutrition，PN）是指通过胃肠道以外途径（即静脉途径）提供营养的方式。

一、适应证与禁忌证

（一）适应证

不能耐受肠内营养和肠内营养禁忌的重症患者。主要包括：①胃肠道功能障碍的重症患者。②由于手术或解剖问题导致胃肠道禁止使用的重症患者。③存在尚未控制的腹部情况，如腹腔感染、肠梗阻、肠瘘等。

（二）禁忌证

存在以下情况时不宜给予肠外营养：①早期复苏阶段血流动力学不稳定或存在严重水、电解质与酸碱失衡的患者。②严重肝功能障碍的患者。③急性肾功能障碍时存在严重氮质血症的患者。④严重高血糖尚未控制的患者。

二、肠外营养制剂的种类

肠外营养制剂主要包括能量物质（糖类和脂类）、氨基酸、维生素、微量元素和矿物质等。

（一）葡萄糖

葡萄糖是肠外营养时主要的非蛋白质能源之一。为危重症患者提供足够的能量，在配方中常用高浓度的葡萄糖，所需热量需要根据患者的体重、消耗量、感染及创伤的程度而定。

（二）脂肪

脂肪乳剂是一种水包油性乳剂，主要由植物油、乳化剂和等渗剂组成。应用脂肪乳的意义在于提供能量和必需脂肪酸，维持细胞膜结构和人体脂肪组织的恒定。

（三）氨基酸

氨基酸构成肠外营养配方中的氮源，用于合成人体蛋白质。

（四）维生素和矿物质

维生素和矿物质是参与人体代谢、调节和维持内环境稳定所必需的营养物质。

三、肠外营养的途径

考点
肠外营养的途径

肠外营养选择经中心静脉营养和经外周静脉营养两个途径，经中心静脉途径主要是指锁骨下静脉、颈内静脉和经外周中心静脉导管输注营养物质。外周静脉营养一般适用于病情较轻、营养物质输入量较少，输注时间不超过 2 周的患者。

四、肠外营养液的配制

肠外营养液由葡萄糖、氨基酸、脂肪、维生素、电解质、微量元素和水制成，配制时将各营养液基质按要求在无菌条件下（有条件的可使用生物安全柜）混合装入 3L 无菌输液袋内，整个过程应不断晃动容器，一次完成，以保证混合均匀。配制的步骤：①电解质和微量元素加入氨基酸液中。②磷酸盐加入葡萄糖中。③脂溶性维生素溶解水溶性维生素后加入脂肪乳剂中。④将以上混合液注入 3L 无菌输液袋内。⑤最后加入脂肪乳剂混合液，摇匀混合物。

五、肠外营养的护理措施

（一）肠外营养的并发症与护理

考点
肠外营养的并发症与护理

1. 感染性并发症　是肠外营养最常见、最严重的并发症。常见的是导管相关性血流感染，严重者可引起脓毒血症，且发生局部及全身真菌感染的机会较多。感染的主要原因为插管时污染或伤口污染、输入器具或溶液污染和静脉血栓形成等。因此，操作时应严格遵守无菌原则，选择柔软光滑的导管，动作轻柔，以防损伤静脉内膜。导管一经固定，不能随意拉出或插进。所输药液应新鲜配制，输液袋应每日更换。如果患者出现寒战、高热等症状而原因不明时，应考虑导管相关的感染，此时应立即拔管，将拔出的管尖进行培养，明确致病菌，以针对性地进行抗菌治疗。

2. 机械性并发症

（1）导管堵塞：是肠外营养最常见的并发症之一。输注营养液时输液速度可能会减慢，在巡视过程中应及时调整，以免发生导管堵塞。输液结束时应根据患者病情及出凝血功能状况使用生理盐水或肝素溶液进行正压封管。

（2）置管操作相关并发症：包括气胸、血胸、皮下气肿、血管与神经损伤等。作为操作者应该熟练掌握操作技术流程与规范，操作过程中应动作轻柔，以减少置管时的机械性损伤。

（3）空气栓塞：可发生在置管、输液及拔管过程中。置管时应让患者取低头位，操作者应该严格遵守操作规程，对于清醒患者应该嘱其屏气。导管护理时应防止空气经导管部位进入血液循环，输液过程中应加强巡视，液体输完应及时补充，最好应用输液泵进行输注。拔管速度不宜过快，拔管后应密切观察患者的反应。一旦怀疑空气进入，立即置患者于左侧卧位，以防空气栓塞。

3. 代谢性并发症 常见代谢并发症：①糖代谢紊乱。由于葡萄糖输入太多太快超过机体代谢能力和胰岛素相对不足时，患者可出现高血糖，甚至出现非酮性高渗性高血糖性昏迷，但亦可因突然停输高渗葡萄糖溶液而出现反应性低血糖。②脂肪代谢异常。脂肪乳剂输入过快过多超过机体代谢能力或机体利用脂肪降低，易出现高脂血症，严重者可发生脂肪超载综合征。③电解质紊乱。如低钾血症、低镁血症等。因此，接受肠外营养的患者，应严密监测电解质及血糖与尿糖变化等，及早发现代谢紊乱，并配合医生实施有效处理。

（二）肠外营养的监护

1. 常规监护

（1）体重：可帮助判断患者营养量的供给是否适当，若体重增加>250g/d，说明可能存在体液潴留。肠外营养支持者，前 2 周每日测体重 1 次，以后每周监测 1 次。

（2）体温：可帮助及时了解是否并发感染，每日测量体温 4 次。如患者出现高热、寒战等，应及时寻找感染源，进行抗感染治疗。

（3）营养评价：患者应有临床观察表格，逐日填写平衡记录表，平衡表是了解肠外营养支持的重要依据。在静脉营养期间应进行营养状态的动态评价，指导制定肠外营养计划。

2. 环境的监护 保持空气清新，注意通风，环境清洁，物品每日用消毒液擦拭，床单位清洁，污染的衣物、床单等应立即更换。

3. 中心静脉导管的监护

（1）插管后应通过 X 线片予以证实其导管尖端是否在下腔静脉的根部。

（2）妥善固定，注意观察置管深度，防止移位、外渗。观察穿刺点有无局部感染症状，如红肿，硬结，脓性分泌物。可疑导管感染时留取血培养及导管尖端培养。外周静脉通路适用于输注渗透压≤900mOsm/L 的溶液，外周静脉导管使用 72~96 小时更换，以预防静脉炎的发生。

（3）导管穿刺点宜选用 2%葡萄糖醋酸氯己定乙醇溶液局部消毒后，更换无菌贴膜，操作中严格遵循正确手卫生原则，戴口罩、手套，严格执行无菌技术操作，最大无菌屏障预防。

（4）营养液现用现配，严格执行无菌操作，配制好的营养液 24 小时内可用，备用时存于 4℃冰箱，使用前需室温下复温 0.5~1 小时。最好用输液泵输注营养液，合理安排输入速度，保障营养液于 24 小时内输注完毕。准确记录出入量。

（5）输注结束时应用生理盐水脉冲式冲洗静脉导管，保持血管通路的通畅。

4. 实验室监护 应根据患者具体情况动态监测血糖、氮平衡、血浆蛋白、血电解质、肝肾功能，进行全血细胞计数检查、穿刺部位的微生物培养等。

考点
肠外营养支持的监护

自测题

A₁/A₂ 型题

1. 体重指数=体重（kg）/身高（m）², 正常体重指数为（　　）
   - A. 10～15
   - B. 15～18.5
   - C. 18.5～23
   - D. 23～29
   - E. 29～35

2. 危重症患者能量补充原则为应激早期（　　）
   - A. 10～20kcal/（kg·d）
   - B. 20～25kcal/（kg·d）
   - C. 25～30kcal/（kg·d）
   - D. 30～35kcal/（kg·d）
   - E. 35～40kcal/（kg·d）

3. 急危重患者肠外营养液配制好后，备存于 4℃冰箱中的最长时间是（　　）
   - A. 4 小时
   - B. 8 小时
   - C. 12 小时
   - D. 24 小时
   - E. 48 小时

4. 肠外营养糖代谢紊乱可发生（　　）
   - A. 误吸
   - B. 腹胀、腹泻
   - C. 微量元素缺乏
   - D. 高渗性非酮性昏迷
   - E. 胆囊结石、胆泥淤滞

5. 下列关于肠外营养的适应证，哪项是错误的（　　）
   - A. 十二指肠瘘
   - B. 严重的大面积烧伤
   - C. 胰十二指肠切除术后并发胰瘘
   - D. 复杂大手术后
   - E. 严重营养不良

6. 一次性注入肠内营养液时，每次注入量最多不超过（　　）
   - A. 50ml/h
   - B. 100ml/h
   - C. 150ml/h
   - D. 200ml/h
   - E. 250ml/h

7. 肠内营养输注速度不宜快，浓度不宜高，速度一般不超过（　　）
   - A. 50ml/h
   - B. 100ml/h
   - C. 150ml/h
   - D. 200ml/h
   - E. 250ml/h

8. 有误吸风险的危重症患者给予肠内营养的首选途径是（　　）
   - A. 鼻胃管
   - B. 胃造瘘管
   - C. 结肠造瘘管
   - D. 鼻空肠管
   - E. 鼻十二指肠管

9. 患者，男性，56 岁，因"腹胀伴排气排便不畅 10 天，间断腹痛 3 天"入院后，行腹腔镜下乙状结肠根治术。术后早期最适当的营养液输注途径是（　　）
   - A. 鼻胃管
   - B. 胃造瘘
   - C. 鼻肠管
   - D. 空肠造瘘
   - E. 静脉营养支持

A₃/A₄ 型题

（10～12 题共用题干）

患者，男性，36 岁，暴饮暴食后突发腹痛，疼痛呈持续性并阵发加重，伴呕吐、体温升高，被诊断为急性坏死性胰腺炎，急诊行手术治疗。

10. 该患者术后第 2 天营养供给应采取（　　）
    - A. 普食
    - B. 管饲流食
    - C. 要素饮食
    - D. 部分胃肠外营养
    - E. 完全胃肠外营养

11. 术后第 5 天患者体温降至正常后又升高至39.5℃，精神不振，寒战，无腹痛、腹胀，伤口引流液少，中心静脉置管处红肿，有压痛，应警惕其可能发生了（　　）
    - A. 空气栓塞
    - B. 低血糖症
    - C. 高血糖症
    - D. 导管相关性血流感染
    - E. 急性胰腺炎复发

12. 此时正确的处理措施是（　　）
    - A. 全身应用降温药
    - B. 更换穿刺部位敷料
    - C. 拔出导管并将管端送细菌培养
    - D. 更换抗生素
    - E. 继续观察病情待其自愈

（吴晓英）

第 11 章

常 见 急 症

第 1 节　急 性 发 热

案例 11-1

患者，男性，18 岁，冬天打篮球后出现寒战发热，体温持续在 39.2～39.8℃，咳嗽，咳痰，右侧胸痛，深呼吸及咳嗽时加重。查体：T 39.5℃，P 96 次/分，R 22 次/分，BP 130/80mmHg。急性病容，口角有疱疹，右中下肺闻及支气管呼吸音，急诊以"肺炎"收入院。

问题： 1. 患者的发热属于何种热型？

　　　　2. 该患者目前主要的护理问题是什么？应采取的护理措施有哪些？

发热是指机体在致热原作用下使体温调节中枢的调定点上移而引起的调节性体温升高。人体正常体温可以通过腋温、口温、肛温来表示，腋窝温度 36.1～37℃，口腔温度 36.3～37.2℃，直肠内温度比口腔温度稍高 0.3～0.5℃，直肠温度最接近体核温度。

以口腔温度为标准，按发热的高低可分为低热（37.3～38℃）、中度发热（38.1～39℃）、高热（39.1～41℃）、超高热（41℃以上）。由于发热是人体抵抗疾病的一种生理性防御反应，它可调动机体的免疫系统，从而有利于病原体的灭活和局限，但长时间的高热可导致机体水、电解质紊乱及酸碱平衡失调，各系统器官功能受损，甚至惊厥、昏迷、死亡。

一、病因

根据致热源的性质和来源不同，发热可分为感染性发热和非感染性发热。

（一）感染性发热

临床上最常见的发热病因，以细菌感染占多数，病毒次之。

1. **细菌性感染**　有细菌性脓肿、感染性心内膜炎、牙源性感染、肾盂肾炎、肺外结核、非结核分枝杆菌感染、李斯特菌病、布鲁菌病、军团菌病、伤寒等。

2. **病毒感染**　有病毒性肝炎、乙型脑炎、流行性出血热、流行性感冒、麻疹、脊髓灰质炎等。

3. **真菌性感染**　有曲霉病、念珠菌病、隐球菌病、耶氏肺孢子菌肺炎等。

4. **寄生虫性感染**　有阿米巴病、弓形虫病、疟疾、包虫病等。

5. **其他**　有支原体肺炎、立克次体病、钩端螺旋体病等。

（二）非感染性发热

非感染性发热是指由病原体以外的各种物质引起的发热。

（1）自身免疫性疾病：有系统性红斑狼疮、颞动脉炎/风湿性多肌痛、皮肌炎/多肌炎、白塞病、强直性脊柱炎、自身免疫性肝炎、混合型结缔组织病、反应性关节炎、风湿热等。

（2）自身炎症性疾病：有克罗恩病、溃疡性结肠炎、成人斯蒂尔病、噬血细胞综合征、痛风等。

（3）肿瘤性疾病：有急性髓系白血病、淋巴瘤、多发性骨髓瘤、骨髓增生性疾病、骨髓增生异常综合征、浆细胞瘤等；乳腺癌、结肠癌、肝癌、肾细胞癌、肝和中枢神经系统转移瘤、胰腺癌、中枢神经系统肿瘤等。

（4）其他：有药物热、亚急性甲状腺炎、急性播散性脑脊髓炎、伪装热、过敏性肺炎、亚急性坏死性淋巴结炎等。

二、病情评估

（一）年龄、性别、职业、既往史及流行病学史

1. **年龄**　儿童可见于流行性感冒、流行性腮腺炎、流行性乙型脑炎、麻疹、水痘等，青壮年多见于大叶性肺炎，老年人可见于肺炎、恶性肿瘤等。

2. **性别**　年轻女性可见于系统性红斑狼疮、类风湿关节炎、亚急性甲状腺炎、混合性结缔组织病等。

3. **职业**　从事畜牧业者考虑布氏杆菌病的可能。

4. **既往史**　有无组织损伤、中暑、药物热，有无同性恋及静脉注射毒品史等。

5. **流行病学史**　起病时间、季节、接触史，有传染病可能的应做好隔离就诊安排。

（二）临床表现

1. **发热的过程**　一般包括 3 个时期。

（1）体温上升期：常表现为畏寒或寒战、乏力、皮肤干燥、肌肉酸痛等，体温上升分为 2 种方式。①骤升型。体温在几个小时内达到 39℃或以上，多伴有寒战，见于肺炎球菌肺炎、疟疾、急性肾盂肾炎等。②缓升型。体温在数日内缓缓上升达高峰，常不伴有寒战，见于伤寒、结核病、布氏杆菌病等。

（2）高热持续期：体温上升到高峰后在较高水平保持一定的时间，此期可持续数小时（如疟疾）、数日（如肺炎球菌肺炎、流感）或数周（如伤寒），患者可有皮肤潮红而灼热，呼吸、心率加快，出汗等症状。

（3）体温下降期：病因消除后致热原的作用减弱或消失，体温中枢的体温调定点逐渐降至正常水平，而使体温恢复正常。降温方式有 2 种。①骤降。体温在数小时内迅速降至正常水平，有时甚至略低于正常，常伴大汗，见于急性肾盂肾炎、疟疾、肺炎球菌肺炎等。②渐降。体温在数日内逐渐下降至正常，如伤寒、风湿热等。

2. **热型**

（1）稽留热：体温可达 39～40℃以上，持续数天或数周，24 小时体温波动范围不超过 1℃。该热型常见于肺炎球菌肺炎、斑疹伤寒和伤寒的高热期。

（2）弛张热：体温达 39℃以上，24 小时内体温波动范围超过 2℃。该热型常见于化脓性炎症、重症肺结核等。

（3）间歇热：高热期与无热期交替出现，体温骤升达高峰后持续数小时，又迅速降

考点
发热常见
的热型

至正常水平，无热期可持续 1 天至数天，如此反复交替出现。该热型见于疟疾、急性肾盂肾炎等。

（4）波状热：体温逐渐升高达 39℃或以上，持续数天后逐渐下降至正常水平，数天后再度逐渐升高，如此周而复始反复多次。常见于布鲁菌病。

（5）回归热：体温骤升至 39℃或以上，持续数天后又逐渐降至正常水平，几天后再逐渐升高，如此反复多次。见于回归热、霍奇金病、周期热等。

（6）不规则热：发热无任何规律。可见于结核病、风湿热、渗出性胸膜炎、支气管肺炎等。

3. 伴随症状

（1）伴寒战：可见于肺炎球菌肺炎、急性胆囊炎、急性肾盂肾炎等。

（2）伴结膜充血：可见于麻疹、流行性出血热、咽结膜热、斑疹伤寒等。

（3）伴单纯疱疹：可见于肺炎球菌肺炎、流行性脑脊髓膜炎、间日疟、流行性感冒等。

（4）伴淋巴结肿大：可见于传染性单核细胞增多症、风疹、淋巴结结核、白血病、淋巴瘤等。

（5）伴肝脾大：可见于病毒性肝炎、肝及胆道感染、布氏杆菌病等。

（6）伴皮肤黏膜出血：可见于流行性出血热、急性白血病、重症再生障碍性贫血等。

（7）伴关节肿痛：可见于猩红热、风湿热、痛风等。

（8）伴皮疹：可见于麻疹、水痘、斑疹伤寒、药物热等。

（9）伴昏迷：可见于流行性乙型脑炎、流行性脑脊髓膜炎、中毒性菌痢、中暑等。

（三）辅助检查

1. 常规检查　血常规、尿常规、便常规，必要时做胸腔、腹腔或心包腔积液检查，脑脊液检查，关节腔积液检查。

2. 血液生化检查　血清电解质、血清酶、红细胞沉降率、免疫学检查等。

3. 微生物学检查　包括来自咽喉部、尿道、肛门、阴道、子宫颈及血液等处标本的细菌或病毒培养。

4. 影像检查　X 线、CT、MRI、超声波、内镜等检查。

三、救治与护理

（一）急救处理

1. 积极寻找病因　明确有细菌感染者，合理使用抗生素；若为输液反应，须立即停止输液；对高度怀疑的疾病，可做诊断性治疗。

2. 物理降温　简便安全，疗效较快，常为首选的降温方法。有局部冷疗和全身冷疗两种方法：①局部冷疗，可以采用冷毛巾、冰袋、退热贴等置于颈部、额部、腋下、腹股沟等处，通过传导的方式散热。②全身冷疗，可以采用温水擦浴、30%～50%的乙醇擦浴的方式，达到降温的目的。物理降温 30 分钟后应重测体温，观察降温效果。

3. 药物降温　常用的药物有对乙酰氨基酚、阿司匹林、地塞米松等，使用时应注意药物的剂量，尤其对年老体弱和心血管疾病的患者应防止出现虚脱和休克的现象。若上

考点
高热患者的救护

述措施不能使体温降至 38.5℃以下，可加用人工冬眠药物（氯丙嗪 50mg、异丙嗪 50mg、哌替啶 100mg）全量或半量静脉滴注，注意该药物可引起血压下降，使用前补足血容量，纠正休克，使用中注意监测血压变化。

（二）一般护理

1. **密切观察**   测量体温，高热患者每 4 小时测一次，体温恢复正常 3 日后，改为每日 2 次；同时注意观察发热的临床过程、热型、伴随症状及治疗效果等；注意患者的面色、脉搏、呼吸、血压及出汗等体征；观察物理及药物降温效果，避免虚脱的发生。小儿高热易发生惊厥，应密切观察。高热原因不明患者应暂时隔离，待确诊后按医嘱处理。退热过程中应注意大量出汗后血容量不足对血流动力学的影响，尤其注意老年患者在退热过程中大量出汗后血压及神志的改变。

2. **卧床休息**   高热时新陈代谢加快，进食减少，消耗增加，绝对卧床休息能减少能量消耗，有利于机体恢复。护士应为患者提供温度适宜、安静舒适、通风良好的室内环境。

3. **补充营养和水分**   鼓励患者多饮水，进食高热量、高蛋白、高维生素、易消化的流质或半流质饮食；不能进食者给予静脉输液或鼻饲，以补充水分、电解质和营养物质。

4. **基础护理**   加强口腔及皮肤护理，预防口腔感染及压力性损伤的形成。

第 2 节   呼 吸 困 难

案例 11-2

患者，男性，21 岁，受凉后引发哮喘急性发作。患支气管哮喘 6 年，每年冬季均有哮喘发作。查体：T 36.5℃，P 116 次/分，R 26 次/分，BP 98/64mmHg，端坐呼吸，双肺可闻及弥漫性哮鸣音，心界不大，心律齐，各瓣膜听诊区未闻及病理性杂音，腹部查体未见异常，双下肢未见水肿。

问题： 1. 该患者属于哪种类型的呼吸困难？

2. 该患者首要的护理措施是什么？

呼吸困难（dyspnea）是一种常见的临床表现，是指患者某种不同强度、不同性质的空气不足、呼吸不畅、呼吸费力及窒息等呼吸不适感的主观体验，伴或不伴呼吸费力表现，如张口呼吸、鼻翼扇动、呼吸肌辅助参与呼吸运动等，也可伴有呼吸频率、深度与节律的改变。呼吸困难是急诊科的常见急症之一，如不进行紧急救治，可危及患者生命。

一、病因

（一）呼吸系统疾病

1. **气道阻塞**   慢性支气管炎、支气管哮喘、气管内肿瘤、喉头水肿或狭窄等。

2. **肺脏病变**   肺炎、肺脓肿、肺结核等。

3. **胸廓疾病**   严重的胸廓畸形、肋骨骨折、胸膜肥厚等。

4. **神经肌肉疾病**   急性多发性神经根神经炎、重症肌无力等。

5. 膈肌运动障碍 膈麻痹、大量腹水等。

（二）循环系统疾病

左心功能不全或右心功能不全、心脏压塞、原发性肺动脉高压及肺栓塞等。

（三）中毒

一氧化碳中毒、吗啡或安眠药中毒、代谢性中毒（尿毒症）、感染性中毒等。

（四）血液系统疾病

严重贫血、高铁血红蛋白血症及硫化血红蛋白血症等。

（五）神经精神因素

颅脑外伤、脑血管病、脑肿瘤、脑炎及脑膜炎、情绪激动、过度悲伤、剧烈运动、癔病等。

各种疾病所致呼吸困难的分类，见表11-1。

表 11-1　呼吸困难的分类

分类		临床特点	常见疾病
肺源性呼吸困难	吸气性呼吸困难	吸气费力，出现三凹征，伴有高调吸气性哮鸣音	喉部、气管、大支气管的狭窄与阻塞
	呼气性呼吸困难	呼气延长，伴有哮鸣音	慢性支气管炎（喘息性）、支气管哮喘、慢性阻塞性肺气肿、弥漫性细支气管炎
	混合性呼吸困难	吸气与呼气均费力，呼吸频率增快、深度变浅、呼吸音异常	重症肺炎、肺水肿、气胸、肺间质纤维化、胸腔积液等
心源性呼吸困难		劳动、平卧时加重，休息、坐位时减轻	急性左心衰竭、急性冠脉综合征、严重心律失常
中毒性呼吸困难		表现为深而大或浅而慢的呼吸困难	一氧化碳、有机磷杀虫药、药物中毒及毒蛇咬伤
血液及内分泌性呼吸困难		心率快，多有相关疾病史	重度贫血、甲亢危象、糖尿病酮症酸中毒、尿毒症
神经精神性与肌病性呼吸困难		呼吸节律改变，有时有手足抽搐	严重颅脑病变、重症肌无力危象、癔症

二、病情评估

（一）年龄、性别、诱因及既往史

1. 年龄 儿童多见于气管异物；青壮年可见于肺炎、各类气胸、有机磷杀虫剂中毒；老年人可见于急性左心衰竭、右心衰竭、急慢性肾衰竭、脑出血等。

2. 性别 成年女性可见于中度贫血、癔症等。

3. 诱因 食物变应原或吸入性变应原（如花粉、乳胶、真菌）、运动、冷刺激、吸烟等。

4. 既往史 有无心脏病、慢性支气管炎、阻塞性肺疾病、支气管哮喘等病史。

（二）临床表现

1. 呼吸形态的改变

（1）呼吸频率：每分钟呼吸超过24次称为呼吸频率加快，多见于呼吸系统疾病、心血管疾病、贫血、发热等；每分钟呼吸少于 10 次称为呼吸频率减慢，是呼吸中枢受抑制的表现，可见于急性镇静催眠药及一氧化碳中毒等。

（2）呼吸深度：呼吸加深见于糖尿病及尿毒症酸中毒；呼吸中枢受刺激，出现深而慢的呼吸，称为酸中毒深大呼吸；呼吸变浅见于肺气肿、呼吸肌麻痹及镇静剂过量等；呼吸浅快，常见于癔症发作。

（3）呼吸节律：常见的呼吸节律异常可表现为潮式呼吸或间停呼吸，是呼吸中枢兴奋性降低的表现，反映病情严重；潮式呼吸见于中枢神经系统疾病和脑部血液循环障碍，如脑动脉硬化、心力衰竭、颅内压增高及糖尿病昏迷和尿毒症等；间停呼吸偶见于脑膜炎、脑炎、颅脑外伤等。

2. 主要症状与伴随症状　引起呼吸困难的原发病不同，其主要症状和伴随症状也不同。当患者有不能解释的呼吸困难、胸痛、咳嗽，同时存在深静脉血栓的高危因素，应高度怀疑急性肺栓塞的可能；既往曾诊断哮喘或有类似症状反复发作，突然出现喘息、胸闷、伴有哮鸣的呼气性呼吸困难可考虑支气管哮喘急性发作；急性起病，呼吸频数和（或）呼吸窘迫，顽固性低氧血症，常规给氧方式不能缓解，出现非心源性肺水肿可判断为 ARDS；呼吸困难伴有突发一侧胸痛，呈针刺样或刀割样疼痛，有时向患侧肩部放射常提示气胸；在 COPD 的基础上，出现咳嗽加剧、胸闷、气短和（或）喘息加重，咳痰困难，或痰量增多，痰液呈脓性或黏液脓性，常伴有发热等表现，可能为 COPD 急性发作。

3. 体征　可通过观察患者的胸廓外形及呼吸肌活动情况、有无"三凹征"和颈部静脉充盈，触摸脉率，叩诊胸廓和听诊呼吸音评估呼吸困难患者的体征。肺栓塞患者可有颈静脉充盈，肺部可闻及局部湿啰音及哮鸣音，肺动脉瓣区第二心音亢进或分裂，严重时血压下降甚至休克；支气管哮喘急性发作时胸部呈过度充气状态，吸气性三凹征，双肺可闻及广泛性呼气相哮鸣音，但非常严重的哮喘发作可无哮鸣音；呼吸浅快、桶状胸、叩诊过清音，辅助呼吸肌参与呼吸运动甚至出现胸腹矛盾运动常见于 COPD；患侧胸廓饱满、叩诊呈鼓音、听诊呼吸音减弱或消失应考虑气胸。

4. 呼吸困难程度评估与判断　根据患者日常生活自理能力、体力活动与呼吸困难的关系，将呼吸困难分为 5 度。

Ⅰ度：日常生活自理能力正常，日常活动时无气促，中、重度体力活动时出现气促。

Ⅱ度：日常生活能自理，不需要他人帮助，但有轻度气促，与同龄健康人同等速度平地行走无气促，但登高或上楼时出现气促。

Ⅲ度：日常生活能自理，但有中度气促，活动中间必须停下休息、喘气，与同龄健康人同等速度平地行走时呼吸困难。

Ⅳ度：日常生活自理能力差，有显著呼吸困难，活动时需要他人帮助，以自己的步速平地行走 100m 或数分钟即感到呼吸困难。

Ⅴ度：日常生活不能自理，完全需要他人帮助，说话、洗脸、穿脱衣服，甚至休息时都感到呼吸困难。

（三）辅助检查

1. 血、尿常规检查　有助于诊断呼吸系统感染性疾病和血液系统、泌尿系统疾病。

2. 血液生化检查 对引起呼吸困难的各种疾病提供诊断、治疗及监测的依据。

3. 其他检查 包括胸部 X 线、血气分析、肺功能、心功能、心电图、肺 CT、纤维支气管镜等检查。

对病因暂时未明的急性呼吸困难者，应迅速对其气道、呼吸和循环状况进行评估判断，同时进行相关病史收集和有重点的体检，处理流程，见图 11-1。

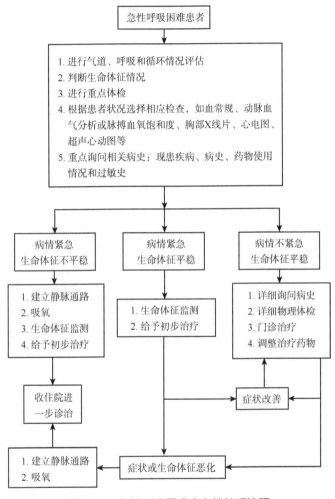

图 11-1 急性呼吸困难患者的处理流程

三、救治与护理

（一）急救处理

1. 体位 协助患者取合适体位，减轻呼吸困难。急性左心衰竭、严重哮喘、肺气肿患者取坐位或半卧位；肋骨骨折患者取健侧卧位；胸腔积液患者取患侧卧位；急性呼吸窘迫综合征患者取平卧位。

2. 保持呼吸道通畅 有效清除气道分泌物，增加肺泡通气量，可协助患者咳嗽、咳痰、翻身、拍背，指导患者做深呼吸和有效的咳痰动作；进行雾化吸入，湿润呼吸道及稀释痰液；必要时建立人工气道，给予机械通气，辅助呼吸。

考点
呼吸困难患者的救护

3. **吸氧**　一般经鼻导管或面罩吸氧。吸氧浓度可根据呼吸困难（缺氧）程度进行调整，使动脉血氧分压>60mmHg，或动脉氧饱和度>90%。有效的吸氧可改善机体缺氧状态，增加患者活动的耐受性和自信心，帮助患者保持镇静，消除患者紧张、恐惧情绪。

4. **应用呼吸兴奋剂的护理**　呼吸兴奋剂能改善通气，但同时可增加呼吸功和耗氧量，增加二氧化碳的产生量。静脉滴注速度不宜过快，同时注意观察治疗反应，如出现心悸、烦躁、面色潮红、肌肉颤动、惊厥等药物过量表现时，应减慢滴速并立即通知医生。

5. **原发病治疗**　积极治疗原发病，如肋骨骨折固定、肺脓肿及肺炎选用抗生素等。

（二）一般护理

1. **环境要求**　保持环境的整洁、舒适、空气新鲜，维持适宜的温度和湿度，避免尘埃和烟雾刺激。

2. **病情观察**　注意患者的神志、呼吸、脉搏、血压、体温变化，重点观察呼吸困难及缺氧症状的改善情况，了解呼吸节律、频率、幅度变化，有无二氧化碳潴留。

3. **合理膳食**　给予高蛋白、高热量、高维生素、易消化的清淡饮食，适当增加水的摄入。

4. **对症护理**　气道分泌物多者，可协助患者翻身拍背，有利于痰液排出，以增加肺泡通气量，必要时吸痰，保持呼吸道通畅，注意口腔卫生，张口呼吸者应每日口腔护理2～3次，根据病情采取不同的给氧方式、给氧浓度，观察氧疗效果。

5. **药物护理**　如存在支气管痉挛，静脉给予支气管扩张药物，如 β_2 肾上腺素受体激动剂、糖皮质激素、茶碱类药物等。

6. **心理护理**　若患者出现精神不振、焦虑时可分散其注意力，指导患者做深而慢的呼吸，以缓解症状。

第3节　心　悸

案例 11-3

患者，男性，37岁。因风湿性心脏病换瓣术后，心悸、气促3日，加重1日入院。查体：P 88次/分，R 20次/分，BP 114/70mmHg。神清，颈静脉不充盈。双肺呼吸音清，未闻及干、湿性啰音。心界向左扩大，心率150次/分，心律不齐，第一心音强弱不等，可闻及金属开瓣音，未闻及病理性杂音。

问题：　1. 患者发生心悸的原因是什么？

　　　　2. 应怎样救治该患者？

心悸是患者对自身心脏或胸前区跳动不适的一种主观感觉，可由于心搏有力或频率过快所致。剧烈活动或情绪激动后出现的心悸属生理现象，其余情况下出现的心悸均为病理现象。一般认为与心脏过度活动有关，当心律不齐、致心搏量不正常时，都可引起心悸。

一、病因

（一）心脏搏动增强

1. **生理性因素** 如情绪、饮酒、药物，见于正常人在剧烈体力活动或精神激动之后，饮酒及服用麻黄碱、咖啡因、肾上腺素等药物也可心搏增强而感心悸。

2. **病理性因素** 如心室肥大（如风湿性、高血压性、冠状动脉硬化性心脏病等）、贫血、高热、甲状腺功能亢进症（甲亢）等引起心排血量增加的疾病均可引起心悸。

（二）心律失常

心动过速或心动过缓（如高度房室传导阻滞等）及心律不规则（如期前收缩、心房颤动等）均可使患者感到心悸。

（三）心脏神经症

心脏神经症多见于青壮年女性。由于自主神经功能失调，致心脏血管功能紊乱引起的一种临床综合征，患者除感觉心悸外尚有左胸部刺痛或隐痛、呼吸不畅，且常伴有其他神经官能症的症状。

二、病情评估

（一）年龄、性别、职业及既往史

1. **年龄** 儿童可见于先天性心脏病等；青壮年多见于病毒性心肌炎、贫血等；老年人可见于冠状动脉粥样硬化性心脏病、心房颤动等。

2. **性别** 女性可见于心脏神经症、甲亢。

3. **职业** 运动员剧烈运动后可感到心悸。

4. **既往史** 有无冠心病、风湿性心脏病史等。

（二）临床表现

1. **症状** 主要症状为患者自觉心悸或心前区不适。

2. **体征** ①心率加快或减慢及心律不齐等。②原发病体征。③部分患者无阳性体征。

3. **伴随症状** ①伴呼吸困难：可见于急性心肌梗死、心功能不全、重症贫血等。②伴胸闷、心前区疼痛：可见于冠心病心绞痛、心肌梗死、心肌炎、心脏神经症等。③伴晕厥、抽搐：严重心律失常，可见于高度房室传导阻滞、心室颤动等。④伴消瘦、出汗：甲亢、发热等。

（三）辅助检查

1. **常规检查** 血常规、尿常规、便常规、心电图等，必要时做胸腔或心包腔积液检查。

2. **血液生化检查** 血清电解质、血清心肌酶、心肌标志物、红细胞沉降率等。

3. **血清甲状腺激素测定** 有助于甲亢的诊断。

4. **影像检查** 胸部 X 线、心脏彩超、放射性核素、冠状动脉造影等检查。

三、救治与护理

（一）急救处理

1. **积极寻找病因** 心电图能快速准确诊断各种心律失常。

2. **治疗护理** 按医嘱给予抗心律失常药物，纠正各种心律失常，恢复正常心率，注意观察疗效及不良反应，根据心律失常的种类及血流动力学状态给予气道、呼吸和循环支

考点
心悸患者
的救护

持。必要时做好起搏、电复律、消融术等治疗的术前准备和术后护理。快速性心律失常救治流程，见图11-2，缓慢性心律失常救治流程，见图11-3。

3. 吸氧。

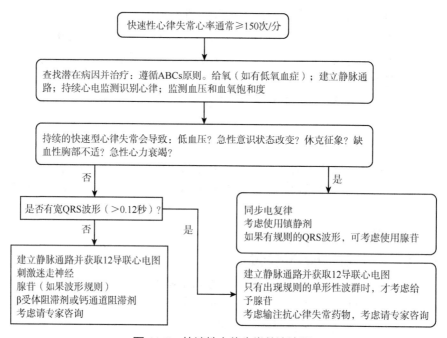

图 11-2　快速性心律失常救治流程

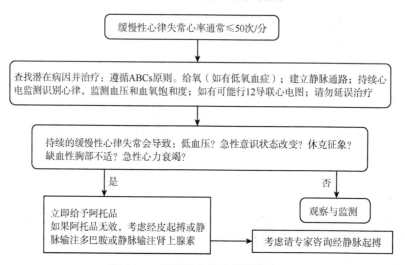

图 11-3　缓慢性心律失常救治流程

（二）一般护理

1. **密切观察**　患者的面色、脉搏、呼吸、血压及出汗等体征，特别是心率和心律的变化，必要时遵医嘱实施心电监护和血压监护。发现严重心律失常，如血压低或发生晕厥、抽搐时，立即通知医生，并配合抢救。

2. **卧床休息**　能降低心肌耗氧量，有利于机体恢复。严重心律失常患者需绝对卧床休息，但应避免左侧卧位，以减轻心悸感；有睡眠障碍者，按医嘱给予少量镇静剂。

3. **饮食护理**　指导患者少食多餐，选择清淡、易消化、低脂、多纤维素的食物，保持大便通畅。避免过饱及刺激性食物，戒烟，禁饮浓茶、酒和咖啡，以免诱发心悸。

4. **基础护理**　加强口腔及皮肤护理，预防口腔感染及压力性损伤的形成。

5. **用药护理**　遵医嘱按时、按量、按一定给药途径正确给药。用药前告知家属所用药物名称、剂量和用法；用药过程中详细询问患者用药的反应，观察心率、心律、脉搏、血压和呼吸变化，必要时进行心电监护。

6. **治疗与抢救配合**　备好抢救药品和设备，如利多卡因、苯妥英钠、阿托品、异丙肾上腺素等药物及除颤仪、临时起搏器等。

7. **心理护理及健康指导**　解释心悸的原因并阐明心悸严重程度不一定与病情成正比。告知患者紧张、焦虑可加重心悸；指导患者保持稳定的情绪，调节自主神经功能，以利于减轻或消除心律失常；指导建立良好的生活习惯。

第4节　急性胸痛

案例 11-4

患者，女性，65岁。今晨发生胸骨后痛，已持续6小时，含服硝酸甘油未能缓解，因而紧张、焦虑、烦躁不安，呕吐1次。急诊入院，既往有高血压病史20年，心绞痛病史2年。查体：BP 130/90mmHg，心电图示Ⅰ、AVL、V_5、V_6导联ST段抬高，Ⅰ、AVL导联有深而宽的Q波，T波深倒置，心肌酶谱CK-MB升高，心电监护见频发室性期前收缩。

问题： 1. 该患者的临床诊断是什么？

2. 急诊护士目前应为患者实施哪些护理措施？

胸痛是各种刺激因素刺激胸部的感觉神经纤维产生痛觉冲动，传至大脑皮质痛觉中枢而引起的胸部不适。很多致命疾病都会伴随胸痛，及时、准确判断胸痛是否紧急非常重要。急性胸痛是急诊科最常见的就诊原因之一，是一些致命性疾病的主要临床表现，如急性冠脉综合征、主动脉夹层、急性肺栓塞、张力性气胸、心包炎致心脏压塞及食管损伤等。胸痛中心是一种新型的医疗模式，其建立与发展为急性胸痛患者提供了快速诊治的绿色通道，从而降低了病死率。

链接　胸痛中心

胸痛中心是整合院内、外多学科医疗资源、采用标准化的诊治流程、强调以患者为中心的胸痛救治平台。胸痛中心的建设将保障急性胸痛患者到达医院后得到早期评估、危险分层、正确分流与合理救治，既避免高危患者的漏诊，使其得到及时诊断、及时治疗、改善预后，又尽可能减少低危患者住院检查和治疗的费用。

一、病因

胸痛的病因涉及多个器官系统，主要原因多来自胸部疾病。从急诊处理和临床实用方面将胸痛分为致命性胸痛和非致命性胸痛两大类。

（一）致命性胸痛

1. 心源性胸痛　包括急性冠脉综合征（ACS）、急性主动脉夹层（AAD）、心脏压塞等。

2. 非心源性胸痛　急性肺栓塞（APE）、张力性气胸、食管撕裂等。

（二）非致命性胸痛

1. 心源性胸痛　肥厚型心肌病、稳定型心绞痛、急性心包炎、主动脉瓣疾病、心肌炎、二尖瓣脱垂等。

2. 非心源性胸痛　①胸壁疾病：带状疱疹、肋间神经炎、肋骨骨折、肋软骨炎、多发性骨髓瘤等。②胸、肺疾病：肺炎、胸膜炎、自发性气胸、肺癌等。③纵隔疾病：纵隔炎、纵隔肿瘤等。④食管疾病：食管裂孔疝、食管癌等。

二、病情评估

（一）年龄、性别及既往史

1. 年龄　青壮年胸痛多考虑结核性胸膜炎、自发性气胸、心肌炎、心肌病、风湿性心瓣膜病；40 岁以上，尤其是男性患者，则须注意心绞痛、急性冠脉综合征和支气管肺癌。

2. 性别　年轻女性可见妊娠剧吐造成的食管撕裂。

3. 既往史　有无外伤、高胆固醇、吸烟、糖尿病、高血压、冠心病史等。

（二）临床表现

1. 胸痛部位　不论疼痛源自什么部位，最终均由内脏或躯体神经刺激产生疼痛。躯体神经分布于皮肤和壁层胸膜，疼痛剧烈，常可准确定位；内脏神经痛往往疼痛感觉模糊，疼痛部位不易定位，并且经常牵涉邻近部位。

（1）胸壁病变：胸壁炎症和肋骨骨折，胸痛固定于病变部位；带状疱疹，胸痛沿肋间神经呈带状分布。

（2）胸膜病变：位于病变胸侧。

（3）肺尖部肺癌：位于肩部及腋下，向上肢内侧放射。

（4）心绞痛和心肌梗死：位于胸骨体上段或中段之后，向左肩和左臂内侧放射。

（5）食管和纵隔疾病：位于胸骨后。

2. 胸痛的特征　胸痛的程度可呈轻微、隐痛或剧烈。

（1）带状疱疹：呈刀割样、烧灼样或触电样剧痛。

（2）胸膜炎：呈隐痛、钝痛或刺痛。呼吸、咳嗽加剧，屏气时减轻。

（3）自发性气胸：屏气或剧烈咳嗽时突然发生撕裂样剧烈疼痛，伴气急、发绀。

（4）心绞痛：劳累和精神紧张时诱发，呈压迫性不适或紧缩感、压榨感，休息或含服硝酸甘油后缓解。

3. 伴随症状或体征

（1）咳嗽、咳痰或咯血：多提示肺部疾病，如肺栓塞、肺结核、肺癌等。

（2）呼吸困难：常提示病变累及范围较大，如大叶性肺炎、自发性气胸、渗出性胸

考点
胸痛的特征

膜炎和肺栓塞等。

（3）吞咽困难：多提示食管疾病，如食管癌、反流性食管炎等。

（4）面色苍白、血压下降及休克表现：多见于急性冠脉综合征、主动脉夹层、主动脉窦瘤破裂、大块肺栓塞等。

（三）辅助检查

1. 常规检查　心电图检查、超声心动图等。

2. 血液生化检查　心肌酶、D-二聚体、红细胞沉降率等。

3. 影像检查　X线、CT、MRI、超声波、内镜等检查。

三、救治与护理

急性胸痛的救护原则是通过病情评估分析严重程度，迅速识别致命性胸痛，然后根据不同病因进行针对性救治（图11-4）。

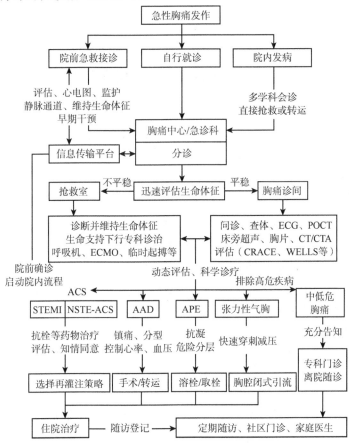

图11-4　急性胸痛诊疗流程图

ECMO：体外膜肺氧合；POCT：心电图、即时检验；CTA：CT血管造影；CRACE：全球急性冠状动脉事件注册；WELLS：肺栓塞的临床概率；STEMI：急性ST段抬高型心肌梗死；NSTE-ACS：非ST段抬高的急性冠脉综合征

（一）一般护理

减少活动，卧床休息，采取舒适的体位，如侧卧位、半坐卧位、坐位等以减轻疼痛或防止疼痛加重；选择清淡易消化的饮食，少食多餐。若是心源性胸痛，应绝对卧床休

息；禁烟酒，低盐饮食，保持大便通畅。

（二）病情观察

观察胸痛的部位、特征、程度、加重和缓解因素；注意观察生命体征、血氧饱和度等情况。如出现呼吸困难、血压降低，应立即建立静脉通路，报告医生，采取相应的抢救措施。

（三）缓解疼痛

1. 胸部活动引起剧烈疼痛者，在呼气末用15cm宽的胶布固定病侧胸部，减轻呼吸幅度；或在咳嗽、深呼吸、活动时用手按压疼痛部位制动，以缓解疼痛；当剧烈疼痛或持续性疼痛影响休息时，按医嘱给予镇痛剂和镇静剂。

2. 心血管疾病引起的胸痛，病情较重时立即吸氧，按医嘱给予硝酸酯类、吗啡、溶栓剂、复方丹参、β受体阻滞剂、钙拮抗剂等改善心肌供血，缓解疼痛。

（四）用药护理

遵医嘱准确给药，给药前应明确药物的给药剂量、途径、适应证、禁忌证等，观察药物的疗效、不良反应和有无药物依赖性。

（五）心理护理

关心爱护患者，向患者及家属解释胸痛的原因及缓解疼痛的方法；若为致命性胸痛，在急救过程中注意患者的情绪反应，安慰鼓励患者，取得配合。

第5节　急　性　腹　痛

案例 11-5

患者，男性，30岁，因"腹部剧烈疼痛3小时，伴恶心、呕吐"入院。患者今晚饱食后突感上腹部刀割样剧烈疼痛，迅速转移至右下腹和下腹部，伴恶心、呕吐，呕吐物为胃内容物，呕吐不能减轻腹痛，发病3小时来院急诊。查体：痛苦貌，T 38℃，P 120次/分，R 17次/分，BP 90/60mmHg，腹式呼吸减弱，肠鸣音消失，肝浊音界缩小，移动性浊音阳性，全腹肌紧张、压痛、反跳痛，以上腹和右腹部为著，呈"板状腹"。白细胞 $16×10^9/L$，中性粒细胞0.9。

问题： 1. 请通过评估患者情况分析该患者发生腹痛的原因是什么？

2. 假如您是急诊护士，对该患者应采取哪些救护措施？

急性腹痛是指患者自觉腹部突发性疼痛，是急诊科常见的临床症状之一，也是促使患者就诊的重要原因之一，具有起病急、发展快、病情重、变化多和病因复杂等特点。若延误诊治极易发生严重后果，甚至危及患者生命。

一、病因与发病机制

急性腹痛的病因复杂多样，原发病变多位于腹部，但其他部位的疾病和全身性疾病亦可引起急性腹痛。

（一）腹部病变

1. 腹腔器官急性炎症　如急性胃炎、急性胃肠炎、急性阑尾炎、急性胆囊炎、急性胰腺炎、急性腹膜炎等。

2. **胃肠道穿孔**　胃肠道急性穿孔造成胃肠液、胆汁、胰液的外漏，进而引起急性化学性和（或）细菌性腹膜炎。

3. **空腔脏器阻塞或扭转**　常见于急性肠梗阻、肠扭转、胆管结石、胆道蛔虫病、泌尿系统结石、囊肿蒂扭转等。

4. **脏器破裂出血**　如外伤致肝破裂、脾破裂、异位妊娠破裂、肝癌破裂等，以失血表现为主，可有不同程度的腹膜刺激征。

5. **腹腔脏器肿瘤**　如肝癌、胃癌、肠癌等，肿瘤生长累及感觉神经。

6. **腹腔内血管病变**　甚少见，腹痛相当剧烈，常见于肠系膜动脉栓塞、门静脉栓塞、脾梗死、肾梗死等。

7. **腹壁疾病**　如腹壁挫伤、脓肿等。

（二）邻近脏器病变

1. **胸部疾病**　胸膜炎、大叶性肺炎、气胸等可引起上腹部牵涉痛。

2. **心脏疾病**　如急性心肌梗死、急性心包炎等。

（三）全身其他系统疾病

1. **中毒及电解质紊乱**　如铅中毒、汞中毒等；低钾血症、低钠血症等。

2. **代谢性疾病**　如糖尿病酮症酸中毒、尿毒症等。

3. **神经或精神源性疾病**　如脊柱结核、末梢神经炎、带状疱疹、腹型癫痫等。

二、病情评估及判断

（一）一般情况及既往史

1. **年龄**　幼年时期以先天性消化道畸形、肠寄生虫病、肠套叠、嵌顿疝等多见；青壮年以急性阑尾炎、急性胃穿孔、腹部外伤致脏器破裂出血等多见；中老年人则以胆石症、胆囊炎、胃肠道癌肿等多见。

2. **性别**　急性胆囊炎、胰腺炎以女性多见；急性胃穿孔、尿路结石及肠梗阻则以男性多见。

3. **既往史**　应重点询问既往有无类似发病史（如慢性胃炎、消化性溃疡、胆绞痛等有反复发作史），手术外伤史（如粘连性肠梗阻患者常有腹部手术史）及特殊职业史（如铅中毒绞痛有长期铅接触史），育龄妇女应询问月经史，若有月经过期、突发下腹痛伴阴道出血、休克时，应考虑异位妊娠破裂。此外，尚需询问有无糖尿病、高血压、心肺疾病等病史。

（二）重点询问腹痛病史

1. **腹痛的诱因**　急性腹痛的发生常有一定诱因，如饮食不洁、暴饮暴食、酗酒、油腻饮食等，可诱发急性胃肠炎、胰腺炎、胆囊炎、胆绞痛等，溃疡病穿孔常在饱食后多见，剧烈活动或突然改变体位后突发腹痛可能为肠扭转，腹部外伤后发生的腹痛应考虑内出血或胃肠道破裂，嵌顿疝多与腹内压增高有关。

2. **腹痛发生的缓急**　腹痛开始时较轻，逐渐加重，多为炎症性病变，突然发生，迅速加重。多见于脏器梗阻、扭转、穿孔、破裂等。

考点
急性腹痛
病情评估
内容

3. **腹痛的部位**　源于腹部病变的腹痛。腹痛最初开始的部位大多是病变的部位（急性阑尾炎却常为转移性右下腹痛），如胆道病变、肝脓肿、右肾结石等疼痛多在右上腹，小肠病变疼痛多在脐周，异位妊娠破裂及盆腔炎、痛经等疼痛在下腹部，弥漫性或部位不定的疼痛见于急性弥漫性腹膜炎、急性出血坏死性肠炎、机械性肠梗阻、肠穿孔等，腹外病变所致腹痛，如胸部脏器病变引起的腹痛，多以上腹部为主，全身性病变（如尿毒症、铅中毒等）所致腹痛，则多以脐周或弥漫性为主。

4. **放射痛**　某些急腹痛常有特定部位的放射痛，如胆管疾病、右膈下脓肿等的腹痛可放射至右肩部，急性胰腺炎的腹痛多向腰背部或左肩放射，肾绞痛可放射至同侧下腹部、外生殖器及大腿内侧。

5. **腹痛的性质**　腹痛的性质常可反映病变的类型，而且腹痛性质的变化可显示病变发展情况。①持续性胀痛或隐痛，一般是炎症性或出血性病变，如阑尾炎、胰腺炎、脾破裂出血等。②阵发性绞痛是因平滑肌痉挛所致，见于中空性器官发生痉挛或梗阻性病变，如机械性肠梗阻、胆石病、输尿管结石等，其特点是突然发作，疼痛剧烈，呈阵发性，有缓解期。③持续性腹痛伴阵发性加重，常表示炎症与梗阻并存，如胆结石合并胆道感染等，如开始为阵发性绞痛，以后转为持续性胀痛，则为空腔器官的梗阻已并发炎症或已发生血运障碍。

6. **腹痛的程度**　腹痛的程度与患者的敏感度、病变性质及刺激物种类等有关。胃肠道穿孔的腹痛最剧烈，呈持续性刀割样；肠道梗阻性疾病引起的腹痛也较剧烈且阵发性加重，如肠扭转、卵巢囊肿蒂扭转等；老年人对疼痛敏感性低，同样疾病所致的腹痛较轻或无痛；癔病性腹痛、腹型癫痫，尽管没有或仅有轻度病理改变，腹痛却很剧烈。

7. **腹痛的伴随症状**　腹痛时常伴有恶心、呕吐、食欲下降、腹胀、腹泻、便秘等症状。如急腹痛不伴有任何消化道症状时，应考虑腹腔以外病变所致腹痛的可能；腹痛伴呕吐及腹泻常提示肠道的感染；腹痛伴呕吐而无排便和排气则可能有肠梗阻；腹痛伴黄疸常提示胆道系统病变、急性溶血等；腹痛伴尿频、尿急、血尿应考虑泌尿系统疾病所致；腹痛伴寒战、高热提示有炎症的存在，见于急性化脓性胆道炎症、急性阑尾炎、肝脓肿、膈下脓肿，也可见于腹腔外感染性疾病如肺炎等；腹痛伴休克常提示腹腔内出血（如肝破裂、脾破裂、肾破裂、肠系膜血管破裂及异位妊娠破裂等）和感染（如继发于消化道穿孔、绞窄性肠梗阻、肠扭转等）等。此外，心肌炎、休克型肺炎等也可有腹痛和休克。

（三）体格检查

1. **全身情况快速评估**　急诊护士接诊急腹痛患者后，首先应评估患者的总体情况，初步判断病情轻重、缓急，若患者表情痛苦、面色苍白、脉搏细速、呼吸急促、仰卧不动或卷曲侧卧、明显脱水等，则提示病情较重，需要做急救处理，如立即告知医生并进行输液、给氧、备血输血等抢救，待情况允许再做详细检查。

2. **腹部情况评估**　①视诊：注意观察腹部形态及腹式呼吸运动，如急性胃穿孔者常呈舟状腹、腹式呼吸消失，肠扭转者的腹部可不对称，肠梗阻者可见肠型或异常蠕动波。②听诊肠鸣音亢进、有气过水声常提示机械性肠梗阻，急性腹膜炎时肠鸣音减弱或消失，上腹部振水音可提示幽门梗阻或胃扩张。③叩诊：胃肠道穿孔时（胃肠道内气体移至膈下）肝浊音界缩小或消失，腹膜炎渗液或腹腔内出血较多时可有移动性浊音。④触诊：腹部压痛处常是病变器官所在处，若有腹膜刺激征，应了解其部位、范围及程度，弥漫性腹膜炎的压痛和腹肌紧张最显著处也常为原发病灶处，触及腹部包块时，注意其部位、大小、形状、质地、活动度等。

（四）辅助检查

1. **实验室检查** ①血常规：白细胞总数增高见于各种感染性原因引起的急腹痛，血红蛋白值和红细胞计数降低见于出血性疾病。②尿常规：尿中大量红细胞提示泌尿系统损伤、结石、肿瘤等。③便常规：糊状或水样便，含少量红细胞、白细胞可能为细菌性食物中毒引起的急性肠炎，黏液血便提示痢疾等可能，血便提示有消化道出血。④生化检查：血、尿或腹水淀粉酶增高常提示急性胰腺炎，人绒毛膜促性腺激素测定有利于异位妊娠的诊断。

2. **影像学检查** ①X线检查：胸部 X 线检查可用于诊断胸膜炎及肺炎等，立位腹部平片急性胃肠穿孔可见膈下游离气体，机械性肠梗阻可见肠管内存在多个液气平面。②B 超、CT：对腹部肝、胆、胰腺、子宫及附件和膀胱等脏器的形态，以及腹水、占位性病变、结石、异位妊娠等有诊断价值。

3. **内镜检查** 对胃、十二指肠、胆及胰腺等脏器病变有较好的诊断价值。

4. **诊断性腹腔穿刺** 腹腔穿刺在急腹痛的诊断中有重要意义，是外科急腹症常用的检查手段。根据穿刺液的性质可判断病变的部位和性质，若抽出不凝固血性液体，多提示腹腔内脏器出血；若抽出的液体是黄绿色浑浊液，带有食物残渣，无臭味，多为胃十二指肠溃疡急性穿孔；若穿刺液的淀粉酶测定结果阳性则为急性胰腺炎；洗肉水样液见于绞窄性肠梗阻、急性胰腺炎和肠系膜血管血栓形成等。

5. **手术探查** 急性腹痛诊断不能确定，保守治疗不见好转而病情转危的紧急情况下应考虑剖腹探查。

三、救治与护理

（一）救治原则

引起急性腹痛的病因虽然不同，但救治原则基本相似，即挽救生命、减轻痛苦、积极对因治疗和预防并发症。

1. **初步急救** 许多急性腹痛患者存在危及生命的紧急情况，如创伤、出血、毒血症、休克、水电解质及酸碱平衡紊乱等，必须先抢救再诊断，边治疗边诊断。

2. **密切观察** 有助于尽早作出诊断，观察期间应给予对症支持治疗和护理，并积极做好术前准备，为需要手术的急腹痛患者创造更加充分的条件。

3. **对症及支持治疗**（非手术治疗）

（1）指征：①就诊时腹膜炎已经局限，而且患者全身情况良好。②诊断不明确，而且又无紧急手术指征者。③出血性疾病，经过输血治疗，血压回升，病情稳定，无再出血征象者。④诊断明确，非手术治疗疗效明显者。⑤病情危重，全身情况极差或合并重要器官功能不全，不能耐受手术者。

（2）措施：①禁饮食，必要时（如急性胃扩张、胃肠梗阻者）给予有效胃肠减压。②抗休克。③维持水电解质及酸碱平衡，补充营养。④控制感染。⑤对症处理，高热时

考点
急性腹痛的救治原则

采用物理降温或给予解热镇痛剂，疼痛剧烈者给予解痉镇痛，急性胰腺炎者应用抑制胰腺分泌的药物。⑥危重患者行重症监测。

4. 急诊剖腹探查术的指征　①突然剧烈腹痛持续数小时，非手术治疗无效或病情进行性加重。②腹膜刺激征明显而范围继续扩大，病因不明可剖腹探查。③腹腔内不明原因的活动性出血，并且进行性加重。④空腹脏器穿孔较大，漏出液较多、腹膜炎弥散。⑤绞窄性肠梗阻，肠坏死。⑥急性梗阻性化脓性胆管炎。

（二）护理措施

考点
急性腹痛的护理措施

1. 即刻护理　应首先处理威胁生命的情况，如腹痛伴有休克者应及时配合抢救。如迅速建立静脉通路，及时补液等；若急腹症患者伴有呕吐则将其头偏向一侧，以防误吸。遵医嘱积极做好术前准备。

2. 严密观察病情变化　急腹痛病情发展快、变化多。因此护士应密切观察病情变化，如发现病情恶化、腹痛加重、腹膜炎发展，应及时与医生联系。

3. 卧床休息　指导患者采取舒适体位卧床休息。在一般情况良好或病情允许的情况下，宜取半卧位，可降低腹壁张力减轻疼痛，利于腹腔液体引流至盆腔，减少毒素的吸收及发生膈下积液感染的机会等。

4. 饮食管理及胃肠减压　对病因未明或病情较重者，必须严格禁食、禁饮。对于胃肠道穿孔或破裂者及急性肠梗阻者，一般需行胃肠减压（胃肠道穿孔或破裂者可减少消化液自穿孔部位漏出，急性肠梗阻者可减轻胃肠道积气、积液，改善胃肠道血供，缓解腹胀）。胃肠减压期间，应注意保持胃肠减压引流通畅，观察并记录引流液的量和性质，每日用滴管向插有胃管的鼻孔滴入数滴液状石蜡，以减轻胃管对鼻黏膜的刺激。对于病情严重，预计较长时间不能进食者，遵医嘱给予肠外营养。

5. 疼痛护理　理解、同情患者对疼痛的反应，采取适当措施帮助患者缓解疼痛，如安慰患者、安置舒适体位、指导患者转移注意力（如听音乐）减轻疼痛的方法等。对诊断明确的单纯性胆绞痛、肾绞痛患者可给予解痉剂；凡诊断不明或治疗方案未确定者应禁用吗啡、哌替啶类麻醉性镇痛药，以免掩盖病情。

6. "五禁四抗"原则　未确诊病因的急腹症患者在非手术治疗期间需遵循"五禁四抗"的原则。"五禁"即禁饮食、禁热敷、禁灌肠和禁用泻药、禁用麻醉镇痛药、禁活动；"四抗"即抗休克、抗感染、抗腹胀、抗酸碱失衡。护士应积极配合医生做好相应的护理工作。

7. 术前准备　遵医嘱积极治疗原发病，并做好必要的术前准备。

8. 心理护理　急腹痛往往给患者及家属造成极大的恐惧或焦虑。因此，应注意对患者及家属做好解释安慰工作，向他们说明病情变化的情况以及有关治疗方法、护理措施的意义，减轻他们对疾病的焦虑与恐惧心理，积极地配合治疗和护理工作。

9. 加强基础护理　对伴有高热者，可用药物或物理方法降温，以减少患者的不适；对神志不清或躁动者，做好保护性约束。

10. 健康指导　适当地向患者及家属介绍急腹痛的原因、病情转归和目前的治疗和护理计划，解释有关检查的目的、方法和注意事项，说明饮食管理、胃肠减压、疼痛护理的有关原则和必要性，以获得患者及家属的理解及良好的配合；告知患者家属发现病情变化时，应保持镇静，及时与医生和护士联系。

第6节 上消化道出血

案例 11-6

患者，男性，38岁。上腹节律性疼痛反复发作6年，每于空腹时腹痛发作，进食后缓解，有夜间痛。今晨食山芋后连续呕血3次，总量约1200ml，呕吐物初为咖啡色，后为鲜红色，有稀黑便、头晕、心慌。查体：T 36℃，P 110次/分，R 22次/分，BP 80/50mmHg。

问题： 1. 患者最可能的临床诊断是什么？病因和诱因各是什么？

2. 上消化道大量出血指失血量超过多少？

3. 对于该患者如何进行抢救和护理？

上消化道出血是指十二指肠悬韧带以上的消化道的出血。一般包括来自食管、胃、十二指肠、胰腺、胆道的出血，胃空肠吻合术后的空肠出血也包括在内，临床上主要表现为呕血、黑便。消化道急性大出血常伴血容量减少引起的急性周围循环障碍，若出血量超过1000ml或血容量减少20%以上，可危及生命。

一、病因

引起上消化道出血的原因很多，最常见的有消化性溃疡、食管胃底静脉曲张破裂、急性胃黏膜病变和胃癌。

（一）上消化道疾病

引起上消化道出血的上消化道疾病包括食管疾病，如各种原因的食管炎、食管损伤及食管癌等；胃十二指肠疾病，如胃十二指肠溃疡、胃部肿瘤、急性胃黏膜病变等，胃手术后病变等；空肠上段疾病，如小肠间质瘤、血管畸形等。

（二）上消化道邻近器官或组织的疾病

如门静脉高压导致食管胃底静脉曲张破裂、胆道出血、胰腺疾病累及十二指肠、主动脉瘤破入胃或十二指肠等。

（三）全身性疾病

如血液病（血小板减少性紫癜、弥散性血管内凝血、白血病等）、结缔组织病（结节性多动脉炎、系统性红斑狼疮或其他血管炎）、尿毒症、急性感染（流行性出血热等）以及手术、外伤导致应激相关的胃黏膜损伤。

二、病情评估

（一）年龄、性别及既往史

1. **年龄** 中老年人服用非甾体抗炎药可造成急性胃黏膜病变出血。

2. **性别** 上消化道出血男性多于女性（约2∶1），女性妊娠剧吐可造成贲门撕裂出血。

3. **诱因** 服用肾上腺糖皮质激素、吲哚美辛、水杨酸类等药物史，酗酒史，进食粗硬食物，精神刺激，剧烈呕吐等。

考点
引起上消化道出血最常见的原因

4. 既往史　有无消化性溃疡史、肝炎肝硬化史等。

（二）临床表现

1. 呕血及便血　上消化道急性大量出血多表现为呕血，呈咖啡样胃内容物，如出血速度快、出血量大，则为暗红色，甚至鲜红色，可有血凝块；上消化道出血后均有黑便，即柏油样便，当出血量大，在肠道停留时间短时，为鲜红色血便。

2. 周围循环衰竭　急性大量失血可致循环血量不足，表现为心慌、头晕、乏力、体位性晕厥、肢体冷、血压下降、心率增快等，出现休克时可伴有烦躁不安、精神萎靡、四肢湿冷、呼吸急促、意识障碍、少尿或无尿。

3. 贫血　大量出血后均有失血性贫血，贫血出现的速度和程度主要取决于失血的程度。

4. 发热　多数患者在 24 小时内出现低热，可持续数日，发热的原因可能与血容量减少、贫血、周围循环衰竭、血液或分解蛋白吸收等因素导致体温调节中枢功能障碍有关，但应注意并发吸入性肺炎。

5. 氮质血症　消化道出血后，大量血液蛋白质的消化产物在肠道被吸收，使血尿素氮升高（肠源性氮质血症），失血使肾血流量暂时性减少，导致氮质潴留（肾前性氮质血症）。一般在纠正低血压、休克后，血尿素氮可迅速降至正常。

（三）辅助检查

1. 实验室检查　包括隐血试验、血常规、血尿素氮、凝血系列、肝功能、肾功能等。

2. 特殊检查　①内镜检查：胃镜直接观察，即能确定，并可根据病灶情况作相应的止血治疗。②X 线钡剂检查：仅适用于慢性出血或出血已停止、病情已稳定的患者。③选择性血管造影：适用于紧急内镜检查未能明确诊断的活动性出血。

（四）病情判断

1. 上消化道出血的判断　根据呕血、黑便和失血性周围循环衰竭的临床表现，呕吐物及黑便隐血试验呈强阳性，结合其他检查，多数可做出上消化道出血的判断，但需注意以下几点：①鉴别口、鼻、咽喉部出血时吞下血液引起的呕血。②鉴别呕血与咯血。③鉴别上消化道出血与下消化道出血。④排除进食引起粪便变黑，如服用铁剂、铋剂或动物血液等。

2. 出血病因的判断　在上消化道出血的众多病因中，常见病因及特点如下。①消化性溃疡：慢性、周期性、节律性上腹痛，冬春季节多见；出血前可有劳累或精神紧张、受寒等诱因，且常有上腹痛加剧，出血后疼痛减轻或缓解。②急性糜烂出血性胃炎：多有应激状态或服用非甾体抗炎药等损伤胃黏膜史。③食管胃底静脉曲张破裂出血：多有肝炎、酗酒史，以及门静脉高压表现。④胃癌：多见于 40 岁以上男性，有渐进性食欲缺乏、上腹持续疼痛、进行性贫血、体重减轻、上腹部肿块，出血后上腹痛无明显缓解。

3. 出血严重程度的判断　观察和记录呕血持续时间、次数、量、性状。失血量的估计结合呕血与黑便量来参考，临床上 >500ml 的失血还需根据临床表现来判断出血量。大便隐血阳性：出血量 >5ml；黑便：出血量达 50～70ml；出现呕血：胃内积血 >250ml；出现全身症状如头晕、心悸等，出血量 >400ml；短时间出血量 >800ml 或全血量的 20%，患者可有血压下降、尿少、头晕、心跳增快至 100 次/分以上等临床表现。根据患者生命体征进行休克指数计算:休克指数=脉搏/收缩压。如休克指数为 1,表示出血量约 1000ml,当休克指数超过 1.5 时,常表示患者病情危重。

4. 出血是否停止　注意排便次数、颜色的变化。次数多、大便稀、暗红均代表仍在继续出血;出血是否停止,不能只根据排便情况来判断,必须结合临床表现,如血压、脉搏、意识、肠鸣音、血红蛋白、红细胞计数等来综合判断。

三、救治与护理

(一)急救处理

1. 一般处理　仰卧休息,保持呼吸道通畅,头偏向一侧,避免呕吐物误吸而窒息,给予吸氧。活动性出血期间严格禁食水,严密观察病情。

2. 积极补充血容量　当血红蛋白低于 70g/L、收缩压低于 90mmHg 时,应立即输入足够量全血;肝硬化患者应输入新鲜血,开始输液应快,但老年人及心功能不全者输血输液不宜过多过快,否则可导致肺水肿,最好进行中心静脉压监测,如果血源不足可给右旋糖酐或其他血浆代用品。

3. 止血措施

(1)药物止血:生长抑素是目前食管、胃底静脉曲张破裂出血最常用药,止血效果肯定,因不伴全身血流动力学改变,故短期使用几乎没有严重不良反应,但价格较贵;血管加压素是通过收缩内脏血管,减少门静脉血流量,降低门静脉及其侧支循环的压力,有冠心病及高血压者禁忌使用血管加压素;对消化性溃疡和急性胃黏膜损害引起的出血,常规予 H_2 受体拮抗剂和质子泵抑制剂。

(2)气囊压迫止血:适用于食管、胃底静脉曲张破裂出血。如药物止血效果不佳,可考虑使用,该方法即时止血效果明显,但必须严格遵守技术操作规程以保证止血效果,并防止窒息、吸入性肺炎等并发症发生。

(3)内镜治疗:对于门静脉高压出血者,可采取如下措施。①急诊食管曲张静脉套扎术。②注射组织胶或硬化剂如乙氧硬化醇、鱼肝油酸钠等,一般多主张注射后用 H_2 受体拮抗剂或奥美拉唑,以减少硬化剂注射后因胃酸引起的溃疡与出血。③对于非门静脉高压出血者,可局部注射 1/10 000 肾上腺素盐水;采用内镜下氩离子凝固术(APC)电凝止血;血管夹(钛夹)止血。

(4)外科手术治疗:内科治疗无效时可考虑外科手术治疗。

(二)护理重点

1. 密切观察病情　包括严重程度的观察和治疗效果的观察,血红蛋白较低时相关并发症的观察。

2. 心理护理与生活护理　可酌情使用镇静剂,以减少患者的恐惧感,但肝性脑病所致的出血禁用吗啡和巴比妥类药物,呕血停止 12～24 小时就可进流食,并逐步过渡到半流食。

3. 补液护理与手术准备　对严重失血性休克患者,补充血容量应适当加快速度,如有需要可加压输血;但对有心、肺、肾等疾病者或老年人,输液速度不宜过快,密切注意患者心肺功能;对危重患者应做好急救准备,止血效果不良考虑手术治疗者应进行术前准备。

第7节 意识障碍

案例 11-7

患者，女性，19岁。因"意识不清4小时"入院。饮52°白酒约500ml后说话语无伦次、走路不稳，被扶回宿舍休息，呕吐胃内容物2次，晚餐时同学呼之不应，急诊来院。查体：T 37.1℃，P 124次/分，R 28次/分，BP 110/75mmHg，双侧瞳孔等大等圆，对光反应存在，压眶反应迟钝。

问题： 1. 该患者是否发生了意识障碍？如已发生属于哪种类型？

2. 假如您是急诊护士，应对该患者采取哪些救护措施？

意识障碍是指人对周围环境及自身状态的识别和察觉能力出现障碍。可由多种原因引起，且病情变化快，临床表现复杂，因此需迅速作出判断并给予相应的抢救措施，维持生命体征，同时进行重点的问诊、体格检查、辅助检查明确病因，再针对病因进一步治疗和护理。

一、病因与发病机制

（一）病因

1. 颅内疾病 ①颅脑感染性疾病：如脑脓肿，各种脑炎、脑膜炎，脑型疟疾等。②脑血管疾病：如脑出血、蛛网膜下腔出血，脑栓塞、脑血栓形成，高血压脑病等。③颅内占位性病变：如脑肿瘤、脑脓肿等。④颅脑损伤：如脑震荡、脑挫裂伤、外伤性颅内血肿等。⑤癫痫。

2. 全身性疾病 ①中毒性脑病：如中毒性肺炎、中毒性菌痢、伤寒、斑疹伤寒，有害气体中毒、药物中毒、农药中毒、金属中毒、植物或动物类中毒等。②内分泌与代谢障碍：如甲状腺危象、肾性脑病、肝性脑病、肺性脑病、糖尿病酮症酸中毒、低血糖症、水电解质平衡失调等。③物理因素损伤及其他：如溺水、触电、高原型昏迷及严重创伤等。

（二）发病机制

由于脑缺血、缺氧，葡萄糖供给不足，酶代谢异常等因素，引起脑细胞代谢紊乱，从而导致脑干网状结构上行激活系统抑制或两侧大脑皮质广泛性损害时，即可造成意识障碍。

二、病情评估及判断

（一）首先应确定意识障碍的程度，评估生命体征

对意识障碍患者，首先尽快评估意识障碍的危重程度。对已昏迷的患者，首先要注意可能危及生命的体征，并采取相应的救护措施。

（二）进一步明确意识障碍的病因

可通过重点的问诊、体格检查及辅助检查，判断意识障碍的原因。

1. 病史 是判断意识障碍原因的关键。应着重了解：

（1）发生意识障碍的诱因及起病急缓：意识障碍突然发生，应考虑脑出血、脑栓塞、高血压脑病等；若缓慢起病，逐渐加重，多为颅内占位性病变、代谢性脑病等。

（2）伴随症状：如首发症状为剧烈头痛者应考虑蛛网膜下腔出血、脑出血、脑膜炎等；剧烈抽搐起病者考虑乙型脑炎、流行性脑脊髓膜炎等；高热多见于全身或颅内感染；低体温见于乙醇和巴比妥中毒、低血糖等；昏迷前如有头痛、呕吐，可能有颅内压增高，应考虑脑肿瘤、脑脓肿、脑出血、脑膜炎等。

（3）既往史：既往有无高血压、肝病、糖尿病、癫痫及外伤意外史等。

2. 体格检查　可发现意识障碍患者的其他临床表现，重点评估生命体征和神经系统的状况。

（1）生命体征

1）体温：体温升高，常见于颅内外感染性疾病、中暑等；体温降低，常见于休克、酒精中毒、一氧化碳中毒、肝性脑病、低血糖昏迷等。

2）脉搏：昏迷伴有脉搏强弱不等、快慢不均很可能是心房颤动所致脑栓塞，颅内压增高、房室传导阻滞者脉搏缓慢。

3）呼吸：呼吸障碍的性质有时取决于昏迷发生的原因，呼吸浅而慢（是呼吸中枢受抑制的表现）见于镇静安眠药、成瘾性药物、有机磷杀虫药等中毒；呼吸深长（Kussmaul呼吸）见于糖尿病酸中毒、尿毒症昏迷，并分别伴有烂苹果味和尿有氨味；鼾声呼吸见于脑出血；肝性脑病有肝臭味；酒精中毒有酒味；潮式（Cheyne-Stokes）呼吸和比奥（Biots）呼吸多见于中枢神经系统疾病；间歇式呼吸患者多预后不良。

4）血压：血压升高见于高血压脑病、脑血管意外、肾炎尿毒症等；血压降低见于糖尿病性昏迷、镇静安眠药中毒者。

（2）神经系统状况

1）瞳孔变化：双侧瞳孔散大可见于颠茄类、酒精、氰化物等中毒；双侧瞳孔缩小可见于吗啡类、巴比妥类、有机磷杀虫药等中毒；双侧瞳孔不等大可见于脑疝。

2）肢体感觉、运动功能变化：瘫痪可见于脑出血、脑梗死或颅内占位性病变；肢体可随意运动，对疼痛有躲避反应提示皮质脊髓束大致完整；出现舞蹈样动作提示锥体束受损。

3）神经反射和脑膜刺激征：昏迷者出现阳性病理征，提示锥体束受损；脑膜刺激征可见于脑膜炎、蛛网膜下腔出血等。

3. 辅助检查　对诊断帮助较大，一般先做常规检查，如血、尿、便常规及血糖、电解质、心电图等。必要时检查血氨、血清酶、血气分析、肝肾功能、脑脊液、彩超、X线、头颅CT等。

（三）意识障碍程度的判断

目前常用以下方法评估意识障碍的程度。

1. 临床分类法　主要根据患者对言语和各种刺激的反应情况加以判断，按其深浅程度或特殊表现分为嗜睡、昏睡、昏迷。

（1）嗜睡：是程度最浅的一种意识障碍，主要表现为患者经常处于睡眠状态，能被各种刺激唤醒，醒后定向力基本正常，能正确回答和作出各种反应，但当外界刺激去除后，又很快入睡，有时烦躁不安或动作减少。

（2）昏睡：介于嗜睡和昏迷之间的状态，需用较强烈的刺激才能唤醒，醒后答话含

考点
意识障碍程度的判断

糊或答非所问，对指令无反应或不正确，各种反射存在，当外界刺激停止后，立即又转入昏睡。

（3）昏迷：是一种最严重的意识障碍，表现为意识持续性的中断或完全丧失，按其程度可分为：

1）浅昏迷：对强烈的痛觉刺激仅能引起患者肢体简单的防御性运动（如肢体退缩），但对外界较强烈的刺激无反应，各种生理反射（吞咽、咳嗽、角膜反射、瞳孔对光反射等）存在。体温、脉搏、呼吸多无明显改变，可伴谵妄或躁动。

2）深昏迷：对各种刺激全无反应，各种生理反射消失，可有呼吸不规则、血压下降、大小便失禁、全身肌肉松弛等。

2. 格拉斯哥昏迷评分法　详见第 15 章急危重症患者系统功能监护。

三、救治与护理

（一）救治原则

维持生命体征，避免重要脏器进一步损害，进一步完善辅助检查，确定意识障碍的原因。

1. 急诊处理

（1）维持呼吸：保持呼吸道通畅，防止因呕吐导致误吸，吸氧，必要时给予人工辅助通气及呼吸中枢兴奋剂。

（2）维持有效循环功能：尽早开通静脉通路，酌情给予补液、血管活性药、强心剂、利尿剂和皮质激素等药物治疗。

（3）连续实施急诊监护：①监护生命体征。②防止意外伤害。③防止呼吸道阻塞及窒息。④定时检测各类生化指标。

2. 病因治疗　针对病因采取措施是抢救成功的关键。意识障碍若为低血糖引起应立即静脉注射 50%葡萄糖溶液；若为中毒引起应行排毒解毒等治疗；若为感染引起应给予有效抗生素治疗；若为脑肿瘤引起需行手术切除。

3. 对症治疗　对病因一时未明者应积极治疗和对症处理。对颅内压增高者给予脱水、降颅压药物，如甘露醇、呋塞米、皮质激素等，必要时行脑室穿刺引流等，控制癫痫发作、过高血压及过高体温；预防或抗感染治疗，维持水、电解质和酸碱平衡，补充营养，防治并发症，如消化道出血、心力衰竭、呼吸衰竭、肾衰竭等。

（二）护理措施

1. 院前急救护理

（1）迅速使患者安静平卧，松解腰带、领扣，清除口咽中的分泌物，昏迷者托起下颌，使下颌切牙咬合于上颌切牙之前，保持呼吸道通畅。

（2）尽快拨打"120"。

（3）呼吸暂停者立即给氧或进行口对口人工呼吸。

（4）有条件尽快输液，有休克表现者迅速采取抗休克措施。

（5）注意保暖，尽量少搬动患者。

（6）送医院进一步救治，途中注意观察病情变化。

2. **紧急救护措施** 对于有生命危险的患者，迅速采取相应紧急救护措施。

3. **急诊监护**

（1）监护生命体征：包括体温、脉搏、血压、呼吸、意识变化、瞳孔等观察，并详细记录。如患者出现呼吸不规则（潮式呼吸或间歇呼吸）、脉搏减慢变弱、血压明显波动（迅速升高或下降）、体温骤然升高、瞳孔散大、对光反射消失等，提示患者病情恶化，须立即向医生汇报，并迅速配合医生进行抢救。

（2）防止呼吸道阻塞及窒息：在昏迷状态时可因发生咽喉肌痉挛、舌根向后移位、颈肌或呼吸肌强直或痉挛，唾液分泌增多、胃内容物上逆引起呼吸运动受限及呼吸道堵塞甚至窒息。因此，护士应积极做好呼吸道的护理，如协助昏迷者取平卧位，头偏向一侧，防止呕吐物误吸造成窒息；帮助患者肩下垫高，使颈部舒展，防止舌后坠阻塞呼吸道，保持呼吸道通畅；立即检查口腔、喉部及气管有无梗阻，及时吸引口、鼻内分泌物，痰液黏稠时给予雾化吸入，用鼻导管或面罩吸氧；必要时需插入气管套管，机械通气。

（3）防止意外伤害：采取相应措施（如应用约束保护，专人陪伴等）防止由于躁动不安引起摔跌、唇舌咬伤、颞颌关节脱位及骨折等意外伤害，抽搐患者及时使用牙垫，以防舌咬伤。

（4）定时检测各类生化指标。

4. **协助医生查明和去除病因**

（1）遵医嘱采取血液、尿液、脑脊液、呕吐物等标本进行相应的检查，以查明患者昏迷的病因。

（2）针对不同病因，遵照医嘱采取相应的医疗措施进行抢救，如有开放性伤口及时止血、缝合、包扎，如消化道中毒者，及时进行催吐、洗胃、注射解毒剂；如糖尿病酮症酸中毒患者，及时应用胰岛素治疗并迅速补充液体；如癫痫持续状态患者，应及时应用苯妥英钠等药物。

5. **加强基础护理**

（1）预防感染：每 2～3 小时翻身拍背一次，并刺激患者咳嗽，及时吸痰；口腔护理 3～4 次/天，为防止口鼻干燥，可用 0.9% 氯化钠溶液浸湿纱布覆盖口鼻；患者眼睑不能闭合时涂抗生素眼膏或用眼罩；做好会阴护理，患者有排尿功能紊乱需要留置导尿，应严格遵守无菌操作，每日定时消毒尿道口，并冲洗膀胱，减少泌尿系统感染。

（2）预防压力性损伤：昏迷患者由于不能自主调整体位，肢体长期受压容易发生压力性损伤。护理人员应加强皮肤护理、协助患者被动活动肢体、定时翻身、保持肢体功能位等。

（3）营养支持：一般多食高蛋白、高热量、富含维生素、清淡易消化的饮食，提高患者的抵抗力。意识障碍不能经口进食者，可选择肠内营养或肠外营养。根据病情配置合适的营养液，营养支持期间注意观察有无并发症发生。

6. **健康指导**

（1）向患者家属介绍如何照顾昏迷的患者及相关注意事项。

（2）告知患者家属如发现病情恶化，应保持镇静，及时与医生和护士联系。

（3）患者意识清醒后，向患者及家属宣传疾病的知识，告知他们原发病的常见原因和诱因，从而注意预防。尽量避免原发病再次复发，指导患者学会观察病情，如出现恶化征象，及时就诊。

自测题

A₁/A₂型题

1. 败血症患者常见的热型是（　　）
   A. 稽留热　　　　B. 弛张热　　　　C. 波状热
   D. 间歇热　　　　E. 不规则热

2. 引起波状热常见的病因是（　　）
   A. 败血症　　　　B. 伤寒　　　　　C. 风湿热
   D. 疟疾　　　　　E. 布鲁菌病

3. 患儿，3岁，突发严重吸气性呼吸困难，伴明显"三凹征"及高调吸气性哮鸣音，其原因可能是（　　）
   A. 支气管哮喘　　　　B. 大气管异物
   C. 急性支气管炎　　　D. 自发性气胸
   E. 左心功能不全

4. 下列哪项不是引起生理性心悸的原因（　　）
   A. 激烈运动　　　　　B. 饮酒
   C. 情绪激动　　　　　D. 甲状腺功能亢进
   E. 用阿托品后

5. 阑尾炎的疼痛特点为（　　）
   A. 上腹痛　　　　　　B. 下腹痛
   C. 左下腹痛　　　　　D. 右下腹痛
   E. 转移性右下腹痛

6. 右上腹痛并黄疸及肝大可见于（　　）
   A. 肝硬化　　　　B. 肝炎　　　　　C. 脂肪肝
   D. 肝癌　　　　　E. 血吸虫病

7. 下列急腹症患者必须做胃肠减压的是（　　）
   A. 急性肠梗阻
   B. 老年急腹症患者
   C. 急腹症伴糖尿病
   D. 急腹症伴腹膜刺激征
   E. 急腹症伴移动性浊音

8. 出现柏油样便，消化道出血量至少超过（　　）
   A. 20ml　　　　B. 40ml　　　　C. 60ml
   D. 80ml　　　　E. 100ml

9. 下列引起意识障碍的疾病，其中哪项属颅内感染（　　）

A. 高血压脑病　　　　B. 脑梗死
C. 脑血栓形成　　　　D. 脑型疟疾
E. 癫痫

10. 意识障碍伴瞳孔散大可见于（　　）
    A. 颠茄类中毒　　　　B. 吗啡类中毒
    C. 巴比妥类中毒　　　D. 有机磷杀虫药中毒
    E. 毒蕈类中毒

11. 护理意识障碍患者时，正确的护理措施是（　　）
    A. 采用约束带防止坠床
    B. 伴有抽搐表现时，应大声与其交谈，以稳定情绪
    C. 牙关紧闭时，用压舌板放于上下切牙间，以防舌咬伤
    D. 眼睑不能闭合时，眼部可用盐水纱布覆盖，以保护角膜
    E. 对肢体采取被动运动，促进血液循环，预防静脉血栓

A₃型题

（12、13题共用题干）

患者，男性，24岁。4小时前突感上腹部刀割样疼痛，迅速蔓延至全腹，伴恶心、呕吐，呕吐物为胃内容，以往有溃疡病史。查体：T 37.5℃，P 98次/分，BP 100/80mmHg，急性痛苦病容，心肺正常，腹平，腹式呼吸消失，全腹有压痛、反跳痛、肌紧张，以上腹部为甚，肝浊音界缩小，肠鸣音消失。

12. 该患者最可能的诊断是（　　）
    A. 急性阑尾炎　　　　B. 急性肠梗阻
    C. 溃疡急性穿孔　　　D. 急性胰腺炎
    E. 急性梗阻性化脓性胆管炎

13. 如该患者行非手术治疗，最重要的护理措施是（　　）
    A. 取半卧位　　　　　B. 禁饮食、胃肠减压
    C. 镇静止痛　　　　　D. 输液
    E. 遵医嘱使用抗生素

（刘树森）

创伤（trauma）的概念有广义和狭义之分。广义的创伤是指人体遭受外界物理、化学、生物性致伤因素作用后所引起的组织结构破坏和（或）功能障碍；狭义的创伤是指机械性致伤因素作用于机体造成组织结构完整性的破坏和（或）功能障碍。

近几年，创伤救治体系的有序组织和院前救治水平的改善，明显提高了创伤患者的生存率。创伤救护体系由院前急救、医院急救、后续专科治疗三部分构成。

院前急救和医院急诊科救治的质量和速度直接关系到伤员的生命安全和功能恢复。为使创伤急救更有效，既要不断提高抢救技术，还须健全阶梯式救治系统。轻伤患者就地抢救，中度伤患者收住一般医院，重伤患者经急救后及时送往大医院或创伤中心进一步监护救治。创伤救治工作原则：保存生命第一，恢复功能第二，顾全解剖完整性第三。

考点
创伤救治工作原则

创伤救护中，遵循一定的急救程序，能提高效率、防止漏诊。急救程序包括：①监测心率、血压、呼吸等生命体征和意识、瞳孔变化，检查受伤部位，迅速评估伤情。②迅速处理生命体征的重要改变，进行相应心肺复苏、抗休克及紧急止血等处理。③了解受伤经过，分析伤情，仔细进行体格检查。④完善各种诊断性穿刺和必要的辅助检查。⑤执行手术等各种有效的确定性治疗救护措施。

考点
创伤救护的程序

第 1 节　创伤院前急救护理

案例 12-1

某国道上一辆大型货车突然完全失控，撞到中心隔离带后驶入对向车道，与一辆中巴车迎面相撞后双双坠入路基旁 3m 深的水塘，中巴车上有 18 名乘客，部分乘客被抛出车窗后落水，2 名伤员被卡在变形车座中，现场人员立即拨打"120"呼救，并展开自救、互救。

问题： 1. 现场救护中需遵循哪些原则？

2. 有伤员被从水中救起后不省人事，检查无呼吸、颈动脉搏动消失，应如何抢救？怎样判断抢救效果？

3. 有伤员头颈部受伤，颈后疼痛、活动受限，躯体被卡在变形的车座之间，在救出该伤员的过程中应重点注意什么问题？如何正确搬运此类伤病员？

创伤的院前急救是指从创伤发生到伤员进入医院这段时间内现场或转运（transport）中的救治。院前急救的目的为维持生命、防止伤势或病情恶化，促进康复。创伤现场急救是维持和挽救患者生命的重要保证。

一、院前评分

创伤严重程度评分（trauma scaling），简称创伤评分，是以计分的形式估算创伤的严重程度，以经过量化和权重处理的患者生理指标或诊断名称等作为参数，经过数学计算来评估伤情严重程度及判断预后的方法。创伤评分是以量化标准来判定伤员损伤的严重程度，指导创伤救护、预测创伤结局以及评估救护质量。目前已建立的创伤评分系统，按使用场合，分为院前评分、院内评分和 ICU 评分。

院前评分用于现场分类，确定救治的具体措施及需要转送医院的要求，保证危重伤员的紧急救治。以下介绍几种国际上普遍采用的院前创伤评分。

（一）创伤指数

创伤指数（trauma index，TI）主要参照创伤部位及伤员生理变化（循环、呼吸和意识状态），加上创伤类型估计测算的分数，按照其异常程度各评为 1、3、5、6 分，相加总分（5~30 分）为 TI 值，具体计分方法，见表 12-1。TI 值越高说明伤情越重，TI 值 ≤9 分为轻伤，10~16 分为中度伤，≥17 分为重伤。现场急救人员可将 TI>10 分的伤员送往创伤中心或大型医院。

表 12-1　创伤指数

项目		分值			
		1	3	5	6
创伤部位	四肢		躯干背部	胸腹部	头、颈部
创伤类型	撕裂伤		刺伤	钝挫伤	子弹伤
循环状态	正常		BP<102mmHg, P>100 次/分	BP<102mmHg, P>100 次/分	BP、P 测不到
呼吸状态	胸痛		呼吸困难	发绀	无呼吸
意识状态	倦怠		嗜睡	浅昏迷	深昏迷

（二）创伤记分

创伤记分（trauma score，TS）是根据机体受到创伤后所发生的病理生理反应来评估患者伤情的严重程度，观察的生理指标有循环状态（包括收缩压和毛细血管充盈度）、呼吸状态（频率和幅度）、意识（格拉斯哥昏迷评分）等，5 个参数分别记 0~5 分，5 项分值相加为 TS，具体计分方法，见表 12-2。TS 有效值为 1~16 分，分值越低，伤情越重。1~3 分者生理变化大，死亡率可达 96%；4~13 分者生理紊乱显著，抢救价值大；14~16 分者，生理紊乱不显著，存活率可达 96%。TS 的伤员检伤分类标准为 TS<12 分。

（三）修正的创伤记分

修正的创伤记分（revised trauma score，RTS）是对 TS 的进一步改进并简化了检测指标，只采用了经权重处理的收缩压、呼吸频率和意识状态（GCS）三项指标作为评分参数。每项记 0~4 分，3 项相加为 RTS 值，RTS 评分越低伤情越重，具体评分方法，见表 12-3。总分为 0~12 分，>11 分诊断为轻伤，<11 分为重伤，RTS<12 分应转送创伤中心。

表 12-2 创伤记分

指标	分值					
	0	1	2	3	4	5
呼吸次数（次/分）（A）	0	<10	>35	25~35	20~24	
呼吸幅度（B）	浅或困难	正常				
循环收缩压（mmHg）（C）	0	<50	50~69	70~90	>90	
毛细血管充盈度（D）	无充盈	充盈迟缓	正常			
昏迷指数 GCS（E）		3~4	5~7	8~10	11~13	14~15

表 12-3 修正的创伤记分

指标	分值				
	4	3	2	1	0
意识状态 GCS	13~15	9~12	6~8	4~5	3
呼吸频率（次/分）	10~29	>29	6~9	1~5	0
收缩压（mmHg）	>89	76~89	50~75	1~49	0

（四）CRAMS 评分

CRAMS 是以循环（circulation）、呼吸（respiration）、腹部（abdomen）、运动（moter）、语言（speech）5 个项目为评分标准的评分方法，按照各项目表现评定为 0~2 分，共 3 级，具体评分法，见表 12-4。相加的积分为 CRAMS 值，总分为 10 分，总分越高伤情越轻。CRAMS 分值 9~10 分为轻伤，7~8 分为重伤，≤6 分为极重伤。

表 12-4 CRAMS 评分

指标	分值		
	2	1	0
循环（C）	毛细血管充盈正常 SBP>100mmHg	毛细血管充盈迟缓 SBP 85~99mmHg	毛细血管无充盈 SBP<85mmHg
呼吸（R）	正常	>35 次/分	无自主呼吸
腹部（胸部）（A）	无压痛	腹或胸部压痛	板状腹或穿透伤、连枷胸
运动（M）	正常	只有疼痛反应	无反应
语言（S）	正常	言语错乱、语无伦次	发音听不懂或不能发音

（五）院前指数

院前指数（prehospital，PHI）以收缩压、脉搏、呼吸和意识四项生理指标为依据，每项指标记 0~5 分，最高总分是 20 分，分数越高伤情越重。具体计分法，见表 12-5。总分 0~3 分为轻伤，4~20 分为重伤，死亡率为 16.4%，手术率为 49.1%。伴有胸腹穿通伤者另加 4 分（总分 0~24 分）。

表 12-5　院前指数

指标	分值				
	0	1	2	3	5
收缩压（mmHg）	>100	86～100	75～85	0～74	
脉搏（次/分）	51～119			≥120	≤50
呼吸频率（次/分）	正常			浅或费力	<10 或需插管
意识状态	正常			模糊或烦躁	言语不能理解

二、成批伤员的分拣方法

　　发生大批量伤员时，若伤员的数量和严重程度超过当地救治单位的现场救治能力，要充分利用现有的人力物力，以抢救尽可能多的伤员为原则。分拣时要识别有生命危险但可以救活的伤员，以便优先救治和转运。抢救中应采用成批伤员分拣法，成批伤员的现场分拣步骤，见图 12-1。

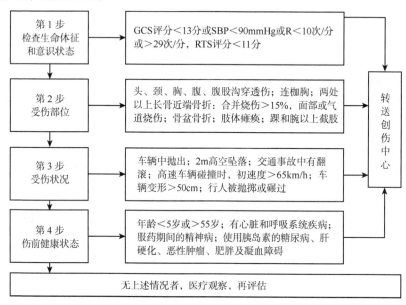

图 12-1　成批伤员现场分拣步骤

　　1. **危重伤**　有生命危险需要立即救治的伤员，用红色标记。此类伤员应立即进行创伤基本生命支持，并尽快转运至相关医院。
　　2. **重伤**　伤情不会立即危及生命，又必须进行手术的伤员，用黄色标记。
　　3. **轻伤**　所有轻伤，均用绿色标记。
　　4. **濒死伤**　抢救费时困难，救治效果差，生存机会不大的伤员，用黑色标记。

三、急救护理

　　急救的目的是挽救生命和稳定伤情，处理复杂伤情时要优先解除危及伤员生命的情况，使伤情得到控制，为转运和后续确定性治疗创造条件。应优先处理的危及生命的紧急情况，包括心搏骤停、窒息、活动性大出血、张力性气胸、休克和腹腔内脏脱出等。

（一）创伤评估

院前急救是要迅速、系统、动态地对伤员进行评估，包括初步评估和进一步评估。病情评估前，首先要将伤者移至安全的环境，远离火灾、有害气体、爆炸危险等安全隐患。详细内容参见第 2 章。

1. 初步评估　是判断是否存在威胁生命和肢体安全的状态，可以按照"ABCDEF"的顺序进行检查。A（airway）是判断气道是否通畅；B（breathing）是评估呼吸是否正常；C（circulation）是判断有无致命性大出血和失血性休克等；D（disability）是评估中枢神经系统有无障碍；E（exposure/environment）是暴露伤员身体以利全面充分估计病情，并评估现场救治环境是否安全；F（fracture）是评估有无骨折。

2. 进一步评估　目的是快速、系统地评估伤员，识别疾病和损伤，未采取措施处理危及生命的伤情之前不能进行进一步评估。评估的步骤包括获取病史，检查生命体征，检查伤员的气道、呼吸、循环状态和 GCS 评分。

（二）创伤基本生命支持

创伤基本生命支持（basic trauma life support，BTLS）技术主要包括复苏、通气、止血、包扎、固定、搬运及转运等。详细内容参见第 16 章。

1. 复苏　心搏呼吸骤停时立即行连续胸外心脏按压和口对口人工呼吸，有条件时使用简易呼吸器。

2. 通气　呼吸道阻塞会导致伤员窒息死亡，必须争分夺秒解除各种阻塞原因，维持呼吸道通畅。清除口咽部异物、血块及分泌物；舌骨附着肌损伤或下颌骨缺损致舌后坠者，须牵引舌体并固定于口外；咽喉水肿压迫气管者，应做紧急气管插管或气管切开，条件不具备时粗针做环甲膜穿刺，或用尖刀片做环甲膜切开，操作时切勿用力过猛以免损伤食管等其他组织。

3. 止血　大出血可使伤员迅速陷入休克，甚至死亡，须立即止血。常用的止血方法有指压法、加压包扎法、填塞法和止血带法等。

指压法最简便迅速；加压包扎法广泛用于绝大多数四肢软组织或中小血管的外伤止血；填塞法用于肌肉、骨端等渗血；若肱动脉、股动脉出血加压包扎无效，或者外伤性肢体离断出血时，可在靠近伤口近端处扎止血带。

4. 包扎　目的是保护伤口、减少污染、压迫止血、固定骨折关节和敷料并止痛。常用绷带、三角巾和四头带，也可用干净毛巾、手帕、衣物、床单等替代。

包扎时要求动作轻、快、准、牢，能保证固定敷料、压迫止血，不影响肢体血液循环；包扎敷料应超出伤口 5～10cm，对充分暴露的伤口，先用无菌敷料覆盖伤口，再进行包扎；不可在伤口上打结，包扎不可过松或过紧，以防滑脱或压迫神经、血管，四肢包扎时要露出指（趾）末端，以便随时观察肢端血液循环。

5. 固定　骨关节损伤时须尽早进行临时固定制动，目的是减轻疼痛，避免骨折断端损伤血管、神经或其他组织，且利于防治休克和转运。

常用的固定材料包括夹板、敷料、颈托（围），或就地取材。

有出血者，先止血并包扎再固定。固定时要注意伤员全身情况，对外露的骨折端不应送回伤口，伤肢置于适当位置，固定于夹板或其他固定物上（如木板、竹竿、树枝等）。固定范围要包括骨折处上、下两个关节；若缺少固定材料，可用自体固定法，上肢固定

考点
初步评估
内容

考点
创伤基本
生命支持

于胸廓，下肢固定于健肢上。固定的夹板不可与皮肤直接接触，须衬垫夹板两端、骨突出部和悬空部位，防止组织受压损伤。

6. **搬运及转运**　伤员经初步处理后，需从现场转送到医院或急救中心做确定性治疗。搬运的目的是将伤员及时、迅速、安全地搬离事故现场，避免伤情加重，迅速得到进一步院内救治。

急救人员应考虑伤员伤势，原地检伤、包扎、止血、简单固定后再搬运。搬运常用方法有徒手搬运和担架搬运。

正确搬运可减轻伤员痛苦，避免继发损伤。凡怀疑有脊柱、脊髓损伤的伤员，搬运时保持伤处稳定，将伤员身体沿长轴方向拖动，切勿弯曲或扭曲，以免加重损伤。

转运过程中严密观察伤者生命体征，保持呼吸道通畅，防止窒息，注意保暖。行进中的救护车内，伤员头朝车尾、足朝车头平卧（与行车方向相反），保证头部供血。

（三）大批伤员的救护

遭遇自然灾害（地震、泥石流、台风等）和重大交通事故时，常出现成批伤员。进行救援时，现场医疗环境差、医疗资源不足的问题严重，需要分清轻、重伤，按以下原则进行大批伤员的救护。

1. **自救互救**　专业医护人员未赶赴现场实施救援前，现场人员或伤员应自救互救，尽快脱离致伤因素，减少伤亡，具体包括：挖掘被掩埋伤员；灭火，使伤员脱离火源；简易止血；简易包扎、遮盖创面；简易固定骨折；清除口鼻异物，昏迷者将舌拉出防止窒息；以湿毛巾遮盖口鼻，撤离有害气体环境；毒剂沾染时，尽快脱去外衣，拭去皮肤上沾染的液滴，遮掩口鼻；简易除去放射性沾染物；护送、背出、抬出伤员。

2. **专业救援**　大批伤员的现场救护原则为尽快使伤员脱离险境（搜救、挖掘、搬运伤员），检伤分类，优先抢救有生命危险的重伤员。对一般轻伤者，就地医疗处理后，即可归队或转有关部门处理，将主要救护力量用于抢救重伤员。重伤员中确定急需优先救治者，紧急处理后，按轻重缓急顺序及时后送。在后送前或后送途中需要向救治机构报告伤情、初步诊断及相关处理，严密观察伤情变化，做相应的应急处理。救治机构在接收成批伤员后应迅速进行检伤分类，组织救护力量进行抢救。

第2节　多发伤及复合伤的救护

案例 12-2

患者，女性，40岁，因烧伤合并左小腿骨折急诊入院，患者2小时前遇火灾严重烧伤，逃离现场时从2楼跳下致左小腿剧烈疼痛，不能行走。查体：声音嘶哑、咳出炭末样痰，口鼻有黑色分泌物，全身大面积水疱性烧伤。右侧小腿膝盖有直径约3cm的擦伤，创面轻度污染，可见明显渗血。

问题： 1. 应如何对该患者的病情进行快速的评估？

　　　　2. 该患者急诊入院，需立即采取哪些抢救措施？

　　　　3. 在抢救过程中，患者出现面色苍白、P 120次/分、R 24次/分、BP 80/50mmHg，应立即采取什么治疗措施？

一、多发伤的救护

（一）概述

多发伤（multiple trauma）是指在同一致伤因子作用下，人体同时或相继有两个以上的解剖部位或脏器受到创伤，且其中有一处是危及生命的严重创伤，或并发创伤性休克。多发伤的死亡率较高，对患者的生命构成威胁，需要急诊处理。

1. 病因与临床特点

（1）病因：多发伤的病因多样，多为暴力所致。平时以交通事故最常见，其次是高处坠落，挤压伤、刀伤、塌方等，发生率占全部创伤的 1%～8%；战时多发伤的发生率为 4.8%～18%。

（2）临床特点：多发伤不是各部位创伤的简单叠加，多发伤伤情往往彼此掩盖，相互作用，加重损伤反应。其主要临床特点：①伤情重、变化快，死亡率高。②休克发生率高。③低氧血症发生率高。④容易漏诊和误诊。⑤感染发生率高。⑥多器官功能障碍发生率高。⑦伤情复杂，抢救时各部位伤的治疗方法常发生矛盾。⑧并发症发生率高。

考点
多发伤的临床特点

2. 确立多发伤的诊断　凡因同一致伤因子而致下列伤情两条以上者可确定为多发伤。

1）颅脑损伤：颅骨骨折，伴有昏迷、半昏迷的颅内血肿，脑挫伤，颌面部骨折。

2）颈部损伤：颈部外伤伴有大血管损伤、血肿、颈椎损伤。

3）胸部损伤：多发性肋骨骨折，血气胸，肺挫伤，纵隔、心、大血管和气管损伤，膈疝。

4）腹部损伤：腹腔内出血，腹腔内脏器破裂，腹膜后大血肿。

5）泌尿生殖系统损伤：肾破裂，膀胱破裂，尿道断裂，阴道破裂，子宫破裂。

6）复杂性骨盆骨折伴有休克。

7）脊椎骨折或脱位伴脊髓损伤，或多发脊椎骨折。

8）上肢肩胛骨、长骨干骨折，上肢离断。

9）下肢长骨干骨折，下肢离断。

10）四肢广泛皮肤撕脱伤。

单纯脊椎压缩性骨折、轻度软组织损伤、手足骨折等，对整体影响不大，不作为多发伤条件。

（二）护理评估

与疾病不同，多发伤伤情的评估更强调动态性和全身整体情况。因而对多发伤的检查应遵循初步评估—处理—再评估—再处理的反复循环的原则。

考点
快速伤情评估、全身伤情评估、持续评估

1. 伤情评估　面对多发伤伤员的时候，在急救的同时务必以简便的方法在最短时间内明确脑、胸、腹等部位是否存在致命性损伤。

（1）快速伤情评估：对严重多发伤的早期检查，主要判断有无致命伤，快速有序地进行体格检查，确认有无致命的危重情况并进行干预。简要询问病史了解伤情，监测生命体征，注意伤员的神志、面色、呼吸、血压、脉搏等，具体包括：

1）气道情况：有无气道不畅或阻塞。

2）呼吸情况：是否有通气不良、有无鼻翼扇动、胸廓运动是否对称、呼吸音是否减弱，特别注意有无张力性气胸、开放性气胸或连枷胸。

3）循环情况：了解出血量多少，观察血压和脉搏，以判断是否休克。①有无活动性出血，血容量是否减少。②毛细血管再充盈时间：用于评价组织灌注情况，当用手指压迫伤员拇指甲床时，甲床颜色变白，正常状况去除压力后 2 秒内，甲床恢复正常红润，毛细血管再充盈时间延长是组织灌注不足的最早指征之一。③评估血压：急救现场可用手触动脉法。如可触及桡动脉、股动脉或颈内动脉搏动，则收缩压分别为 80mmHg、70mmHg、60mmHg。

4）中枢神经系统情况：意识状态、瞳孔大小、对光反射、有无偏瘫和截瘫。

（2）全身伤情评估：在进行紧急处理后，生命体征稳定的情况下，应及时进行全身检查，对伤情做出全面估计，以决定后续的治疗方案和优先次序。

为避免创伤查体时发生疏漏，检查诊断时可按照 "CRASH PLAN" 顺序进行，即 C—心脏（cardiac）、R—呼吸（respiration）、A—腹部（abdomen）、S—脊柱（spine）、H—头部（head）、P—骨盆（pelvic）、L—肢体（limb）、A—动脉（arteries）、N—神经（nerves）。

此外还应采集详细病史，了解受伤的原因和经过，根据具体情况进行各种特殊实验室检查和影像诊断，如 X 线摄片、CT、MRI 等。根据以上评估，确立创伤救治的先后顺序。

①穿刺：简单、快速，可反复进行，准确率可达 90%，为胸腹创伤的首选方法。②腹腔灌洗：可在床边进行，阳性率达 95%，用于腹部创伤检查。③X 线：骨关节损伤的首选方法，简便、无创、经济。④B 超：简便、经济，可在床边进行。主要用于腹部损伤，对腹腔出血、实质性脏器损伤和心脏压塞诊断准确率高。⑤CT：用于血流动力学稳定患者。对实质性脏器损伤可以定性，对颅脑、胸腹创伤意义较大。⑥MRI：多角度、多层面成像，软组织分辨率高，但操作复杂，费用高。主要用于脑、脊髓损伤。⑦其他：血管造影和内镜技术均可同时进行诊断和治疗。血管造影能判定出血来源，但费用高、费时，用于腹部及盆腔创伤；内镜技术用于胸腹创伤。

（3）持续评估：通过严密监测症状与体征，结合实验室检查和影像学检查评价治疗效果及伤员的病情变化，如有病情恶化或救治效果不佳，应尽快找出原因，并针对性采取措施。

2. 常见的并发症　严重创伤后，由于组织或器官损伤，局部及全身器官功能和代谢紊乱，易发生较多的并发症，可影响伤员的伤情及病程的发展和预后。故对创伤并发症应有足够的警惕性，要密切观察，早期诊断，积极采取措施预防和处理。

（1）感染：开放性创伤一般都有污染，如果污染严重，处理不及时或不当，加之免疫功能降低，很容易发生感染。

（2）休克：早期常为失血性休克，晚期由于感染发生可导致脓毒症，甚至脓毒性休克。

（3）脂肪栓塞综合征：常见于多发性骨折，主要病变部位是肺，可造成肺通气功能障碍甚至呼吸功能不全。

考点
"致命死亡
三联征"

（4）应激性溃疡：发生率较高，多见于胃、十二指肠。

（5）凝血功能障碍：主要是由于凝血物质消耗、缺乏，抗凝系统活跃，低体温和酸中毒等，常表现为出血倾向。凝血功能障碍、低体温和酸中毒被称为 "致命死亡三联征"，是重症创伤死亡的重要原因之一。

（6）器官功能障碍：创伤多伴有组织的严重损伤，存在大量的坏死组织，可造成机体严重而持久的炎性反应，加之休克、应激、免疫功能紊乱及全身因素的作用，容易并发急性肾衰竭、急性呼吸窘迫综合征等严重内脏并发症。

（7）骨筋膜室综合征：常由创伤骨折的血肿和组织水肿使室内容物体积增加或外包过紧，局部压迫使骨筋膜室容积减小而导致骨筋膜室内压力增高所致。临床表现为 5 个 P：由疼痛转为无痛（pain）、苍白或发绀、大理石花纹（pallor）、感觉异常（paresthesia）、麻痹（paralysis）、无脉（pulselessness）。

（8）创伤后应激障碍：经历创伤事件后，延迟出现和（或）长期持续的精神障碍。

（三）救护措施

抢救必须迅速、准确、有效，包括现场急救、转运、院内救治。创伤后 1 小时是挽救生命，减少致残的"黄金时间"，患者的预后取决于急救系统反应速度和损伤的严重程度、有效的院前救治、复苏以及到达医院后采取的手术治疗方案。创伤患者的复苏原则与所有患者一致，首先维持患者气道通畅，维持呼吸和循环，并对患者进行快速评估、全身评估、持续评估。预防低体温、酸中毒和凝血功能障碍，三者对患者的预后有着显著的潜在影响。

对于损伤严重处于生理极限的伤员需要采用损伤控制性手术（damage control surgery，DCS）的策略，其是针对严重创伤患者处于生理极限时采用的早期简化手术、复苏等待伤员生理紊乱得到适当纠正、全身情况改善后再行确定性手术的救治策略。

1. 现场救护　原则是先抢救生命，后保护功能，先重后轻，先急后缓。

（1）尽快脱离危险环境，安置合适体位：抢救人员到达现场后，应使伤员迅速安全地脱离危险环境，排除可以继续造成伤害的原因。如将伤员从倒塌的建筑物或炮火中抢救出来，转移到通风、安全、保暖、防雨的地方进行急救。但搬运伤员时动作要轻稳，切忌将伤肢从重物下硬拉出来，避免再度损伤或继发性损伤。对怀疑有脊柱损伤者，立即予以制动，以免造成瘫痪。在不影响急救的前提下，协助伤员安置舒适安全的体位（平卧位头偏向一侧或屈膝侧卧位），并注意保暖。

（2）解除呼吸道梗阻：呼吸道梗阻或窒息是伤员死亡的主要原因。应立刻采取如下措施：松开领带、衣扣，置伤员于侧卧位，或头转向一侧，以保持呼吸道通畅；迅速清除口、鼻、咽、喉部的异物、血块、呕吐物、痰液及分泌物等；对颅脑损伤而有深昏迷及舌后坠的伤员，可牵拉出后坠的舌，下颌向前托起；对下颌骨骨折而无颈椎损伤的伤员可将颈项部托起，头后仰，使气道开放；对喉部损伤所致呼吸不畅者，可用大号针头做环甲膜穿刺或环甲膜切开；心搏骤停伤员做心肺复苏的同时应尽快行气管插管，以保证呼吸道通畅及充分供氧，以利于循环恢复。

（3）处理活动性出血：控制明显的外出血是减少现场死亡的最重要措施。最有效的紧急止血法是加压于出血处，压住出血伤口或肢体近端的主要血管，然后在伤口处用敷料加压包扎，并将伤部抬高，以控制出血。慎用止血带，但对出血不止的大血管破裂，则可用橡皮止血带或充气止血带，须衬以软垫。记录开始时间，每 30 分钟到 1 小时松解一次，每次松开 2~3 分钟。解开止血带时不可突然松开，同时应压住出血伤口以防大出血造成休克。

考点
损伤控制性手术的策略

（4）处理创伤性气胸：对张力性气胸伤员，应尽快于伤侧锁骨中线第 2 肋间插入带有活瓣的穿刺针排气减压，能迅速改善危象；对于胸部有伤口造成的开放性气胸伤员，要尽快使用无菌敷料垫封闭开放伤口；对血气胸要行闭式引流；对胸壁软化伴有反常呼吸者应固定软化胸壁等。

（5）保存好离断肢体：伤员断离的肢体应用无菌包或干净布包好，外套塑料袋，隔水置冰块中低温（0～4℃）保存，以减慢组织的变性和防止细菌滋生繁殖。断肢应随同伤员送往医院，以备再植手术。

（6）处理伤口：包扎伤口，目的是保护伤口，减少污染，压迫止血，固定骨折、关节和敷料并止痛。需要注意：伤口内异物不要随意去除；创面中有外露的骨折断端、肌肉、内脏，严禁回纳；骨折的伤员要进行临时固定；脑组织脱出时，应先在伤口周围加垫圈保护脑组织，不可加压包扎。

（7）抗休克：现场抗休克的主要措施为迅速地临时止血、输液扩容。尽快恢复有效循环血量是抢救成功的关键措施。

（8）现场观察：其目的是了解受伤原因、暴力情况、受伤的详细时间、受伤的体位、神志、出血量等，以便向接收救治的人员提供伤情记录，帮助伤情判断以指导治疗。

2. 转运途中的救护

（1）原则：在转运过程中，伤员的护理标准决不能降低。转运前抢救物品准备充分；转运快速平稳；途中密切观察病情变化；途中抢救不中断。

（2）体位：伤员在转运途中的体位，应根据不同的伤情选择。一般创伤伤员取仰卧位；颅脑伤、颌面部伤应侧卧位或头偏向一侧，以防舌后坠或分泌物阻塞呼吸道；胸部伤取半卧位或伤侧向下的低斜坡卧位，以减轻呼吸困难；腹部伤取仰卧位，膝下垫高使腹壁松弛；休克患者取中凹卧位。

（3）搬运：脊柱骨折的伤员俯卧在担架上进行运送。3～4 人一起搬动，保持头、颈、躯干在同一条直线上，以防造成继发性脊髓损伤，尤其是颈椎伤可造成突然死亡。担架运送时，伤员头部在后，下肢在前，以便观察伤员面色、表情、呼吸等变化；救护车运送时车速不宜太快，以减少颠簸。飞机转运时，体位应横放，以防飞机起落时头部缺血。

（4）病情观察：注意伤员的神志、瞳孔、生命体征、面色、肢端循环，如发现变化应及时处理，保持输液通道畅通，留置导尿管观察尿量，及时评估休克等状况。

3. 院内救护　经现场急救运送至医院急诊科后，尽快对伤情进一步判断分类，迅速采取针对性救治措施，见图 12-2。危及生命的多发性创伤，需迅速完成急救手术或抢救处理。手术原则是应在抢救生命、保存脏器和肢体的基础上尽可能维持功能。

根据伤情判断可将伤员分为 3 类：①致命性创伤，如危及生命的大出血、窒息、开放性或张力性气胸。此类伤员在短时紧急复苏后立即手术治疗。②生命体征尚平稳者，如不会危及生命的刺伤、火器伤或胸腹部损伤，观察或复苏 1～2 小时，完善交叉配血及必要检查，并做好手术准备。③潜在性创伤，此类伤员受伤性质尚未明确，可能需要手术治疗，应继续严密观察，作进一步检查。

（1）呼吸支持：保持呼吸道通畅，视病情给予气管插管、人工呼吸、吸氧，紧急情况可做环甲膜穿刺、气管切开。

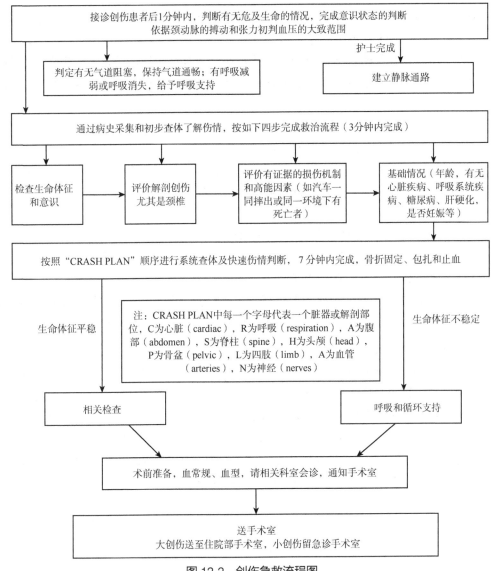

图 12-2　创伤急救流程图

（2）循环支持：主要是抗休克，尽快建立两路以上静脉输液通道，注意不可在伤肢远端选择静脉通路，必要时行深静脉穿刺置管术（尽量不使用下肢静脉），保证扩容速度和急救药物的有效使用。补充有效循环血量，遵医嘱输液，必要时输血。可用抗休克裤，留置导尿管，观察每小时尿量。

（3）控制出血：加压包扎止血并抬高患肢，对活动性较大的出血应迅速清创止血，内脏大出血应立即进行手术处理。

（4）识别、预防、治疗"致命死亡三联征"：严重创伤合并大出血患者，往往出现低体温、酸中毒和凝血功能障碍，这三者可相互促进，形成恶性循环，故被称为"致命三联征"。若不能及时发现，患者很可能在 24 小时内死亡。

（5）镇静止痛和心理治疗：剧烈疼痛可诱发或加重休克，在不影响病情观察的前提下，遵医嘱选用药物止痛。

（6）防治感染：严格执行无菌操作原则，遵医嘱使用抗生素。开放性创伤患者需加用破伤风抗毒素（TAT），防治破伤风。

（7）病情观察：严密观察伤情变化，特别是怀疑有潜在损伤的多发伤患者，必须连续监测生命体征和相应症状、体征的变化，协助医生进一步检查。发现病情变化，及时汇报医生。

（8）支持治疗：维持水、电解质和酸碱平衡，保护重要脏器功能，并给予营养支持。

（9）配合医生进行各损伤脏器的治疗。

1）胸部创伤：胸部开放性创伤，应迅速用各种方法封闭创口，张力性气胸者尽快予以穿刺胸膜腔行闭式引流，必要时行开胸手术。心脏损伤者应及时完善术前准备行修补手术。

2）颅脑损伤：有颅脑损伤者注意预防脑水肿，快速静脉滴注 20%甘露醇脱水以降低颅内压，头部降温，注意防止呕吐物误吸。一旦明确颅内血肿，且脑组织受压明显，应即刻行开颅血肿清除和（或）减压术。

3）腹部内脏损伤：密切观察腹部体征，疑有腹腔内出血时，立即行腹腔穿刺术、B超检查；输液、输血等抗休克治疗；迅速完善术前准备，尽早剖腹探查。

二、复合伤的救护

复合伤（combined injuries）是指两种或两种以上致伤因素同时或相继作用于人体所造成的损伤，所致的机体病理生理紊乱比多发伤和多部位伤更严重复杂，是引起死亡的重要原因。常见原因有工矿事故、交通事故、火药爆炸事故、核事故等。临床上根据主要损伤的特征来命名，如创伤复合伤、烧伤复合伤等。复合伤的基本特点为"一伤为主、复合效应"，伤情可被掩盖。主要致死原因有大出血，休克，有害气体急性中毒或窒息，急性肺水肿、肺出血，急性心衰，多器官功能障碍等。

（一）烧伤复合伤

1. 概述　同时或相继受到热力（热辐射、热蒸汽、火焰等）和其他创伤所致的复合伤。多见于各种意外爆炸（锅炉爆炸、火药爆炸、瓦斯爆炸等）、电击和交通事故中。战时多为烧伤合并冲击伤，平时则多为烧伤合并各种脏器和组织的机械性损伤。其临床特点包括：

（1）全身情况差，整体损伤重，症状多样化：严重烧伤引起体表损伤和多种内脏并发症；合并冲击伤时，神情淡漠、反应迟钝、嗜睡；合并颅脑伤时，出现意识障碍；合并胸腹脏器损伤时，出现相应损伤症状，如伴有胸闷、咳嗽、呼吸困难、咳血性泡沫痰者，可能复合有肺冲击伤；伴有急腹症者，可能复合有腹腔脏器损伤。

（2）心肺损伤：冲击波直接作用于胸腹壁，引起肺出血、肺水肿、肺破裂和肺大疱等，导致气胸、血胸、肺不张，伤员有胸痛、胸闷、咳嗽、咯血、呼吸困难等，严重者出现肺出血、肺水肿症状，是现场死亡（伤后 4 小时内）的主要原因。心脏损伤主要病变为出血、坏死、心肌纤维断裂。临床表现：早期心动过缓，心率 40～50 次/分，持续 2～3 小时；以后心率可加快至 200 次/分，并可出现心律失常，严重时可出现心功能不全。

（3）肝肾功能损伤：重度烧伤合并冲击伤后肝脏可出现不同程度的撕裂伤及包膜下

血肿，继而发生肝功能受损；还可加重肾功能损害，出现少尿、血尿、无尿、血尿素氮持续升高直至肾衰竭。

2. 救护措施

（1）防治肺损伤：严重肺出血、肺水肿是早期主要死因。应从现场急救开始，保持呼吸道通畅。有呼吸困难、窒息者紧急插入口咽通气管、气管插管或气管切开；给氧（氧流量 5～8 L/min），肺水肿时予以 40%～50% 乙醇湿化吸氧，必要时呼吸机辅助通气。

（2）补液、抗休克：补液时严密观察呼吸、心律、心率的变化，防止心衰、肺水肿的发生。烧伤合并颅脑损伤者，抗休克补液指标应控制在低水平，休克控制后适当限制输液量并及早使用脱水剂，根据血压、脉搏、呼吸变化决定脱水剂的用量。

（3）抗感染：及早妥善处理创面，注意防止各种内源性感染。预防性使用抗生素和注射破伤风抗毒素。

（4）保护心、脑、肺、肾的功能。

（5）创面处理：需转运的患者应做好烧伤创面的处理；争取伤后 6～8 小时内清创；深度烧伤创面位于长骨骨折处时，可早期切痂植自体皮；骨折予以内固定或石膏托外固定；手术创面若不能避开烧伤创面，应在烧伤创面发生感染之前尽早进行。手术操作动作要轻，逐层严密缝合切口，局部创面加用抗菌药物。

（二）化学复合伤

1. 概述　各种创伤合并化学毒剂中毒或伤口直接染毒者称为化学复合伤。多见于战时使用化学武器，也见于民用化学致伤因素，如农药、强酸强碱、工业有害气体与溶剂。化学毒物可经呼吸道、消化道、皮肤或黏膜进入机体，引起中毒甚至死亡。其临床特点：

（1）毒剂中毒合并创伤时中毒程度加重。毒剂中毒合并创伤会使毒物吸收快，中毒程度明显加重，毒剂致死剂量减少到未受伤时的 1/15～1/10。

（2）创伤伤口染毒后，根据毒剂种类不同，临床表现有所不同。①神经性毒剂：染毒伤口无特殊感觉，局部出现明显肌颤，如不及时处理可很快自创面吸收，几分钟内出现中毒症状而死亡。②糜烂性毒剂（如路易剂）：染毒时伤口立即出现剧痛，局部出现青灰色斑点，周围皮肤 10～20 分钟后严重充血、发红和水肿。全身吸收中毒症状迅速而强烈，常出现严重的中枢神经系统症状、肺水肿和循环衰竭。③窒息性毒剂（如双光气）：主要损害支气管系统，染毒后呈现咳嗽、胸闷、流泪，然后出现中毒性肺水肿。④失能性毒剂：主要作用于中枢神经系统，中毒时出现眩晕、头痛、嗜睡、幻觉、躁狂、木僵、昏迷等表现，伴有口干、瞳孔扩大、皮肤潮红、心率加快、体温上升等阿托品类药物作用表现。

2. 救护措施　包括尽快组织自救、互救；使用防护面具和其他防护器材；洗消（即对染有化学毒物的部分进行消毒、清洗，以消除沾染）局部和包扎伤口；四肢伤口染毒时，立即于近心端扎止血带并彻底洗消伤口；迅速撤离染毒区等。

（1）清除毒物

1）皮肤染毒者：局部以皮肤消毒剂消毒，先用纱布、手帕等去除可见毒物，避免扩大染毒范围，然后用消毒剂消毒。因消毒剂对局部皮肤有一定刺激性，10 分钟后应用清水局部冲洗。无消毒剂时，用肥皂水、碱水、清水应急消毒。大面积皮肤染毒局部处理

考点
毒剂中毒的治疗原则

不彻底时，应全身清洗消毒。

2）伤口染毒者：立即除去伤口内毒剂液滴；四肢伤口近心端扎止血带，减少毒剂吸收。消毒液加水稀释或用大量清水反复冲洗伤口，简单包扎，半小时后放松止血带。

3）眼染毒：立即用 2%碳酸氢钠、0.5%氯氨水或清水彻底冲洗。

4）经口中毒者：立即催吐，或用 2%碳酸氢钠、0.02%～0.05%高锰酸钾或 0.3%～0.5%氯氨水洗胃，洗胃时水温和压力要适当，动作轻柔，以免加重胃黏膜损伤。洗胃后取药用活性炭粉 15～20g 混于一杯水中吞服。洗出物及呕吐物及时予以消毒处理。

（2）及时实施抗毒疗法：诊断明确后立即对症予以抗毒疗法。

（3）保护重要脏器功能：特别注意保持呼吸道通畅和保护心肌功能；积极防治肺水肿；心功能不全者予以西地兰 C 等强心剂，增加心肌收缩力。

（4）防治并发症：中毒性休克伴有肺水肿时，禁忌输血和等渗盐水，可输注高渗葡萄糖溶液。出血性休克和中毒性休克同时存在时，若无血液浓缩，既可输液，也可输血。有肺水肿的可能时，需掌握好输液速度和输液量。

（三）放射性复合伤

1. **概述**　放射性复合伤（radiation combined injuries）是人体在遭受放射性损伤的同时，又受到机械性损伤。在核电站事故、核爆炸时有多种致伤因素作用于机体；以放射损伤为主，合并烧伤、冲击伤较为多见。其临床特点如下。

（1）休克发生率高：休克发生率和严重程度均比其他损伤重，放射剂量越大，休克发生率越高，程度也越重。

（2）感染加重：感染发生率高、出现早、程度重。复合伤时发热和出现感染灶时间均早于放射病，在极重度复合伤中，常见休克刚过，感染接踵而至，甚至休克期和感染期重叠，发生早期脓毒症。

（3）造血系统功能严重受损：骨髓破坏严重，出血明显，血小板计数下降，消化道出血严重，可见黑便，加重贫血发生，同时出血黏膜更易发生感染。

（4）创面伤口愈合延迟：①炎症反应减弱，局部白细胞浸润减少，创面渗出减少、干燥、色暗，伤口收缩不良，坏死组织脱落迟缓。②易并发感染，出血、组织坏死更加严重，甚至发生创面溃烂，坏死组织中有大量细菌繁殖。③烧伤、创伤和骨折的愈合时间推迟；肉芽组织形成不良，脆弱、苍白、易出血；骨折后骨痂形成速度慢，可造成骨折延迟愈合或骨不愈合。

2. **救护措施**

（1）现场救护：①迅速去除致伤因素，在伤情允许的情况下，应先洗消后处理。②根据伤情，有针对性地进行急救处理，进行止血、包扎、骨折固定、防治窒息、治疗气胸、抗休克、抗感染等。③迅速使伤员撤离现场，按轻、重、缓、急转送伤员，关闭辐射区，电话报告防护组及救援中心。

（2）防治休克：其救治原则和措施同其他创伤。

（3）早期抗辐射处理：对伤员进行洗消，洗消的污水和污物用深坑掩埋，勿使扩散，胃肠道沾染者可予以催吐、洗胃、缓泻等处理。

（4）防治感染：早期、适量和交替使用抗菌药物，积极防治感染。加强对创面局部感染的控制，以防止和减少细菌进入血流。存在严重感染时，可少量多次输注新鲜全血，以增强机体防御功能。应注意对厌氧菌感染的防治，如注射破伤风抗毒素（TAT），使用抗生素、早期清创等。

（5）防治出血：促进造血和纠正水、电解质紊乱，有条件时尽早进行骨髓移植。

（6）污染伤口的处理：①现场用大量清水清洗污染伤口，四肢伤口近心端扎一止血带，减少出血量。②根据放射性核素的种类选择冲洗液，如二乙烯三胺五乙酸（DTPA）或生理盐水等冲洗伤口。③经探测仪表明污染已不明显时，方可行手术切除污染的伤口。切除组织作监测计数或放化分析、放射自显影，记录污染核素类型。④创面处理时严格无菌操作，彻底清创，注意保护健康组织，彻底止血；对污染伤口，剪去周围毛发，以等渗盐水彻底清洗；清洗消毒时，先覆盖伤口，避免清洗液带放射性物质流入伤口；清创后伤口一般进行延期缝合；骨折应及早复位，固定时间根据临床表现及 X 线检查结果适当延长。

考点
放射性复合伤污染伤口的处理

第 3 节　创伤心理反应和干预

案例 12-3

患者，女性，30 岁，因"情绪低落，恐惧，睡眠差半年余"入院。7 个月前患者与人发生争执，对方伙同他人对其进行殴打，患者伤后被送入医院，诊断为：脑震荡，皮下血肿，全身多处软组织损伤，给予抗炎、观察等对症治疗，半个月后出院。

患者出院后出现情绪低落、话少、不愿与人接触，警觉性增高，无故害怕、恐惧。多次回想起遭殴打时的情景而致情绪失控、四肢发抖，不敢外出，极力回避谈到遭殴打的事件。患者饮食、睡眠均差，半夜常被噩梦惊醒。对生活失去信心，对一些曾喜欢的活动失去兴趣，做事注意力难以集中。

问题：1. 患者出现了什么问题？应如何处理？
　　　2. 创伤后常见的负性心理反应有哪些？

创伤不仅可以带来躯体应激，也会造成心理应激，具有不可预知性、不可抗拒性，可引起一系列的心理行为改变，从而直接或间接地影响伤员的生理、心理、社会康复和生存质量。

一、心理反应的影响因素

影响严重创伤伤员心理反应的因素包括：突然降临的意外创伤、陌生而令人恐惧的医疗环境、复杂特殊的诊疗措施、治疗中隐私暴露、经济负担；剧烈的疼痛、创伤后病理生理改变、脑外伤、特殊药物使用等因素；失去正常的功能活动、自理能力丧失、担心致残毁容或脏器摘除、害怕死亡、对相关事件的负罪感等。

二、常见心理反应及心理问题

对于意识清醒的创伤患者，巨大的生理、心理打击，一旦超出其心理承受的极限或心理反应过于强烈时，容易出现一系列与应激相关的生理、心理、行为上的变化，甚至心理问题。常见创伤后心理反应包括以下几种情况。

（一）负性心理反应

考点
创伤常见
心理反应
和心理问
题

严重创伤可导致患者出现各种心理反应，并因个体人格特征、创伤严重程度、可利用资源等差异而表现不同。

1. 情绪反应　严重创伤后患者常有恐惧、焦虑、惊慌不安、孤独、忧郁、易激惹、绝望无奈等反应，死亡的威胁令患者恐惧、惊慌。紧急入院、环境陌生、缺乏心理准备可导致孤独和无助感。担心预后、医疗费用等，易产生抑郁情绪，甚至出现自伤、自杀行为。有些患者表现为易激惹，激动、愤怒，甚至情绪失控或情绪休克。

2. 认知反应　有些创伤患者经抢救病情好转后会出现心理否认反应。一些伤者因致残毁容等产生失能评价，表现为拒绝治疗、攻击或自杀。治疗护理中的身体暴露等会使伤者产生羞辱感。还有的伤者出现注意力不集中、思维混乱、敏感多疑、定向力和记忆障碍等问题。

3. 行为反应　创伤急性期易出现社会性退缩或隔离、退行或过分依赖等消极行为，以及坐立不安、举止不协调等。

（二）积极心理反应

有些创伤患者会出现积极寻求支持，利用各种支持系统，并加强和他人联系的积极心理反应。

（三）病理性心理问题

1. 急性应激障碍（acute stress disorder，ASD）　是指在遭受到急剧、严重的各类创伤性事件后数分钟或数小时内所产生的一过性的精神障碍，一般在数天或 1 周内缓解，最长不超过 1 个月，多见于青壮年。主要表现为侵袭、警觉性增高、回避和易激惹。症状历时短暂，首选心理治疗，预后良好。若处理不当，20%～50%的患者会转为创伤后应激障碍。

2. 创伤后应激障碍（post-traumatic stress disorder，PTSD）　是指个体经历、目睹或遭遇到一个或多个涉及自身或他人的严重创伤，躯体完整性受损，或受到死亡的威胁，所导致的个体延迟出现和持续存在的精神障碍。女性发病率高于男性。重大创伤性事件是 PTSD 发生的基本条件。PTSD 一般在精神创伤性事件发生后数天至 6 个月内发病，病程至少持续 1 个月以上，可长达数月或数年，个别甚至达数十年之久。

考点
创伤后应
激障碍的
核心症状

PTSD 的核心症状有三组，即创伤性再体验症状、回避和麻木类症状、警觉性增高症状。

（1）创伤性再体验症状：患者的思维、记忆或梦中，反复出现与创伤有关的情境或内容。

（2）回避和麻木类症状：患者长期或持续性地极力回避与创伤经历有关的事件或情境，甚至出现选择性遗忘，不能回忆起与创伤有关的事件细节。

（3）警觉性增高症状：表现为过度警觉、惊跳反应增强，伴有注意力不集中、易激惹及焦虑情绪。

（4）其他：有些患者可出现物质滥用、攻击行为、自伤或自杀行为等，抑郁也是很多 PTSD 患者常见的伴随症状。

　　若在创伤事件发生后能通过一些心理评定工具来初步评定个体的心理健康状况，将有助于筛选出 PTSD 高危人群，从而有针对性地对高危人群提供有效的干预策略。

三、心理评估

　　心理评估（psychological assessment）是应用多种方法所获得的信息，对个体某一心理现象作全面、系统和深入的客观描述的过程。

　　为全面了解患者的心理状态，必须对患者的心理状态进行系统检测与评估，对严重心理应激或易发生心理危机者做出预警，以便采取相应干预措施。

　　对于创伤患者心理评估，临床工作者主要采用临床访谈、观察法、量表评估等方式。对于严重创伤患者，最"符合真实情况"的评估往往是护士与患者进行的非正式交谈，交谈本身即可起到心理干预的效果。对怀疑有严重心理问题者，可依据权威的精神疾病诊断标准进行评估，或使用专业的心理评估量表进行客观评估。涉及创伤患者心理反应的相关评估量表有应激事件影响量表、临床 PTSD 管理量表、简明症状量表、DSM-IV 紊乱的临床定式检查量表、创伤后诊断量表、医院焦虑抑郁量表、戴维森创伤量表等。

考点
创伤患者
心理评估
方法

四、心理危机干预

　　创伤心理危机是指严重创伤患者因创伤刺激导致的自伤及自杀行为。护士应具有心理危机干预意识，及时识别危机，并协助心理医生干预危机，帮助患者度过心理危机。

（一）心理危机干预及主要目标

　　1. 心理危机干预是指帮助个体化解危机，告知其如何应用较好的方法处理应激事件，并采取支持性治疗帮助个体度过危机。

　　2. 心理危机干预的主要目标为降低急性、剧烈的心理危机和创伤的风险，稳定和减少危机或创伤情境的直接而严重的后果，促进个体从危机和创伤事件中恢复或康复。

（二）心理危机干预的基本原则

　　心理危机干预的原则有快速性、就近性、预测性、简易性、有效性、实用性。具体可体现在以下几方面。

　　1. 心理危机干预是医疗救援工作的一个组成部分，应该与整体救治工作结合起来，以促进社会稳定为前提，要根据整体救治工作的部署，及时调整心理危机干预工作重点。

　　2. 心理危机干预活动一旦进行，应该采取措施确保干预活动得到完整的开展，避免再次创伤。

　　3. 对有不同需要的人群应综合应用干预技术，实施分类干预，针对患者当前的问题提供个体化帮助。严格保护患者的个人隐私，不随便对外透露患者的个人信息。

　　4. 以科学的态度对待心理危机干预，明确心理危机干预只是医疗救援工作中的一部分。

考点
创伤后心
理危机干
预的原则

（三）心理危机干预的步骤

心理危机干预可遵循如下六步法进行。

　　1. 明确问题，从患者角度确定心理危机，明确引发危机的焦点问题和诱因。

2. 以确保患者安全为干预的首要目标,尽可能将生理心理危险降到最低,明确解决方法。

3. 给予支持,与患者建立信任关系,使其愿意接受外来帮助。

4. 提出并验证可变通的应对方式。

5. 制定计划,考虑患者的自控能力和自主性,制定患者可理解、能实行的计划,克服情绪失衡状态。

6. 征得患者的承诺,以便有效实施为其制定的危机干预方案。

(四)护理措施与干预方法

严重创伤心理反应可分为危重期、急性期和康复期,各期心理反应有共性,但也因人而异,因此应进行个性化危机干预。及早对患者进行全面评估,从心理、生理和社会各方面给予患者具体的支持与辅导,提高患者应激适应能力和应对能力,并建立创伤后应激状态的早期康复方案,使患者能够顺利地度过应激阶段,预防 PTSD 的发生或减轻患者症状,从而促进患者康复。

1. **危重期** 在创伤发生时,配合医生进行紧急救护是心理护理的关键和基础,以获得患者的信任,减少心理反应与障碍的发生。还要注意创造舒适的诊疗环境并予以人文关怀,尊重患者,减少身体暴露,减轻病痛,保证睡眠,给予真诚的关心和同情,使其树立信心。及时与家属沟通,加强心理教育与监测,特别要关注情绪休克患者。

2. **急性期** 患者大多关注自己的伤情、预后及治疗方案和时间,治疗护理过程中应向其解释操作的目的和意义,消除其恐惧感,以良好的心态接受和配合治疗。注意提供情感支持、信息及心理教育,为其创造良好的语言环境,充分发挥其社会支持系统的作用,促进交流与沟通,帮助其身心康复。

3. **康复期** 除继续提供情感支持和社会支持外,应着重促进患者的心理康复和成长。一旦评估发现存在急性应激障碍及创伤后应激障碍,应寻求心理或精神科医生的诊治。心理治疗是根治 PTSD 最为有效的方法,常用的心理治疗有认知行为治疗、催眠治疗、眼动脱敏再加工、精神分析疗法等;药物治疗可缓解患者的症状、加强心理治疗的效果,两者联合使用效果更好。

自测题

A₁/A₂ 型题

1. 创伤指数(　　)

   A. 适用于院内创伤评分

   B. 根据创伤部位、伤员生理变化和创伤类型估算

   C. 按异常程度各评 1、2、3、4、5、6 分

   D. TI:5~9 分为轻伤;10~17 分为中度伤;17 分以上为重伤

   E. TI>9 分的伤员送往创伤中心或大医院

2. CRAMS 评分法(　　)

   A. 总分为 0~9 分

   B. 以循环、呼吸、腹部情况、运动、语言为评判标准

   C. 共 5 项内容,每项评分内容分 1~3 三个分值

   D. 总分 9~10 分为极重伤,7~8 分为重伤,≤6 分为轻伤

   E. 此评分方法适用于院内急救评分

3. 在出现大批量伤员时(　　)

   A. 抢救尽可能多的伤员为原则

   B. 无法抢救的尽量不抢救为原则

C. 以抢救老人和孩子为原则

D. 尽量争取时间为原则

E. 争取全部抢救成功为原则

4. 院前急救首先应考虑救治何种患者（　　）

    A. 休克　　　　　　　B. 骨折

    C. 呼吸困难　　　　　D. 窒息

    E. 腹腔内脏损伤

5. 外伤固定的目的不包括（　　）

    A. 减少伤部活动　　　B. 减轻疼痛

    C. 防止再损伤　　　　D. 便于搬运

    E. 固定敷料

6. 某外伤患者有休克、昏迷、脾破裂，开放性气胸，开放性胫腓骨骨折等危急情况，抢救时首先应（　　）

    A. 输血、输液　　　　B. 手术止血

    C. 封闭胸壁伤口　　　D. 骨折固定

    E. 用升压药

7. 患者，男性，55 岁，车祸造成多发性损伤，急救时首先要处理的情况是（　　）

    A. 开放性骨折

    B. 腹部外伤后肠管脱出

    C. 外伤性大出血

    D. 颅脑外伤

    E. 膀胱破裂

8. 患者，男性，32 岁，因车祸造成胸部严重创伤，肋骨骨折，有反常呼吸，送至医院已心搏骤停，抢救应（　　）

    A. 立即行胸外心脏按压

    B. 心内注射复苏药物

    C. 点击除颤

    D. 气管内注入肾上腺素

E. 立即开胸做胸内心脏按压

9. 担架转运时，将伤员安置为（　　）

    A. 头向前足向后　　　B. 头向后足向前

    C. 俯卧，足向前　　　D. 仰卧，足向前

    E. 以上都可以

10. 创伤患者的心理反应不包括（　　）

    A. 焦虑　　　　　　　B. 抑郁

    C. 创伤后应激障碍　　D. 易激惹

    E. 绝望无奈

11. 下列哪项不是创伤后应激障碍的特征（　　）

    A. 反复出现与创伤有关的情境或内容

    B. 回避和麻木类症状

    C. 物质滥用

    D. 过度警觉

    E. 数天或 1 周内缓解，最长不超过 1 个月

A_3/A_4 型题

（12、13 题共用题干）

    患者，男性，40 岁。外伤后出现呼吸困难、发绀、冷汗。查体：P 112 次/分，BP 70/45mmHg，气管向左偏移，颈部广泛皮下气肿，右侧胸廓饱满，叩诊呈鼓音，右肺呼吸音消失。

12. 最可能的诊断是（　　）

    A. 血胸　　　　　　　B. 肺挫裂伤

    C. 肋骨骨折　　　　　D. 张力性气胸

    E. 创伤性窒息

13. 此时首选的治疗措施是（　　）

    A. 气管切开　　　　　B. 剖胸探查

    C. 胸腔穿刺抽气减压　D. 补液、输血抗休克

    E. 镇静、止痛

（吴晓英）

第13章

急性中毒

某些物质接触或进入人体后，在一定条件下，与体液相互作用，损害组织，破坏神经和体液的调节功能，使其正常的生理功能发生障碍，出现一系列症状和体征，称为中毒（poisoning）。引起中毒的外来物质称毒物。

急性中毒（acute poisoning）是指短时间内吸收大量毒物导致机体损害，发病急骤，症状严重，变化迅速，如不积极治疗，可危及生命。

第1节 概 述

在生产过程中或在化学物质的保管、使用和运输过程中，如果不注意自身保护，接触有毒的原料、中间产物或成品，可发生中毒。在日常生活中，误食、意外接触毒物、用药过量、自杀或谋害等情况下，过量毒物进入人体也可引起中毒。

一、中毒途径与中毒机制

（一）毒物进入体内途径

1. 经消化道吸收 有机磷杀虫药、镇静催眠药、乙醇、毒蕈等常经消化道进入人体，主要在小肠消化和吸收。

2. 经呼吸道吸收 气体、烟雾态和气溶胶态的物质大多经呼吸道进入人体，如一氧化碳、硫化氢、砷化氢等。

3. 经皮肤黏膜吸收 多数毒物不能经健康的皮肤吸收。苯、苯胺、硝基苯、有机磷杀虫药、乙醚或氯仿等脂溶性毒物可经皮脂腺或黏膜吸收造成人体中毒。毒蛇咬伤时，毒液可经受损皮肤入血。

4. 经静脉进入人体 部分毒品可经静脉注射或皮下注射吸收入静脉进入人体。

（二）中毒机制

1. 局部刺激和腐蚀作用 强酸或强碱可吸收组织中水分，并与蛋白质或脂肪结合，使细胞变性和坏死。

2. 组织和器官缺氧 刺激性气体可引起喉头水肿、喉痉挛、支气管炎、肺炎或肺水肿，影响氧气吸入或肺泡的气体交换引起缺氧，如一氧化碳、硫化氢或氰化物等毒物阻碍氧的吸收、转运或利用。

3. 麻醉作用 有机溶剂和吸入性麻醉药等亲脂性强的毒物易通过血脑屏障进入脂质含量高的脑组织，抑制脑功能，产生麻醉作用。

4. 抑制酶的活性 有些毒物或其代谢产物通过抑制酶的活力产生毒性作用，如有机磷杀虫药抑制胆碱酯酶；氰化物抑制细胞色素氧化酶；重金属抑制含巯基的酶等。

5. 干扰细胞膜或细胞器的功能 四氯化碳经酶催化形成三氯甲烷自由基可作用于肝

考点
毒物侵入
途径

细胞膜中的不饱和脂肪酸，引起脂质过氧化，使线粒体及内质网变性，导致肝细胞坏死。

6. 受体竞争 阿托品通过竞争性阻断毒蕈碱受体产生毒性作用。

7. 干扰 DNA 及 RNA 合成 烷化剂芥子气可与 DNA 及 RNA 结合，造成染色体损伤，参与机体肿瘤的形成。

二、病情评估及判断

（一）病情评估

1. 健康史

（1）毒物接触史：急性中毒临床表现复杂，缺乏特异性。接触史对确诊具有重要意义。神志清楚者可询问患者本人，神志不清或自杀的患者，应向患者家属、保姆、同事或现场目击者了解情况；怀疑服毒时，要了解患者发病前的生活情况、精神状态、长期用药种类，身边有无遗留药瓶、药袋，家中有无药物缺少；怀疑一氧化碳中毒时，要了解室内炉火、烟囱、煤气及同室其他人员情况；怀疑食物中毒时，应调查进餐情况、时间、同餐者有无相同症状，收集剩余食物、呕吐物及胃内容物送化验；对职业中毒应询问职业史，包括工种、工龄、接触毒物的种类和时间、环境条件、防护措施及工作中是否有过类似情况等。

（2）既往史：对于中毒患者，还应了解发病前健康状况、生活习惯、嗜好、情绪、行为改变、用药及经济情况等。

2. 身体评估

（1）皮肤黏膜

1）皮肤及黏膜灼伤：见于强酸、强碱、甲醛、苯酚、甲酚皂溶液（来苏儿）等腐蚀性毒物灼伤。硝酸可使皮肤黏膜痂皮呈黄色；盐酸痂皮呈棕色；硫酸痂皮呈黑色。

2）发绀：亚硝酸盐、苯胺或硝基苯等中毒时出现血中高铁血红蛋白含量增加而引起发绀。

3）樱桃红色：见于一氧化碳、氢化物中毒。

4）黄疸：毒蕈、鱼胆或四氯化碳中毒损害肝脏可致黄疸。

（2）眼部

1）瞳孔扩大：见于阿托品、莨菪碱类、曼陀罗等中毒。

2）瞳孔缩小：见于有机磷杀虫药、吗啡、氨基甲酸酯类杀虫药、阿片类镇痛药、毒蕈等中毒。

3）视神经炎：见于甲醇中毒。

（3）呼吸系统

1）刺激症状：各种刺激性及腐蚀性气体如强酸雾、甲醛溶液可引起呼吸道黏膜严重刺激症状，出现咳嗽、胸痛、呼吸困难，甚至喉痉挛、喉头水肿、肺水肿、急性呼吸窘迫、呼吸衰竭。

2）呼出特殊气味：酒味见于酒精中毒；苦杏仁味见于氰化物中毒；大蒜味见于有机磷杀虫药、黄磷、铊等中毒；苯酚味见于苯酚、甲酚皂溶液中毒。

3）呼吸加快：见于水杨酸类、甲醇、刺激性气体（如二氧化氮、氟化氢、硫化氢、氯化氢、二氧化硫）等中毒。

4）呼吸减慢：镇静催眠药或吗啡中毒时抑制呼吸中枢，使呼吸减慢。

（4）循环系统

1）心律失常：洋地黄、夹竹桃、蟾蜍等中毒时兴奋迷走神经；拟肾上腺素药、三环类抗抑郁药等中毒时兴奋交感神经；氨茶碱中毒时亦可引起心律失常。

2）心搏骤停：洋地黄、奎尼丁、锑剂或依米丁（吐根碱）等直接造成心肌毒性作用而致心搏骤停；一氧化碳、硫化氢、氰化物或苯胺等致心肌缺氧而出现心搏骤停；可溶性钡盐、棉酚中毒可致严重低钾血症而出现心搏骤停。

3）休克：严重的化学灼伤致血浆渗出或剧烈呕吐和腹泻，致血容量减少，发生低血容量性休克；严重巴比妥类中毒抑制血管舒缩中枢，引起周围血管扩张，发生休克。

（5）消化系统

1）口腔炎：汞蒸气、有机汞化合物等可引起口腔黏膜糜烂，齿龈肿胀、出血。

2）几乎所有毒物均可引起呕吐、腹泻，重者可致胃肠穿孔和出血坏死性肠炎。

3）呕吐物的颜色和气味：高锰酸钾中毒呈紫色或红色；有机磷杀虫药呈大蒜味。

（6）神经系统

1）昏迷：见于镇静催眠药、麻醉药、有机溶剂、窒息性毒物（如一氧化碳、硫化氢、氰化物）、高铁血红蛋白生成性毒物、农药（如有机磷杀虫药、拟除虫菊酯杀虫药）等中毒。

2）谵妄：见于阿托品、酒精或抗组胺药中毒。

3）肌纤维颤动：见于有机磷杀虫药、氨基甲酸酯类杀虫药或异烟肼、铅等中毒等。

4）惊厥：见于窒息性毒物、异烟肼、有机氯或拟除虫菊酯类杀虫药等中毒。

5）瘫痪：见于蛇毒、三氧化二砷、可溶性钡盐等中毒。

6）精神失常：见于一氧化碳、二硫化碳、酒精、阿托品、有机溶剂、抗组胺药中毒，药物依赖戒断综合征等。

（7）泌尿系统

1）肾小管堵塞：砷化氢中毒。

2）肾缺血：引起休克的毒物可致肾缺血。

3）肾小管坏死：升汞、四氯化碳、氨基糖苷类抗生素、毒蕈和蛇毒等中毒，最终均可导致急性肾衰竭，出现少尿或无尿。

（8）血液系统：砷化氢中毒、苯胺或硝基苯等中毒可引起溶血性贫血和黄疸。水杨酸类、肝素或双香豆素过量、敌鼠和蛇毒咬伤中毒等引起凝血功能障碍致出血。氯霉素、抗肿瘤药或苯等中毒可引起白细胞减少。

（9）发热：见于阿托品、二硝基酚或棉酚等中毒。

3. 辅助检查　应尽快直接采集剩余毒物及可能含毒的标本（如呕吐物、胃内容物、血液、尿、粪及其他可疑物品）供检，检验标本尽量不放防腐剂。

（二）病情判断

在诊断患者是否中毒的同时，应对中毒的严重程度进行判断，有利于指导治疗和评价预后。病情危重的信号：①深度昏迷。②高热或体温过低。③癫痫发作。④高血压或血压偏低。⑤严重心律失常。⑥肺水肿。⑦吸入性肺炎。⑧呼吸衰竭。⑨黄疸或肝衰竭。⑩少尿或肾衰竭。

> **链 接**　中毒病情分级与评估
>
> 　　1998 年，欧洲中毒中心和临床毒理学家协会、联合国际化学安全计划和欧盟委员会推荐了中毒严重程度评分（poisoning severity score，PSS）。中毒严重程度评分标准分五级。无症状（0 分）：没有中毒的症状、体征。1. 轻度（1 分）：一过性、自限性症状或体征。2. 中度（2 分）：明显、持续性症状或体征；出现器官功能障碍。3. 重度（3 分）：严重的威胁生命的症状或体征；出现器官功能严重障碍。4. 死亡（4 分）：死亡。

三、救治与护理

（一）救治原则

1. 立即脱离有毒环境，终止与毒物的接触。
2. 维持基本生命体征，对呼吸心搏骤停者，立即实施心肺复苏。
3. 迅速清除体内尚未被吸收的毒物。
4. 促进已吸收毒物的排泄。
5. 尽早应用特效解毒药。
6. 对症治疗，预防并发症。

考点
急性中毒的救治原则

（二）护理措施

1. 立即脱离中毒现场，终止与毒物接触　立即将患者撤离中毒现场，转到通风好、空气新鲜的地方，使其呼吸新鲜空气，防寒保暖，尽早吸氧；立即脱去被污染的衣服；皮肤沾染中毒者应用大量清水或肥皂水反复冲洗体表，包括毛发、指甲、皮肤皱褶处。皮肤接触腐蚀性毒物时，冲洗时间应达 15～30 分钟，忌用热水或乙醇擦洗；眼部沾染毒物时，用清水或生理盐水彻底冲洗，冲洗时间不少于 5 分钟（图 13-1）。

2. 监测并维持生命体征　心搏骤停者，立即心肺复苏；昏迷患者，头偏向一侧，保持呼吸道通畅、维持呼吸和循环功能、水电解质和酸碱平衡；严密观察神志及生命体征变化，及时发现处理并发症。

3. 迅速清除体内尚未被吸收的毒物　对口服中毒者尤为重要，清除毒物越早、越彻底，病情改善越明显，预后越好。

（1）催吐：适用于神志清楚且能合作的患者，通过刺激咽后壁或舌根催吐，或服吐根糖浆催吐。中毒 2 小时以内效果为好。昏迷、惊厥、休克状态、腐蚀性毒物摄入和无呕吐反射者禁用催吐法。

（2）洗胃：一般在服毒 4～6 小时内洗胃效果最好。若出现服毒剂量较大、毒物为固体颗粒或脂溶性不易吸收、有肠衣的药片或毒物吸收部分仍由胃排出等情况时，即使服毒超过 6 小时，仍需洗胃。吞服强腐蚀性毒物、食管胃底静脉曲张、惊厥、昏迷、有严重心脏病或主动脉瘤患者不宜洗胃。

1）洗胃液的选择：对毒物不明的中毒，一般用清水洗胃。若已知毒物种类，应选用特殊洗胃液，具体如下。①胃黏膜保护剂：吞服腐蚀性毒物时，用牛奶、蛋清、米汤、

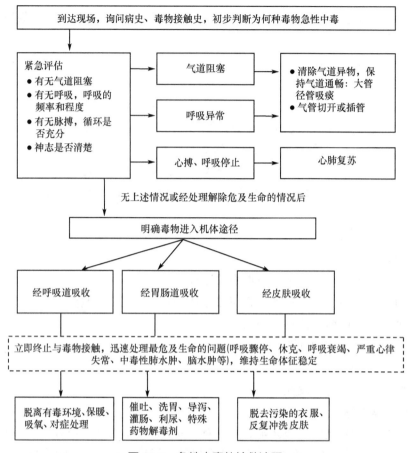

图 13-1　急性中毒的抢救流程

植物油等保护胃肠黏膜。②溶剂：口服脂溶性毒物（如汽油或煤油等）时，先用液状石蜡 150～200ml 使其溶解不被吸收，然后洗胃。③活性炭吸附剂：应在摄毒 60 分钟内给予活性炭。④中和剂：对吞服强腐蚀性毒物的患者，洗胃可引起消化道穿孔，一般不宜洗胃。可服用中和剂中和，如吞服强酸中毒时用弱碱（如 10%氢氧化镁悬液），但不能使用碳酸氢钠，因其遇酸后可生成二氧化碳，使胃肠胀气，有造成穿孔的危险。强碱中毒时用弱酸类物质（如 3%～5%食醋、果汁等）中和。⑤沉淀剂：有些化学物与毒物作用，生成溶解度低、毒性小的物质。例如，乳酸钙或葡萄糖酸钙与氟化物或草酸盐作用，生成氟化钙或草酸钙沉淀；2%～5%硫酸钠与可溶性钡盐作用生成不溶性硫酸钡；生理盐水与硝酸银作用生成氯化银。⑥解毒药：选用 1∶5000 高锰酸钾溶液，可使生物碱、蕈类氧化而解毒。

2）洗胃方法：患者取左侧卧位，头稍低并转向一侧，应用较大口径胃管，将洗胃管涂以液状石蜡，经口腔或鼻腔向下插入 50～55cm，确定胃管在胃内。吸出胃内容物，留标本作毒物分析，每次灌入洗胃液 300～500ml。一般用温开水，反复数次，直至洗出液澄清无味，洗胃液总量不超过 20 000ml。拔胃管时要先将胃管尾部夹住，以免拔管过程中管内液体反流入气管内。

（3）导泻：常用 50%硫酸钠 30～60ml 或 50%硫酸镁 40～50ml 由胃管注入。但硫酸镁导泻易致高镁血症而引起中枢神经和心肌的抑制作用，昏迷或心、肺、肾功能不全者不宜用硫酸镁导泻。

（4）灌肠：除腐蚀性毒物中毒外，用于口服中毒 6 小时以上、导泻无效及抑制肠蠕动的毒物，如巴比妥类、颠茄类或阿片类中毒者。采用 1% 温肥皂水连续多次灌肠。

4. 促进已吸收毒物的排出

（1）利尿和改变尿液酸碱度

1）利尿目的在于增加尿量和促进毒物排出。主要用于毒物以原形经肾脏排泄的中毒者。采用快速大量（200～400ml/h）静脉输注 5%～10% 葡萄糖溶液或 5% 葡萄糖生理盐水溶液方法，同时静脉注射或滴注呋塞米等强利尿药或 20% 甘露醇等渗透性利尿剂。

2）改变尿液酸碱度：碱化尿液适用于弱酸性毒物（如苯巴比妥或水杨酸类）中毒，静脉滴注碳酸氢钠碱化尿液，使化合物离子化从而减少其在肾小管的吸收。酸化尿液适用于碱性毒物（苯丙胺、士的宁和苯环己哌啶）中毒，静脉输注维生素 C 或氯化铵使尿液酸化，促进毒物排出。

（2）供氧：一氧化碳中毒时，吸氧可促使碳氧血红蛋白解离，加速一氧化碳排出。高压氧治疗是一氧化碳中毒的特效疗法。

（3）血液净化

1）血液透析：用于清除血液中分子量小、水溶性强、蛋白结合率低的毒物如水杨酸类、氨茶碱类、苯巴比妥。氯酸盐或重铬酸盐中毒能引起急性肾衰竭，首选血液透析。一般中毒 12 小时内进行血液透析效果好。如中毒时间过长，毒物与血浆蛋白结合，则不易透出。

2）血液灌流：对水溶性、脂溶性毒物，如镇静催眠药、解热镇痛药、洋地黄、有机磷杀虫药等均有清除作用。常作为急性中毒的首选净化方式。血液灌流时，血液中的白细胞、血小板、凝血因子等也能被吸附排出，应注意检测和补充。

3）血浆置换：主要用于清除蛋白结合率高、分布容积小的大分子物质，毒蛇、毒蕈等生物毒及砷化氢等溶血性毒物中毒疗效最佳。

5. 特效解毒药

（1）金属中毒解毒药

1）氨羧螯合剂：依地酸钙钠是最常见的氨羧螯合剂，主要治疗铅中毒。

2）巯基螯合剂：常用药物如二巯丙磺钠、二巯丁二钠等，主要治疗汞、砷、铜、铅或锑等中毒。

（2）高铁血红蛋白血症解毒药：常用药物为亚甲蓝（美蓝），小剂量亚甲蓝可使高铁血红蛋白还原为正常血红蛋白，用于治疗亚硝酸盐、苯胺或硝基苯等中毒引起的高铁血红蛋白血症。

（3）氰化物中毒解毒药：一般采用亚硝酸盐-硫代硫酸钠疗法。中毒后，立即给予适量的亚硝酸盐生成一定量的高铁血红蛋白。高铁血红蛋白不仅可以与氰化物形成氰化高铁血红蛋白，还能夺取已与氧化型细胞色素氧化酶结合的氰离子。氰离子可与硫代硫酸钠形成毒性低的硫氰酸盐排出体外。

（4）中枢神经抑制剂解毒药：①纳洛酮，是阿片类受体拮抗剂，对麻醉镇痛药引起的呼吸抑制有特异性拮抗作用。②氟马西尼，是苯二氮䓬类药物中毒的解毒药。

（5）有机磷杀虫药中毒解毒药：阿托品、氯解磷定、碘解磷定等。

6. 对症支持治疗，预防并发症　很多急性中毒并无特效解毒剂或解毒方法，且常常伴随多重脏器功能障碍。因此，对症支持治疗非常重要。应密切观察患者病情，及时发现肺水肿、脑水肿、心律失常、心力衰竭、肝肾衰竭、电解质酸碱平衡紊乱等并发症，给予积极有效救治。

7. 一般护理措施

（1）密切观察患者生命体征、意识状态、血氧饱和度等变化。

（2）保持呼吸道通畅，及时清除呼吸道分泌物，吸氧，必要时气管插管，做好心电监护。

（3）卧床休息，注意保暖。

（4）详细记录液体出入量，维持水电解质平衡。

（5）对于严重呕吐、腹泻者，应详细记录呕吐物及排泄物的颜色和量，必要时留标本送检。吞服腐蚀性毒物者，应特别注意口腔护理，密切观察患者口腔黏膜的变化。

（6）病情许可时，尽早鼓励患者经口进食高蛋白、高碳水化合物、高维生素的无渣饮食，腐蚀性毒物中毒者，应给予乳类等流质饮食。

（7）对于昏迷患者，应做好皮肤护理，定时翻身，防止压力性损伤发生。惊厥时应用巴比妥类、地西泮等药物抗惊厥治疗。加强保护措施，避免受伤。高热时给予降温；尿潴留时给予导尿。

（8）详细评估患者的心理状态，对服毒自杀者，尤其要做好患者的心理护理，避免患者再次自杀。

（三）健康教育

1. 加强防毒宣传　在初冬宣传预防煤气中毒的常识；喷洒农药季节，向群众宣传防治农药中毒的常识。

2. 加强毒物管理　按规定管理、防护和使用毒物，防止化学物质跑、冒、滴、漏。厂矿中有毒物车间和岗位，应加强局部和全面通风。遵守车间空气中毒物最高允许浓度规定，加强防毒措施。注意废水、废气和废渣处理；装盛药物或化学物品的容器要加标签。医院、托儿所和家庭中的消毒液和杀虫药要严加管理。医院用药和发药要进行严格查对；家庭用药应加锁保管，远离小孩；精神病患者用药更应专人负责。

3. 预防食物中毒　要了解特殊的食品是否存在毒性，不要吃有毒或变质的动植物性食物；不易辨认出有无毒性的蕈类不可食用。河鲀、木薯、附子等经过适当处理后，可消除毒性，不可贸然进食。酸性食品如清凉饮料或果汁等不宜用镀锌器皿存放。

4. 预防地方性中毒病　地方饮水中含氟量过高，可引起地方性氟骨症，通过打深井、换水等方法改善水源予以预防。有的地方井盐钡含量过高，可引起地方性麻痹病。

第2节　急性有机磷杀虫药中毒

案例　13-1

患者，女性，35岁。1个小时前因与家人闹矛盾，自服药水1小瓶并把药瓶打碎扔掉，随后患者出现腹痛、恶心，并呕吐1次，吐出物有大蒜味，逐渐神志不清，后大小便失禁送入急诊科。查体：T 36.5℃，P 60次/分，R 30次/分，BP 110/80mmHg，平卧位，意识模糊，压眶有反应，皮肤湿冷，肌肉颤动，巩膜无黄染，瞳孔针尖样缩小，对光反射迟钝，口腔流涎，肺叩清音，两肺可闻及散在干湿性啰音和较多哮鸣音，呼出气体有大蒜味，心界不大，心率60次/分，律齐，无杂音，腹平软，肝脾未触及，双下肢无水肿。

问题：1. 您认为该患者发生这些症状的主要原因是什么？

2. 假如您是急诊科护士，您认为该患者的主要救护措施有哪些？

急性有机磷杀虫药中毒在我国是急诊常见的危重症。有机磷杀虫药对人畜均有毒性，大都呈油状或结晶状，有蒜味，一般微溶或难溶于水。在外界或动物体内易被降解，在碱性条件下易分解失效（敌百虫除外）。根据动物的半数致死量（LD_{50}），将国产有机磷杀虫药分为四类（表13-1）。

表 13-1 有机磷杀虫药毒性分类

类别	代表性品种
剧毒类	甲拌磷（3911）、内吸磷（1059）、对硫磷（1605）
高毒类	甲基对硫磷、甲胺磷、敌敌畏、氧化乐果
中毒类	敌百虫、乐果、乙硫磷
低毒类	马拉硫磷、辛硫磷

一、病因与中毒机制

（一）病因

1. 职业性中毒 生产过程中，操作者手套破损或衣服和口罩被污染；或因生产设备陈旧密封不严，出现化学毒物的跑、冒、滴、漏，或在事故抢修过程中，杀虫药污染手、皮肤或吸入呼吸道引起中毒。喷洒杀虫药时，施药人员防护措施不当致使药液污染皮肤或浸透衣服由皮肤吸收，或吸入空气中杀虫药所致；配药浓度过高或手直接接触杀虫药原液也可引起中毒。

2. 生活性中毒 主要见于自服、误服或摄入被污染的水源、食物等；也见于误用有机磷杀虫药治疗皮肤病或驱虫、杀灭蚊蝇等。

（二）中毒机制

有机磷杀虫药主要经胃肠道、呼吸道、皮肤和黏膜等途径吸收。吸收后迅速分布于全身各脏器，以肝脏浓度最高。其对人畜的毒性主要表现在有机磷杀虫药与体内胆碱酯酶迅速结合形成稳定的磷酰化胆碱酯酶，从而抑制了胆碱酯酶的活性，使其失去分解乙酰胆碱的能力，致体内乙酰胆碱大量蓄积，引起胆碱能神经持续冲动，出现先兴奋后抑制的一系列毒蕈碱样、烟碱样和中枢神经系统症状，严重者可因昏迷和呼吸衰竭而死亡。

二、临床特点

（一）毒物接触史

患者有有机磷杀虫药接触史，应了解毒物种类、剂量、中毒途径、中毒时间和中毒

考点
有机磷杀虫药中毒抑制了胆碱酯酶的活性

经过。

（二）临床表现

发病时间与毒物种类、剂量、侵入途径和机体的空腹或进餐状态等密切相关。口服中毒在 10 分钟至 2 小时内发病；吸入中毒者约 30 分钟内发病；皮肤吸收潜伏期长，中毒者常在接触后 2～6 小时发病。

1. 急性胆碱能危象

（1）毒蕈碱样症状：又称 M 样症状，出现最早。主要是由于副交感神经末梢过度兴奋，引起平滑肌痉挛和腺体分泌增加。表现为恶心、呕吐、腹痛、腹泻；大汗、流泪和流涎；尿频、大小便失禁；视物模糊，瞳孔缩小（严重时呈针尖样）；咳嗽、气促、呼吸困难、两肺有干啰音或湿啰音，严重者发生肺水肿。

（2）烟碱样症状：又称 N 样症状。颜面、眼睑、舌、四肢等肌纤维颤动，甚至全身肌肉强直性痉挛，牙关紧闭、抽搐、全身紧束压迫感，后期可出现肌力减退或瘫痪，呼吸肌麻痹引起呼吸衰竭。主要原因为横纹肌神经肌肉接头处乙酰胆碱过度蓄积，持续刺激突触后膜上烟碱受体所致。

（3）中枢神经系统症状：头晕、头痛、烦躁不安、谵妄、抽搐和昏迷等，部分可发生呼吸、循环衰竭死亡，系中枢神经系统受蓄积的乙酰胆碱刺激所致。

2. 迟发性多发性神经病

个别患者在急性重度和中度有机磷杀虫药（甲胺磷、敌敌畏、乐果和敌百虫等）中毒症状消失后 2～3 周可出现迟发性神经损害，表现为肢体远端对称性感觉、运动功能障碍，严重者出现瘫痪，下肢较上肢明显。目前认为这种病变不是胆碱酯酶受抑制引起，可能是由于有机磷杀虫药抑制神经靶酯酶（NTE）并使其老化所致。

3. 中间型综合征

指急性有机磷杀虫药中毒所引起的一组以肌无力为突出表现的综合征。常发生于急性中毒后的 1～4 天，介于急性胆碱能危象症状缓解后和迟发性多发性神经病发生前，故称为中间型综合征。主要表现为突然出现屈颈肌、四肢近端肌无力及第Ⅲ～Ⅶ对、第Ⅸ～Ⅻ对脑神经支配的肌肉无力。病变累及呼吸肌时，常引起呼吸肌麻痹，并可进展为呼吸衰竭，如不及时救治可迅速导致死亡。

4. 局部损害

敌敌畏、敌百虫、对硫磷、内吸磷接触皮肤后发生过敏性皮炎、皮肤水疱或剥脱性皮炎；溅入眼睛，出现结膜充血和瞳孔缩小。

（三）辅助检查

1. 血胆碱酯酶（ChE）活力测定

血 ChE 活力是诊断有机磷杀虫药中毒的特异性实验指标，对中毒程度判断、疗效和预后的评估极为重要。正常人血 ChE 活力值为 100%，急性有机磷杀虫药中毒时，ChE 活力值下降，<70%时有临床意义。

2. 尿中有机磷杀虫药代谢物测定

对硫磷和甲基对硫磷在体内氧化分解为对硝基酚，敌百虫代谢为三氯乙醇。检测尿中的对硝基酚或三氯乙醇有助于诊断上述毒物中毒。

（四）病情判断

根据上述病情可将急性有机磷农药中毒分为轻、中、重三度（表 13-2）。

考点
口服中毒、吸入中毒、皮肤吸收中毒的发病时间

考点
毒蕈碱样症状、烟碱样症状、中枢神经系统症状

考点
血胆碱酯酶（ChE）活力

考点
急性有机磷杀虫药中毒分度

表 13-2 急性有机磷杀虫药中毒分度

程度	临床表现	血 ChE 活力值
轻度	仅有 M 样症状	70%～50%
中度	M 样症状加重，出现 N 样症状	50%～30%
重度	M、N 样症状，并伴有肺水肿、抽搐、昏迷，呼吸肌麻痹和脑水肿	30%以下

三、救治与护理

（一）救治原则

1. 迅速清除毒物，阻止未吸收毒物的继续吸收 立即将患者撤离现场，彻底清除未被机体吸收的毒物，脱去污染的衣服，用肥皂水（敌百虫中毒者忌用）清洗污染的皮肤、毛发和指甲等部位。口服中毒者，用清水反复洗胃，直到洗出液澄清无味。洗胃后用硫酸钠导泻。

2. 紧急复苏 急性有机磷杀虫药中毒常死于肺水肿、呼吸肌麻痹、呼吸衰竭。一旦发生上述情况，须紧急采取复苏措施：清除呼吸道分泌物，保持呼吸道通畅，给氧，必要时应用机械通气。出现心搏骤停时，立即行心肺脑复苏。

3. 解毒药 解毒药应用原则：早期、足量、联合、重复。在清除毒物过程中，同时应用胆碱酯酶复能剂和抗胆碱药治疗以取得协同效果。

（1）胆碱酯酶复能剂：能使被抑制的胆碱酯酶恢复活力，能有效解除烟碱样症状，但对毒蕈碱样症状和中枢性呼吸抑制作用无明显影响。常用药物有氯解磷定、碘解磷定、双复磷。

（2）胆碱受体拮抗药：代表药阿托品，能与乙酰胆碱争夺受体，起到阻断乙酰胆碱作用，清除或减轻毒蕈碱样和中枢神经系统症状，改善呼吸中枢抑制，对烟碱样症状和恢复胆碱酯酶活力无效。阿托品治疗时，应迅速给予足量阿托品，尽快达到阿托品化并维持阿托品化（表 13-3），避免发生阿托品中毒，如出现瞳孔明显扩大、高热、心动过速、神志模糊、烦躁不安、抽搐、昏迷和尿潴留等提示阿托品中毒，应立即停用阿托品，酌情给予毛果芸香碱对抗。盐酸戊乙奎醚（长托宁）是一种新型胆碱受体拮抗药，选择性作用于 M_1、M_3 受体，对心脏的 M_2 受体无明显作用，对心率影响小，用药剂量小，作用时间长，生物半衰期长，重复用药次数少。用药达标的指征（"长托宁"化）：口干、皮肤干燥、肺部啰音减少或消失，心率和瞳孔不作为其判断指标。

链 接

胆碱受体拮抗剂用药剂量可参考《中国急救医学》2016 年第 12 期中的《急性有机磷农药中毒诊治临床专家共识（2016）》。

4. 对症支持治疗 重度有机磷杀虫药中毒患者常伴有多种并发症，如肺水肿、低钾血症、严重心律失常、休克、脑水肿等，应及时给予对症处理。

（二）护理措施

1. 紧急复苏 有机磷杀虫药中毒常死于肺水肿、呼吸肌麻痹、呼吸中枢衰竭。对上述患者，要紧急采取复苏措施：清除呼吸道分泌物，保持呼吸道通畅，给氧，依据病情

考点
急性有机磷杀虫药中毒的救治原则

考点
阿托品化

应用机械通气。肺水肿应用阿托品，不能应用氨茶碱和吗啡。心搏骤停时，行体外心脏按压等抢救措施。

2. 迅速清除毒物

（1）迅速清除毒物：彻底清除未被机体吸收进入血的毒物，如迅速脱去污染衣服，用肥皂水清洗污染皮肤、毛发和指甲；眼部污染时，用清水、生理盐水、2%碳酸氢钠溶液或3%硼酸溶液冲洗。

考点
洗胃的注意事项

（2）洗胃护理：口服中毒者，应立即催吐洗胃，应注意只要有机磷中毒症状存在、未行洗胃者，均应彻底洗胃。可用微温的清水、2%碳酸氢钠溶液（敌百虫中毒者忌用）或1：5000高锰酸钾溶液（对硫磷和乐果中毒者忌用）反复洗胃，即首次洗胃后保留胃管，间隔3~4小时重复洗胃，直至洗出液澄清无味。洗胃过程中要密切观察患者生命体征变化，一旦发生呼吸、心搏骤停，需立即停止洗胃并进行心肺复苏。

（3）导泻、灌肠护理：洗胃后经胃管注入硫酸钠或硫酸镁进行导泻，必要时灌肠以尽快排出肠道内未被吸收的毒物。

3. 迅速建立静脉通道，遵医嘱使用解毒药

（1）胆碱酯酶复能剂用药护理

1）早期用药，边洗胃边应用特效解毒药，首次足量给药。

2）轻度中毒可用复能剂，中度以上中毒必须复能剂与阿托品合用。两种解毒药合用时，阿托品剂量应减少，以防阿托品中毒。

3）复能剂应稀释后缓慢静脉注射或静脉滴注，以免发生中毒，抑制胆碱酯酶，发生呼吸抑制。

4）禁止复能剂与碱性药物配伍使用，以免水解成有剧毒的氰化物。

5）由于碘解磷定药液刺激性强，漏于皮下可引起剧痛及麻木感，应确定针头在血管内方可进行注射给药，不宜肌内注射给药。

（2）抗胆碱药用药护理：代表药物为阿托品。在使用阿托品过程中需密切观察患者神志、瞳孔、皮肤、心率及肺部啰音的变化。由于阿托品化和阿托品中毒的剂量接近，因此要注意区分阿托品化和阿托品中毒（表13-3）。

表13-3   阿托品化和阿托品中毒的主要区别

观察项目	阿托品化	阿托品中毒
神经系统	意识清楚或模糊	意识模糊、烦躁不安、幻觉、抽搐、昏迷
皮肤	颜面潮红、皮肤干燥	紫红、干燥
瞳孔	由小扩大后不再缩小	极度散大
体温	正常或轻度升高	高热
心率	≤120次/分，脉搏快而有力	心动过速，甚至出现室颤
处理	应逐步减少阿托品剂量	立即停用阿托品，酌情给予毛果芸香碱对抗

4. 病情观察

（1）生命体征监测：每15分钟监测患者呼吸、心率、脉搏、血压1次，即使在"阿

托品化"后亦不能忽视监测。若出现咳嗽、胸闷、咳粉红色泡沫样痰则提示患者发生了急性肺水肿。若出现呼吸频率、节律及深度的改变应警惕呼吸衰竭的发生。

（2）观察神志、瞳孔变化：多数患者中毒后即出现意识障碍，部分患者入院时神志清楚，但随着毒物吸收，患者很快陷入昏迷。瞳孔缩小是有机磷杀虫药中毒的体征之一，而瞳孔扩大则是达到"阿托品化"的判断指标之一。

（3）中毒后"反跳"：要密切观察病情，如出现胸闷、流涎、出汗、言语不清、吞咽困难等反跳先兆症状时，应立即通知医生进行处理，立即静脉给予阿托品，并迅速达"阿托品化"。

5. 心理护理 护士应了解患者本次中毒的原因，根据不同的心理特点给予心理指导，并做好家属的思想工作，护士和家属共同为患者提供帮助和支持。

（三）健康教育

对生产和使用有机磷杀虫药人员要宣传普及防治中毒常识；指导其在生产和加工有机磷杀虫药的过程中，要严格执行安全生产制度和操作规程；在搬运和应用农药时要做好安全防护。

第 3 节 急性一氧化碳中毒

案例 13-2

患者，女性，65 岁。在家用燃气热水器沐浴时，出现头痛、头晕、无力、胸闷、心悸、恶心等症状，皮肤黏膜呈樱桃红色，自行步出浴室时出现步态不稳。

问题： 1. 您认为该患者发生了什么？
　　　 2. 假如您在现场将如何抢救该患者？
　　　 3. 假如您是急诊科护士，您认为该患者的主要救护措施有哪些？

一氧化碳（CO）是含碳物质不完全燃烧所产生的一种无色、无味、无刺激性的气体，相对密度为 0.967，几乎不溶于水，易溶于氨水。在空气中燃烧呈蓝色火焰，与空气混合达 12.5% 时，有爆炸的危险；人体吸入气中 CO 含量超过 0.01% 时，即有急性中毒的危险。

一、病因与中毒机制

（一）病因

1. 生活性中毒 煤炉产生的气体中 CO 含量高达 6%～30%。如使用火炉取暖、浴室内使用燃气热水器淋浴。

2. 职业性中毒 炼钢、炼焦、烧窑等工业生产中产生的高炉煤气含 CO 的比例为 30%～35%，煤矿瓦斯爆炸时产生大量 CO。

（二）中毒机制

CO 吸入人体后，85% 与血液中红细胞的血红蛋白（Hb）结合，形成稳定的碳氧血红蛋白（COHb）。CO 与 Hb 的亲和力比 O_2 与 Hb 的亲和力大 240 倍。COHb 不能携带 O_2，且不易解离，是氧合血红蛋白解离度的 1/3600。血中 CO 使氧离曲线左移，氧合血红蛋白中的 O_2 与 Hb 结合更加紧密，进一步加重了组织缺氧。中枢神经系统对缺氧最为

考点
CO 中毒机制

敏感。脑内小血管麻痹、扩张，脑内腺苷三磷酸（ATP）在无氧情况下迅速耗尽，钠离子蓄积于细胞内，严重者有脑水肿，继发脑血管病变和皮质或基底核的局灶性缺血性坏死及广泛性的脱髓鞘病变，致使少数患者发生迟发性脑病。

二、临床特点

（一）毒物接触史

一般均有 CO 接触史，注意了解中毒时所处的环境、停留时间及突发昏迷情况。

（二）临床表现及病情判断

CO 中毒临床表现与空气中 CO、血液 COHb 浓度有关，也与患者中毒前的健康情况及中毒时的体力活动有关。急性 CO 中毒按照血液 COHb 浓度分为轻、中、重度三种类型。

1. 轻度中毒　　血 COHb 浓度达 10%～20%，患者表现为头晕、头痛、恶心、呕吐、全身无力。患者若能及时脱离中毒环境，吸入新鲜空气或进行氧疗，症状可迅速消失。

2. 中度中毒　　血 COHb 浓度达 30%～40%，除上述症状加重外，还会出现兴奋、判断力减低、运动失调、幻觉、视力减退、意识模糊或浅昏迷，皮肤黏膜可呈樱桃红色。患者若能及时脱离中毒环境，经积极治疗，可无明显并发症。

3. 重度中毒　　血 COHb 浓度达 50% 以上，出现抽搐、深昏迷、低血压、心律失常和呼吸衰竭。部分患者因误吸发生吸入性肺炎，受压皮肤可发生水疱或压迫性横纹肌溶解，释放肌球蛋白，可致急性肾小管坏死和肾衰竭。患者死亡率高，常遗留不同程度后遗症，一般昏迷时间越长，预后越差。

4. 少数中度、重度急性 CO 中毒可出现迟发性脑病，是指急性 CO 中毒患者在意识障碍恢复 2 个月内，出现下列临床表现之一：

（1）精神异常或意识障碍：呈现痴呆、木僵、谵妄或去大脑皮质状态。

（2）锥体外系神经损害：出现震颤麻痹综合征，表现为表情淡漠、四肢肌张力增强、静止性震颤、前冲步态等。

（3）锥体系统损害：如偏瘫、失语、病理反射阳性或大小便失禁。

（4）大脑皮质局灶性功能障碍：如失语、失明、不能站立或继发性癫痫。

（三）辅助检查

1. 血液 COHb 测定　　是诊断 CO 中毒的特异性指标，离开中毒现场 8 小时内取血检测具有检测意义。

2. 脑电图检查　　可见弥漫性不规则慢波、双额低幅度慢波及平坦波。

3. 头部 CT 检查　　可发现大脑皮质下白质，包括半卵圆形中心与脑室周围白质密度减低或苍白球对称性密度减低。

4. 动脉血气分析　　动脉血中 PaO_2、SaO_2 降低。

三、救治与护理

（一）救治原则

1. 现场急救　　迅速脱离中毒环境，解开衣领，松开腰带，保持呼吸道通畅。如发生呼吸、心搏骤停，立即进行心肺复苏。

考点
急性 CO 中毒的临床表现及其病情判断

考点
CO 中毒救治原则

2. **氧疗**

（1）吸氧：迅速用面罩或鼻导管给予高浓度氧，氧流量为 8～10L/min。

（2）高压氧治疗：有条件时应立即行高压氧治疗，可以降低病死率，缩短昏迷时间和病程，减少神经精神后遗症，防治脑水肿。

（3）防治脑水肿：严重中毒时，在积极纠正缺氧同时给予脱水治疗。

（4）对症支持治疗：昏迷患者保持呼吸道通畅，必要时行气管插管或气管切开，进行机械通气；积极防治继发感染；频繁抽搐者，应用地西泮、苯妥英钠等药物；呼吸抑制者，使用呼吸兴奋剂；维持水、电解质及酸碱平衡，纠正休克；应用促进脑细胞代谢药物，防治迟发型脑病（图 13-2）。

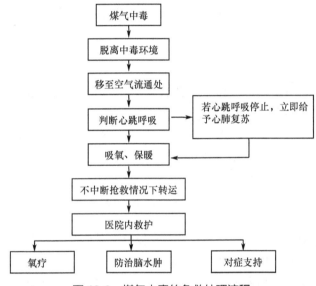

图 13-2　煤气中毒的急救处理流程

（二）护理措施

1. **即刻护理措施**　保持呼吸道通畅；昏迷伴高热和抽搐者，给予降温解痉的同时应注意保暖，防止自伤和坠落伤；开放静脉通路，遵医嘱给予药物治疗。

2. **氧气吸入的护理**　脱离中毒现场后，应立即给氧，持续给氧时间一般不宜超过 24 小时，以防发生氧中毒和二氧化碳潴留。

3. **高压氧护理**　重症患者应及早采用高压氧治疗。最好在 4 小时内进行，轻度中毒治疗 5～7 次，中度中毒治疗 10～20 次，重度中毒治疗 20～30 次。

链 接　高压氧舱治疗对哪些病疗效好

　　高压氧舱治疗是通过将人体置于一个舱内，在高压状态下吸氧以达到治疗疾病的目的。应用范围十分广泛，如心脑血管疾病、煤气中毒、脑外伤、骨折术后、植皮术后、皮肤坏死、糖尿病、突发性耳聋等。与普通吸氧相比，高压氧的力度更大，效果更好，能够直接利用氧量解决缺氧问题，高压氧还具有抗菌等效果。

4. 危重患者可考虑血浆置换。

5. 病情观察　注意观察患者①生命体征，尤其是呼吸和体温。高热和抽搐患者应防止其坠床和自伤。②神经系统功能的观察，如瞳孔大小，有无急性痴呆性木僵、癫痫、失语、惊厥、肢体瘫痪等表现。③皮肤、肢体受压部位损害情况，如压力性损伤、皮肤水疱及溃破。④严格控制液体出入量及滴速，防治脑水肿、肺水肿。

（三）健康教育

本病预防最重要，宣传工作应在每年冬季反复进行。出院时留有后遗症者，应鼓励其继续治疗，如有智力丧失或低能者，应嘱其家属细心照料，并教会家属对患者进行语言或肢体功能训练的方法。

第 4 节　镇静催眠药中毒

案例 13-3

患者，男性，50 岁，工人。因口服安眠药 5 小时入院。患者长期被失眠所困扰，无法正常上班，加之近期家人突发变故，在饮酒的基础上服用大量安眠药艾司唑仑自杀，被家人发现送入医院。查体：神志不清、昏睡、瞳孔缩小、眼球震颤、呼吸浅慢、腱反射消失，T 35℃，P 50 次/分，BP 88/60mmHg。

问题： 1. 该患者发生了什么？

2. 假如您是急诊护士，您将采取哪些救护措施？

镇静催眠药是中枢神经系统抑制药，具有镇静和催眠作用。此类药物小剂量时可使人安静或嗜睡，大剂量有麻醉作用。镇静催眠药分四类：①苯二氮䓬类：主要有地西泮、氯硝西泮、阿普唑仑（佳静安定）、艾司唑仑（舒乐安定）、三唑仑。②巴比妥类：巴比妥、苯巴比妥、异戊巴比妥、硫喷妥钠。③非巴比妥非苯二氮䓬类：水合氯醛、格鲁米特（导眠能）、甲喹酮等。④吩噻嗪类（抗精神病药）：氯丙嗪、硫利达嗪（甲硫达嗪）、奋乃静、三氟拉嗪。

一、病因与中毒机制

（一）病因

过量服用镇静催眠药是急性中毒的主要原因。

（二）中毒机制

1. **苯二氮䓬类**　苯二氮䓬类的中枢神经抑制作用是通过促进 γ-氨基丁酸（GABA）的释放，增强 GABA 与 GABA 受体结合的亲和力，使与 GABA 受体偶联的氯离子通道开放，以增强 GABA 对突触后膜的抑制作用。GABA 是一种抑制性神经递质，主要作用于大脑边缘系统。

2. **巴比妥类**　主要作用于网状结构上行激活系统而产生广泛的抑制作用。巴比妥类对中枢神经系统的抑制有剂量-效应关系，随着剂量的增加由镇静、催眠麻醉，直至延脑中枢麻痹，呼吸抑制而死亡。

3. **非巴比妥非苯二氮䓬类**　其对中枢神经系统的毒理作用与巴比妥类药物相似。

4. 吩噻嗪类　药物主要作用于网状结构，抑制中枢神经系统多巴胺受体，以减轻焦虑、紧张、幻觉、妄想和病理性思维等精神症状，还具有抑制脑干血管运动和呕吐反射、阻断 α 肾上腺能受体、抗组胺、抗胆碱能作用等。

二、临床特点

（一）毒物接触史

有可靠的应用镇静催眠药史，了解用药种类、剂量及服用时间，是否经常服用该药，服用前后有无饮酒、有无情绪激动。

（二）临床表现

1. 苯二氮䓬类中毒　中枢神经系统抑制较轻，主要症状是嗜睡、头晕、言语不清、意识模糊、共济失调。很少出现严重的症状，如长时间深度昏迷和呼吸抑制者，应考虑同时饮酒或服用了其他镇静催眠药等。

2. 巴比妥类中毒　中毒表现与服药剂量有关，按病情轻重分为：

（1）轻度中毒：服药剂量为催眠剂量的 2～5 倍，表现为嗜睡或意识模糊，可唤醒，言语不清、判断力和定向力障碍、眼球震颤，各种反射存在，体温、脉搏、呼吸、血压正常。

（2）中度中毒：服药剂量为催眠剂量的 5～10 倍，表现为昏睡或进入浅昏迷状态，强烈刺激虽能唤醒，但不能言语，旋即又沉睡、腱反射消失、瞳孔缩小、眼球震颤、呼吸浅而慢、血压仍正常，角膜反射、咽反射仍存在。

（3）重度中毒：服药剂量为催眠剂量的 10～20 倍，表现为进行性中枢神经系统抑制。早期可出现兴奋、谵妄、躁狂、幻觉、惊厥及四肢强直、腱反射亢进、病理反射阳性，后期进入深昏迷状态，全身松弛、瞳孔扩大、各种反射消失、呼吸浅慢、不规则甚至停止，血压下降、体温下降、心律不齐、尿少或无尿，可并发脑水肿、肺水肿和急性肾衰竭等。

3. 非巴比妥非苯二氮䓬类中毒　临床表现与巴比妥类中毒相似。水合氯醛中毒：引起心、肝、肾损害，可有心律失常和局部刺激性，口服时胃部烧灼感等；格鲁米特中毒：意识障碍有周期性波动，抗胆碱能神经症状，如瞳孔散大等；甲喹酮中毒：可有明显的呼吸抑制，出现肌张力增强、腱反射亢进、抽搐等。

4. 吩噻嗪类中毒　最常见表现为锥体外系反应（震颤麻痹综合征、静坐不能、急性肌张力障碍反应如吞咽困难、牙关紧闭等），还可引起血管扩张、血压降低、心动过速、肠蠕动减慢、瞳孔散大、口干、尿潴留等，昏迷一般不深，全身抽搐少见。

（三）辅助检查

1. 患者血、尿及胃液中药物浓度的检测对诊断和治疗有参考价值。

2. 血液生化检查，包括血糖、尿素氮、血肌酐、电解质等。

3. 动脉血气分析。

三、救治与护理

（一）救治原则

1. 评估病情和维持重要器官功能　主要维持呼吸、循环系统和肾脏功能。

2. 迅速清除未吸收药物　催吐、洗胃、导泻等对清除胃肠道内残留药物有一定作用。可用 1 : 5000 高锰酸钾溶液或清水洗胃，同时可由胃管注入由 50～100g 吸附剂加 2 倍的

考点
巴比妥类药物中毒的临床特点

考点
镇静催眠药物中毒的救治原则

水制成的混悬液，加速毒物的吸附；应用硫酸钠 250mg/kg 导泻，不用硫酸镁。

3. 碱化尿液、利尿　可用 5%的碳酸氢钠碱化尿液，用呋塞米利尿，可减少毒物在肾小管中的重吸收，增加肾排泄量。对吩噻嗪类药物中毒无效。

4. 应用特效解毒剂　氟马西尼是苯二氮䓬类拮抗剂，能竞争抑制苯二氮䓬受体，阻断该类药物对中枢神经系统的作用。用法：氟马西尼 0.2 mg 缓慢静脉注射，必要时重复注射，总量可达 2mg。其他镇静催眠药目前无特效解毒药。

5. 促进意识恢复　纳洛酮临床使用：轻度 0.4～0.8mg，中度 0.8～1.2mg，重度 1.2～2.0mg，静脉注射，必要时 30 分钟重复 1 次。可根据病情反复使用直到意识恢复。

6. 对症治疗　震颤麻痹综合征可选用盐酸苯海索等。若有肌肉痉挛及肌张力障碍，可用苯海拉明 25～50mg 口服或 20～40mg 肌内注射，肝功能损害者予以保肝治疗，注意电解质平衡。

（二）护理措施

1. 严密观察病情　定时监测生命体征、意识状态、瞳孔大小、对光反应、角膜反射。若瞳孔散大、血压下降、呼吸变浅或不规则，常提示病情恶化，应及时向医生报告，采取紧急处理措施。注意观察药物的作用及患者的反应，监测脏器功能变化，尽早防治多脏器衰竭等。

2. 保持呼吸道通畅　昏迷患者仰卧位时头偏向一侧，防止呕吐物或痰液阻塞气道，及时吸痰，持续给氧，必要时行气管插管机械辅助呼吸。

3. 基础护理　惊厥患者防止坠床和外伤；低体温患者应注意保暖；昏迷者，鼻饲补充营养及水分，给予高热量、高蛋白、易消化的流质饮食。

（三）心理护理和健康教育

对预自杀者，不让其单独留在病房内，了解患者近期心理状态，给予必要的支持与帮助。加强药物管理，对于滥用者，讲解药物对脑功能及神经系统的影响，向其介绍其他一些促进睡眠的方法，尽量避免药物助眠。

第 5 节　细菌性食物中毒

案例 13-4

患者，男性，25 岁。因进食海鲜 3 小时后突发上腹部阵发性绞痛，恶心、呕吐胃内容物 2 次，解黄色水样便 6 次入院。入院时意识清楚，面色苍白，声音嘶哑，T 38.5℃，P 106 次/分，R 22 次/分，BP 90/55mmHg，既往身体健康。

问题：　1. 您认为该患者发生这些症状的主要原因是什么？

　　2. 假如您是急诊科护士，您认为该患者的主要救护措施有哪些？

细菌性食物中毒指因摄入被致病细菌及其毒素污染的食物所引起的急性中毒性疾病。临床上常将细菌性食物中毒分为胃肠型食物中毒与神经型食物中毒两大类。引起食物中毒常见细菌有沙门菌属、副溶血性弧菌（嗜盐菌）、产肠毒素性大肠埃希菌、变形杆菌、葡萄球菌、肉毒杆菌等。

一、病因与中毒机制

（一）病因

生熟食交叉污染、食品储存不当、食物未烧熟煮透或从业人员带菌污染食品等。

（二）中毒机制

1. 胃肠型食物中毒　病原菌在被污染的食物中大量繁殖，并产生肠毒素类物质或菌体裂解释放内毒素。细菌和毒素进入人体内，引起剧烈的胃肠道反应。此外，沙门氏菌、副溶血弧菌、变形杆菌等能侵袭肠黏膜上皮细胞，引起黏膜充血、水肿，上皮细胞变性、坏死、脱落并形成溃疡，大便可见黏液和脓血，可呈洗肉水样便。

2. 神经型食物中毒　由肉毒梭状芽孢杆菌产生的毒素引起。外毒素是一种强烈的神经毒素，经肠道吸收通过淋巴和血液循环到达运动神经突触，抑制乙酰胆碱的释放，使神经-肌肉冲动传递障碍，导致肌肉麻痹和瘫痪。

二、临床特点

（一）毒物接触史

了解有无食用细菌污染的食物或饮料史，询问进食情况、进餐时间和同时进餐者有无同样症状。

（二）临床表现

1. 潜伏期短，多在进食被污染的食物后数小时发病。临床表现以急性胃肠炎为主（恶心、呕吐、腹痛、腹泻等）；如出现明显神经系统症状，考虑肉毒杆菌食物中毒，主要症状为乏力、头痛、视物模糊、眼睑下垂、睁眼困难，随之出现吞咽困难、声音嘶哑等，最终可因呼吸困难而死亡。患者一般体温正常、意识清楚。

2. 细菌性食物中毒多发生于夏秋季。

（三）辅助检查

对可疑食物、患者呕吐物和粪便等进行细菌学检查，细菌性食物中毒可分离出相同病原菌。

三、救治与护理

（一）救治原则

1. 急性胃肠型食物中毒的急诊处理　轻度：卧床休息，呕吐停止后给予流质或半流质饮食，宜清淡，多饮糖盐水，密切观察病情变化。重度：有高热、中毒症状重、吐泻不止、脱水、休克者应立即进行抢救。

（1）停止摄入原先食用过的可疑食品。

（2）催吐洗胃，清除尚未吸收的毒物：对于食用可疑食物中毒而无呕吐、腹泻者，立即催吐洗胃，然后用活性炭 25～35g 加水 50ml 制成的混悬液口服，并用硫酸镁 15～30g 口服导泻，必要时插胃管洗胃。对呕吐严重者应暂时禁食，呕吐、腹痛剧烈者，可给予山莨菪碱（654-2）10mg 肌内注射。

（3）补液治疗：有脱水症状或短期内不能进食的患者，应进行补液治疗，选择乳酸林格溶液和 5%～10%葡萄糖溶液。对于重度脱水已发生休克者，进行抗休克治疗。

考点
细菌性食物中毒的临床特点

考点
细菌性食物中毒的救治原则

（4）病原菌治疗：多数患者无须使用抗生素。对伴有高热、呕吐及腹泻严重者，可根据细菌学检查结果酌情使用抗生素治疗。

（5）精神紧张不安时给予镇静剂。

2. 肉毒杆菌食物中毒的急诊处理   应立即用清水或 1∶4000 高锰酸钾溶液洗胃，必要时用生理盐水高位灌肠。尽早使用多价肉毒抗毒血清，在起病 24 小时内或在发生肌肉瘫痪前使用最有效。皮试阴性者给予静脉或肌内注射肉毒抗毒血清 5 万～8 万 U，必要时 6～8 小时重复注射，成人和儿童剂量相同。重症患者加倍注射前，需作皮肤过敏试验，阳性者可进行脱敏疗法。

（二）护理措施

1. 对症护理   对吐泻、脱水严重患者，注意纠正缺水并维持体液平衡；高热者，给予物理降温。

2. 严密观察病情变化   观察患者意识状态，及时监测体温、脉搏、呼吸、血压和出入水量并详细记录，观察有无抗毒血清反应等。

3. 保持呼吸道通畅   及时清除气道分泌物，缺氧者给予吸氧。观察有无吞咽困难及呼吸困难情况，有无肌肉瘫痪等，随时做好气管插管和机械辅助呼吸准备。

（三）健康教育

1. 不吃病死的牲畜和家禽。

2. 肉类和海产品要充分煮熟。

3. 隔餐的剩菜、剩饭食用前应充分加热。

4. 防止生、熟食操作时交叉污染。

第 6 节   急性酒精中毒

案例 13-5

患者，男性，25 岁。饮白酒 750ml 后昏睡，5 小时后家人呼之不应，即送入医院急诊科，给予补液等对症处理后患者仍昏迷。查体：T 35.5℃，P 146 次/分，R 15 次/分，BP 90/56mmHg，昏迷、呼吸慢而有鼾声，双侧瞳孔直径约 5.5mm，对光反射迟钝，双肺可闻及细小湿啰音。

问题： 1. 该患者发生了什么？

2. 假如您是急诊科护士，您认为该患者的主要救护措施有哪些？

酒精又称乙醇，急性酒精中毒是指一次过量饮酒后引起以神经精神症状为主，各脏器代谢和功能异常的急症，又称急性乙醇中毒。

一、病因与中毒机制

（一）病因

一次过量饮酒或酒类饮料。

（二）中毒机制

1. 抑制中枢神经系统功能   乙醇具有脂溶性，可透过血脑屏障作用于大脑神经细胞膜上的某些酶，影响细胞正常功能。乙醇对中枢神经系统的作用呈剂量依赖性，小剂量可产生兴奋效应，随着剂量增加，可依次抑制小脑、网状结构和延髓，引起共济失调、昏睡、昏迷及呼吸和循环衰竭。

2. 干扰代谢 乙醇主要经小肠和胃吸收，吸收后迅速分布至全身。90%在肝脏代谢、分解，生成大量还原型烟酰胺腺嘌呤二核苷酸，使之与氧化型的比值增高，使乳酸增多、酮体蓄积，进而引起代谢性酸中毒。此外，还可使糖异生受阻，引起低血糖症。

二、临床特点

（一）中毒史

有一次性大量饮入乙醇浓度高的酒精或酒饮料史，同时注意询问饮酒的种类、量、饮用时间、饮酒时的心情，平时的饮酒量及是否同时服用了其他药物。

（二）临床表现

酒精中毒的表现与饮酒量及个体耐受性有关，临床分为3期：

1. 兴奋期 血乙醇浓度≥500mg/L。患者自觉欣快、兴奋、多语、情绪不稳、粗鲁无理或有攻击行为，也可沉默、孤僻、颜面潮红或苍白、眼结膜充血，呼出气带酒味。

2. 共济失调期 血乙醇浓度≥1500mg/L。表现为肌肉运动不协调，如行动笨拙、步态不稳、言语含糊不清、眼球震颤、视物模糊，恶心、呕吐、嗜睡等。

3. 昏迷期 血乙醇浓度≥2500mg/L。患者进入昏迷状态，瞳孔散大、体温降低、皮肤湿冷、血压下降、口唇微绀、呼吸慢而有鼾声，严重者可发生呼吸、循环衰竭而死亡。可因咽部反射减弱，饱餐后呕吐物误吸，导致窒息或吸入性肺炎。

链 接

由于酒精吸收迅速，催吐、洗胃和活性炭不适用于单纯酒精中毒患者。洗胃应评估病情，权衡利弊，建议仅限于以下情况之一者：①饮酒后2小时内无呕吐，评估病情可能恶化的昏迷患者。②同时存在或高度怀疑其他药物或毒物中毒。③已留置胃管特别是昏迷伴休克患者，胃管可试用于人工洗胃。洗胃液一般用1%碳酸氢钠溶液或温开水，洗胃液不可过多，每次入量不超过200ml，总量多为2000～4000ml，胃内容物吸出干净即可，洗胃时注意气道保护，防止呕吐误吸。

三、救治与护理

（一）救治原则

1. 对症支持 一般轻症患者无须特殊治疗，卧床休息，注意保暖，可自行恢复，兴奋躁动患者应予适当约束，以免摔伤或撞伤。对烦躁不安或过度兴奋者，可用小剂量地西泮，禁用氯丙嗪、苯巴比妥类镇静药及吗啡。

2. 清除乙醇 美他多辛是乙醛脱氢酶激活剂，并能拮抗急、慢性酒精中毒引起的乙醇脱氢酶（ADH）活性下降；加速乙醇及其代谢产物乙醛和酮体经尿液排泄，属于促酒精代谢药。也可用葡萄糖溶液、维生素 B_1、维生素 B_6 等促进乙醇氧化，以达到解毒目的。如果血乙醇浓度>5000mg/L并且伴有酸中毒者，应及早行血液透析或腹膜透析治疗。

3. 维护大脑功能 纳洛酮可对抗中枢抑制，具有很强的促醒作用，可肌内注射或缓慢静脉注射 0.4～0.8mg，有助于缩短昏迷时间，必要时可重复给药。

（二）护理措施

1. 维持呼吸功能　保持呼吸道畅通，及时给氧，防止误吸，必要时给予气管插管机械通气。

2. 维持循环功能　加强心电监护、血压监测等。

3. 建立静脉通路　注意输液速度，维持水电解质、酸碱平衡。

4. 基础护理　注意保暖，维持患者正常体温；共济失调者，严格限制活动；昏迷患者防止坠床。

5. 病情观察　严密观察患者神志、呼吸、血压及呕吐等情况。

（三）健康教育

开展酗酒危害的宣传教育活动，提倡文明健康的生活方式，如多参加社团、文体活动等。

自测题

A₁/A₂ 型题

1. 患者，女性，38 岁。因家庭纠纷生气后自服敌敌畏约 60ml，出现头晕、头痛、恶心、呕吐、多汗、流涎、呼吸困难、瞳孔缩小、视物模糊等。有机磷杀虫药口服中毒者出现症状的时间是（　　）
   A. 可在 10 分钟至 1 小时内
   B. 可在 10 分钟至 2 小时内
   C. 可在 20 分钟至 3 小时内
   D. 可在 20 分钟至 4 小时内
   E. 可在 20 分钟至 5 小时内

2. 患者，女性，37 岁。自杀服对硫磷农药，家人紧急送往医院，护士为其洗胃清除毒物，应禁用的洗胃液是（　　）
   A. 生理盐水
   B. 1∶5000 高锰酸钾溶液
   C. 2%～4%碳酸氢钠
   D. 温水
   E. 清水

3. 患者，男性，50 岁。在喷洒农药时出现恶心、呕吐、胸闷，瞳孔缩小，流泪，面部肌肉抽搐。对诊断最有意义的检查是（　　）
   A. 碱性磷酸酶测定
   B. 碳氧血红蛋白测定
   C. 心肌酶学测定
   D. 胆碱酯酶活性测定

E. 二氧化碳结合力测定

4. 患者，女性，26 岁。被发现时已昏迷在床上。送入医院后，口吐白沫，并有大蒜样气味，观察双侧瞳孔如针尖样大小，该患者不宜进行（　　）
   A. 洗胃　　　　　B. 催吐　　　　　C. 灌肠
   D. 导泻　　　　　E. 应用解毒剂

5. 患者，女性，40 岁。在喷洒农药时出现恶心、呕吐、胸闷，瞳孔缩小，流泪，面部肌肉抽搐。紧急送往医院查血胆碱酯酶活性在 30%～50%，此患者中毒属（　　）
   A. 极轻度中毒　　　　B. 轻度中毒
   C. 中度中毒　　　　　D. 重度中毒
   E. 极重度中毒

6. 服毒后，一般洗胃最有效的时间是（　　）
   A. 6 小时以内　　　　B. 7 小时以内
   C. 8 小时以内　　　　D. 9 小时以内
   E. 10 小时以内

7. 巴比妥类药物中毒时，可用的导泻药是（　　）
   A. 硫酸镁
   B. 0.01%～0.02%高锰酸钾溶液
   C. 硫酸钠
   D. 1%～5%碳酸氢钠溶液
   E. 纳洛酮

8. 患者，女性，28 岁。被人发现昏迷且休克，屋内有一火炉，且发现有敌敌畏空瓶。查体：体温 36℃，血压 90/60mmHg，四肢厥冷、腱反射消失、心电图示一度房室传导阻滞、尿糖（＋）、尿蛋白（＋）、血液的 COHb 为 60%。对该患者，您考虑最可能的疾病诊断是（　　）

A. 急性巴比妥类中毒

B. 急性有机磷农药中毒

C. 急性 CO 中毒

D. 糖尿病酸中毒

E. 急性亚硝酸盐中毒

9. 患者，男性，38 岁。因朋友聚会饮酒后，被送入医院，现昏睡、瞳孔散大，血乙醇浓度为 54mmol/L（250mg/dl），此时患者处于（　　）

A. 嗜睡　　　　　　B. 戒断综合征

C. 共济失调期　　　D. 昏迷期

E. 兴奋期

10. 某施工队十余人，中午在食堂就餐 3 小时后出现腹痛、腹泻、呕吐等症状，并伴有恶心、呕吐，呕吐物是食用的食物，送至急诊就诊，最有可能的是（　　）

A. 细菌性食物中毒　B. 急性胃肠炎

C. 菌痢　　　　　　D. 中暑

E. 胃溃疡

11. 一个神志不清的患者送入急诊室，呼气带有大蒜味，急查全身胆碱酯酶活力是 58%，考虑为有机磷农药中毒，患者会出现（　　）

A. 瞳孔缩小　　　　B. 瞳孔扩大

C. 黄疸　　　　　　D. 血红蛋白尿

E. 皮肤呈樱桃红色

12. 患者，女性，62 岁。因煤气中毒 1 天后入院，

患者处于浅昏迷状态，脉搏 130 次/分，皮肤多汗，面色潮红，口唇呈樱桃红色。潜在并发症是（　　）

A. 迟发性脑病　　　B. 水电解质紊乱

C. 肺水肿　　　　　D. 昏迷

E. 脑水肿

13. 患者，男性，45 岁。饮酒 20 余年，昨晚与同事聚会，饮白酒 400ml，出现明显的烦躁不安，呈过度兴奋状。针对目前患者的情况，可选用的镇静药物是（　　）

A. 小剂量地西泮　　B. 吗啡

C. 氯丙嗪　　　　　D. 苯巴比妥钠

E. 水合氯醛

14. 患者，女性，48 岁。家住平房，生煤火取暖，晨起感到头痛、头晕、视物模糊而摔倒，被他人发现后送至医院。急查血液碳氧血红蛋白试验呈阳性，首要的治疗措施是（　　）

A. 静脉输液治疗　　B. 注意保暖

C. 保持呼吸道通畅　D. 纠正缺氧

E. 测量生命体征

15. 患者，女性，30 岁。从事园林工作，给果树喷药时不慎将农药污染衣服，农药会通过皮肤黏膜被吸收而发生中毒。嘱中毒者立即（　　）

A. 现场抢救

B. 脱离现场，脱去污染的衣服

C. 肥皂水清洗皮肤

D. 用热水擦洗皮肤

E. 用酒精清洗皮肤

（武晓红）

第14章

环境及理化因素损伤的救护

环境因素所致的损伤是指存在于人类生活环境和生产环境中的危害因素对人造成的损害。轻者出现靶器官受损的各种临床表现，重者可导致终生残疾甚至死亡。环境因素包括物理性、化学性、生物性和社会心理性。本章主要阐述常见理化因素导致的损伤，包括中暑、淹溺、触电和强酸强碱导致的损伤。

第1节 中 暑

案例 14-1

患者，男性，35岁，建筑工人。连续多日在烈日下筑路，因高热、大汗、意识障碍急诊入院。查体：T 41℃，P 118次/分，BP 90/58mmHg，R 25次/分，双侧瞳孔缩小，直径均为2mm，对光反射迟钝，双肺底可闻及少量湿啰音，心律齐，无杂音，双下肢阵发性抽搐。患者工友代诉患者平素体健。实验室检查：血气分析示代谢性酸中毒；血常规示白细胞增高；电解质检查示低钠、低氯、低钾；头颅CT未见异常；X线胸片提示肺部感染。

问题： 1. 该患者最可能发生了什么情况？

2. 假如您是急诊室当班护士，您将为该患者采取哪些降温措施？降温时应注意什么？

中暑是高温环境下，由于体温调节中枢功能障碍、汗腺功能衰竭和水电解质丧失过多而引起的以中枢神经和（或）心血管功能障碍为主要表现的急性临床综合征，又称急性热致疾患。根据临床症状轻、重分为先兆中暑、轻度中暑和重度中暑。重度中暑根据发病机制和临床表现分为热痉挛、热衰竭和热射病3种类型。

一、病因与发病机制

（一）病因

1. 产热增加 高温环境作业或在室温≥32℃、通风条件不良的环境中长时间或强体力劳动、活动等，使机体产热增加，发生热蓄积，是中暑的常见致病因素。

2. 散热不足 包括环境温度较高、湿度较大（≥60%），通风不良或衣服不透气影响散热；老年人皮肤汗腺萎缩和循环功能衰退，散热不畅等。

3. 热适应能力降低 机体对内外环境温度变化反应迟钝。虽然热量已经积蓄在体内，但自觉症状却出现较晚，不能及时通过各种神经反射调节来适应环境的变化而发生中暑。年老、体弱、肥胖、糖尿病、妊娠者及常年在恒温条件下工作的人等易发生中暑。

（二）发病机制

正常人体在下丘脑体温调节中枢的控制下，体内产热与散热处于动态平衡，体温维持在37℃左右。当外界环境温度增高时，机体大量出汗，导致水、盐丢失，以丢失盐为

考点
重度中暑
的机制

主或丢失水、盐后只补充大量水，补盐不足造成血钠、血氯过低，使细胞外液渗透压降低，水进入细胞内，导致肌细胞水肿，引起肌肉疼痛或痉挛，导致热痉挛。大量体液丧失，血容量不足，血液浓缩，加之外周血管扩张，血管舒缩功能失调，易发生外周循环衰竭，发生热衰竭。当环境温度增高、机体散热不足、汗腺功能疲劳或衰竭，引起体温调节中枢功能障碍，体温急剧增高，可高达 40～42℃。持续的高热使组织细胞变性坏死，重要脏器发生严重的不可逆损伤，导致热射病。

二、临床特点

（一）中暑史

评估是否存在中暑发生的环境因素，是否采取了防暑降温措施，评估患者的既往健康状况，有无慢性疾病；评估患者有无相关的用药史。

（二）临床表现

1. **先兆中暑** 在高温环境中劳动或活动一定时间后，出现多汗、口渴、头晕、乏力、恶心、胸闷、心悸、注意力不集中等，体温正常或略升高，一般低于 38℃。脱离高温环境，短时间休息后，症状即可消除。

2. **轻度中暑** 除上述中暑症状外，出现早期循环功能紊乱表现，如面色潮红或苍白、烦躁不安、恶心呕吐、大汗淋漓、皮肤湿冷、脉搏细速、血压下降、体温升高达 38℃ 以上。如进行及时有效的急救处理，3～4 小时可恢复正常。

3. **重度中暑** 轻症中暑症状加重，出现高热、痉挛、休克、昏迷等症状。重症中暑按表现不同可分为热痉挛、热衰竭、热射病三型。

（1）热痉挛：健康青壮年在高温环境下强体力劳动或运动，大量出汗后出现肌肉痉挛性、对称性和阵发性疼痛，持续约几分钟后缓解。常在活动停止后发生，多发生于四肢肌肉、腹直肌、背部肌，尤以腓肠肌最常见；也可发生于肠道平滑肌，出现肠痉挛性腹剧痛。患者意识清楚，体温多正常。热痉挛也可为热射病的早期表现。

（2）热衰竭：热应激引起机体出汗过多、脱水、周围血管扩张、循环血量不足，严重者发生外围循环衰竭。主要表现为头晕、头痛、恶心呕吐、面色苍白、皮肤湿冷、大汗淋漓、呼吸加快、脉搏细速、晕厥、血压下降甚至休克。多见于老年人、儿童和患有慢性疾病的体弱者。

（3）热射病：又称中暑高热，是中暑最严重的类型。多见于在高温、高湿或强烈的太阳照射下体力劳动时间过长，热应急机制失代偿，使中心体温骤升，导致中枢神经系统和循环功能障碍。患者在全身乏力、出汗、头晕、头痛、恶心等早期症状的基础上，继而出现高热（体温高达 40～42℃，甚至更高）、无汗和意识障碍（三联征）的典型表现。皮肤干燥、灼热、呼吸浅快、脉搏细速、神志模糊、谵妄、昏迷、抽搐等，可有瞳孔缩小、脑膜刺激征等，严重者出现休克、心力衰竭、脑水肿、肺水肿、ARDS、急性肾衰竭、急性重型肝炎、DIC、MODS。

考点
中暑的临床表现

考点
热痉挛最常见的部位

链 接

2018 年 9 月，全军热射病防治专家组与全军重症医学专业委员会联合成立了热射病新共识工作小组和编委会，于 2019 年 3 月 12 日形成中国热射病诊断与治疗专家共识。热射病是由于暴露于热环境和（或）剧烈运动所致的机体产热与散热失衡，以核心温度升高＞40℃和中枢神经系统异常为特征，如精神状态改变、抽搐或昏迷，并伴有多器官损害的危及生命的临床综合征。根据发病原因和易感人群的不同，热射病分为经典型热射病（classic heat stroke，CHS）和劳力型热射病（exertional heat stroke，EHS）。CHS主要由于被动暴露于热环境引起机体产热与散热失衡而发病。CHS常见于年幼者、孕妇和年老体衰者，或者有慢性基础疾病或免疫功能受损的个体。EHS主要由于高强度体力活动引起机体产热与散热失衡而发病。EHS常见于夏季剧烈运动的健康成年人，如在夏季参训的官兵、运动员、消防员和建筑工人等。

（三）辅助检查

应紧急行血、尿常规及血生化、动脉血气分析等检查。因病情不同可表现为外周白细胞总数增高，以中性粒细胞增高为主。尿常规可有不同程度的蛋白尿、血尿、管型尿等改变。血清电解质检查可有高钾血症、低氯血症、低钠血症。血肌酐、尿素氮、氨基转移酶、乳酸脱氢酶（LDH）、肌酸激酶（CK）升高，呼吸性酸中毒和（或）代谢性酸中毒。有凝血功能异常时，应考虑DIC。如怀疑颅内出血应作颅脑CT等，应尽早发现重要器官功能障碍的依据。

三、救治与护理

（一）救治原则

考点
中暑的救治原则

尽快使患者脱离高温环境、迅速降温、维持水和电解质平衡及保护重要脏器功能。

1. 先兆及轻症中暑　迅速使患者脱离高温环境，可将患者转移到通风、阴凉处或16～20℃空调房内。松解或脱去外衣，平卧休息。口服含盐清凉饮料，可用冷水擦拭全身。对有循环紊乱者，静脉补充5%葡萄糖盐水，但滴注速度不能太快，并加强观察，直至恢复。一般先兆中暑和轻度中暑的患者经上述救护后可恢复正常。对疑为重症中暑者，应立即转送医院。

2. 重症中暑

（1）热痉挛：主要补充氯化钠，静脉滴注5%葡萄糖盐水或生理盐水1000～2000ml。若在补足体液的基础上，患者仍四肢抽搐痉挛，可静脉注射10%葡萄糖酸钙10ml。

（2）热衰竭：及时补充血容量，防止血压下降，可用5%葡萄糖盐水或生理盐水静脉滴注，适当补充血浆。若血压未上升，可适当用多巴胺等升压药，使收缩压维持在90mmHg以上。

（3）热射病

1）立即脱离高温环境：将患者移至阴凉通风处（可用扇子或电风扇帮助通风和降温）或室温为16～20℃的空调房内。脱去外衣平卧，按摩患者四肢及躯干，促进循环散热。

2）给予氧气吸入。

3）降温：迅速降温是抢救重度中暑的关键。降温要求，核心温度在30分钟内迅速降至39.0℃以下，2小时内降至38.5℃以下。常用的降温措施有环境降温、体表降温（局部体表降温和全身体表降温）和体内降温。

4）防治脑水肿：可酌情使用甘露醇、糖皮质激素、白蛋白等防治脑水肿。

5）维持水电解质平衡，纠正酸中毒，维持有效循环功能。

6）对症与综合治疗：保持呼吸道通畅，昏迷或呼吸衰竭者可行气管插管机械辅助呼吸。抽搐发作者静脉注射地西泮。肺水肿者可给予西地兰 C、呋塞米等。及时防治急性肾功能不全、肝功能不全、DIC 等并发症。

（二）护理措施

1. 保持有效降温

（1）环境降温：将患者安置在 16～20℃空调房间内，以增加辐射散热。

（2）体表降温：局部降温，采用冰袋和冰帽进行头部降温；全身降温，采用冰毯、冰水或 40%～50%酒精擦拭、冰水浴（4℃冰水）等方法。

（3）体内降温：用冰盐水 200ml 注入胃内或灌肠；或用 4℃ 5%葡萄糖盐水 1000～2000ml 静脉滴注，开始滴注速度应稍慢，30～40 滴/分。患者适应低温后再增快速度，但应密切观察，以免发生急性肺水肿。有条件者可用低温透析液（10℃）进行血液透析。

（4）药物降温：常用药物为氯丙嗪，可以调节体温中枢，扩张血管利于散热，防止肌肉震颤，使机体产热减少，进而达到降温效果。但氯丙嗪可引起低血压，有心血管病史者慎用，低血压患者禁用。

（5）降温注意事项

1）冰袋放置位置要准确并应及时更换，避免同一部位长时间直接接触而冻伤。

2）冰（冷）水、酒精擦浴时，应顺着动脉走行方向进行。动脉处可适当延长时间，以提高降温效果。胸部、腹部、阴囊处禁止擦拭。

3）实施冰（冷）水擦拭和冰（冷）水浴时，必须用力按摩患者四肢及躯干，以防周围血管收缩导致血流淤滞。4℃冰水浴时，需每隔 10～15 分钟测肛温一次，肛温降至 38℃时停止。老年人、新生儿及昏迷、休克、妊娠、体弱或伴心血管基础疾病者，不能耐受 4℃冰水浴，应禁用。必要时可选用 15～16℃冷水浴或凉水淋浴。

4）应用冰帽、冰槽行头部降温时，注意及时放水和添加冰块。

2. 病情观察

（1）降温效果的观察

1）降温过程中应密切监测肛温，每 15～30 分钟测量一次，根据肛温变化调整降温措施。当核心温度降至 38.5℃时即可停止降温措施，维持直肠温度在 37.0～38.5℃，以免体温过低。

2）观察末梢循环情况，以确定降温效果。高热患者经治疗后体温下降和四肢末梢转暖、发绀减轻或消失，则提示治疗有效；反之，若四肢末梢厥冷、发绀，提示病情加重。

3）如有呼吸抑制、深昏迷、血压下降（SBP 低于 80mmHg）停用药物降温。

（2）并发症的监护

1）监护水电解质平衡：密切观察血生化变化，及时处理异常情况。

2）监护急性肾衰竭：行导尿管留置术，正确记录尿量，测尿比重，以观察肾功能状况，必要时做血液透析。

3）监护脑水肿：密切观察神志、瞳孔、脉搏、呼吸的变化，应用激素和脱水剂。

4）监护感染和 DIC：密切观察体温变化；监测皮肤、黏膜、穿刺部位有无出血倾向，有无某些脏器出血，如咯血、呕血、便血、血尿、颅内出血等。监测动脉血气和凝血功

考点

降温方法及注意事项

考点

降温效果的观察

能，以防 DIC 发生。

（3）对症护理：血压过低患者取平卧位；昏迷患者保持气道畅通，及时清除口、咽部分泌物，做好口腔护理以防感染和溃疡。加强皮肤护理，大汗患者应及时更换衣裤和被褥，注意皮肤清洁卫生。定时翻身和按摩，防止压力性损伤发生。注意安全防护，防止惊厥患者坠床、碰伤及舌咬伤，床头随时准备好开口器和舌钳。

（4）饮食护理：神志清楚者给予清淡易消化、高维生素、高热量、高蛋白和低脂的流质或半流质饮食。昏迷者可给予鼻饲流质饮食，加强营养，保证生理需求。

（三）健康教育

1. 高温天气加强隔热、通风、遮阴等降温措施。

2. 出汗较多时可补充含盐清凉饮料，应适当增加蛋白质和维生素等营养物质的摄入。

3. 合理安排劳动时间，避免过度劳累，保证充足睡眠。

4. 夏季随时准备好防暑药物，如人丹、十滴水、清凉油等。

5. 重视老、弱、病、孕、幼的夏季保健，尽量中午不外出，必须外出时需戴防护眼镜和打遮阳伞，应穿宽松、吸汗、透气的衣服。

6. 在高温环境下作业出现过多出汗、头晕、心悸、胸闷、眼花、耳鸣等不适时应迅速脱离高温环境，及时就诊。

第 2 节　淹　　溺

案例 14-2

　　患者，男性，17 岁。在河里游泳时意外溺水，被他人救起。患者当时剧烈咳嗽、呼吸急促，咳粉红色泡沫痰，全身皮肤发绀，腹部膨隆，四肢厥冷。

问题： 1. 该患者可能发生了什么并发症？

　　　　2. 假如您在现场，将如何对该患者进行急救？

　　　　3. 假如您是急诊室当班护士，您认为该患者主要护理措施有哪些？

淹溺常称为溺水，指人淹没于液体介质中，呼吸道被液体介质、污物等堵塞或反射性喉痉挛，导致换气功能障碍、急性缺氧和窒息的危机状态。通常将淹溺死亡称为溺死。溺死是意外死亡的常见原因之一。根据世界卫生组织（WHO）的统计，全球每年约有 37.2 万人死于淹溺，大约每天每小时有 40 人因淹溺而丧失性命。据不完全统计，我国每年约有 5.7 万人因淹溺死亡。淹溺事故是青少年意外伤害致死的头号杀手。

一、病因与发病机制

（一）病因

1. 缺乏游泳能力意外落水。

2. 在游泳过程中，时间过长体力耗竭或受冷水刺激发生肢体抽搐或肢体被植物缠绕等造成浮力下降而淹没于水中。

3. 在浅水区跳水，头撞硬物，发生颅脑外伤而致淹溺。

4. 潜水意外造成淹溺。

5. 入水前饮酒过量或使用过量的镇静药物。

6. 患有心脏病、脑血管病、癫痫或其他不能胜任游泳的疾病或游泳时疾病急性发作而导致淹溺。

7. 载有乘客船只及车辆意外落水、洪水灾害或投水自杀。

（二）发病机制

1. 根据发生机制，淹溺可分为干性淹溺和湿性淹溺两大类。

（1）干性淹溺：入水后因恐惧、惊慌或受寒冷的强烈刺激，喉头痉挛导致窒息，心脏反射性停搏，呼吸道和肺泡内很少或无水吸入。干性淹溺约占淹溺者的 10% 左右。

（2）湿性淹溺：溺水者屏气一段时间后引起缺氧，被迫深呼吸，从而使大量水随着吸气进入肺内，阻滞了气体交换，发生窒息，患者数秒钟后神志丧失，继而发生呼吸停止和心室颤动，湿性淹溺约占淹溺者的 90% 左右。

2. 根据淹溺发生的水域不同，又可分为淡水淹溺和海水淹溺。

（1）淡水淹溺：江、河、堰塘、湖泊的水一般属于低渗水，称为淡水。大量淡水进入血液循环后，一方面血容量剧增可引起肺水肿和心力衰竭。另一方面稀释血液，导致低氯血症、低钠血症和低蛋白血症。此外，低渗液使红细胞破裂，引起血管内溶血，可导致高钾血症和血红蛋白尿。高钾血症可使心脏停搏，大量血红蛋白堵塞肾小管可引起急性肾衰竭。

考点
淡水淹溺与海水淹溺的病理生理变化

（2）海水淹溺：海水含有 3.5% 氯化钠和大量钙盐、镁盐。高渗的海水被吸入肺泡后，在肺泡内停留时间长，不能被吸收到血液循环；反之，能使血液中的水进入肺泡内，产生肺水肿，最后导致心力衰竭而死亡。同时由于体液从血管内进入肺泡，可出现血液浓缩、血容量降低、低蛋白血症、高钠血症。海水中的钙盐和镁盐可引起高钙血症和高镁血症。高钙血症可使心跳缓慢、心律失常、传导阻滞，甚至心跳停止。高镁血症可抑制中枢和周围神经，导致横纹肌收缩力减弱、血管扩张和血压下降（表 14-1）。

表 14-1　海水淹溺与淡水淹溺的病理生理特点比较

项目	淡水淹溺	海水淹溺
血容量	增加	减少
血液性状	血液稀释	血液浓缩
红细胞损害	大量	很少
血浆电解质变化	低钠血症、低氯血症、高钾血症、低蛋白血症	高钠血症、高钙血症、高镁血症
心室颤动	常见	极少发生
主要致死原因	急性肺水肿、脑水肿、心力衰竭、心室颤动	急性肺水肿、脑水肿、心力衰竭

二、临床特点

（一）淹溺史

对淹溺者必须向陪同人员询问时间、地点、水源性质，以利急救。同时注意检查头部有无硬物碰撞痕迹，以便及时诊治颅脑外伤。

（二）临床表现

淹溺的临床表现因淹溺时间长短、溺水量的多少而出现缺氧轻重程度不等。

1. **症状**　近乎淹溺者可有头痛或视觉障碍、剧烈咳嗽、胸痛、呼吸困难、咳粉红色泡沫样痰。海水淹溺者口渴感明显，最初数小时可有寒战、发热。

2. **体征**　皮肤发绀，颜面肿胀，球结膜充血，口鼻充满泡沫或泥污。常出现精神状态改变，烦躁不安、抽搐、昏睡、昏迷和肌张力增高。呼吸表浅、急促或停止。肺部可闻及干湿啰音，偶尔有喘鸣音。心律失常、心音微弱或消失。腹部膨隆，四肢厥冷。有时可发现头、颈部损伤。

（三）辅助检查

1. **血尿检查**　淹溺者常有白细胞轻度增高。吸入淡水较多时，可出现血液稀释，甚至红细胞溶解，血钾升高、血和尿中出现游离血红蛋白。吸入海水较多时，出现短暂性血液浓缩，轻度高钠血症或高氯血症。无论淡水或海水淹溺，罕见致命性电解质紊乱，但溶血或急性肾衰竭时可有严重高钾血症。重者出现弥散性血管内凝血的实验室监测指标异常。

2. **血气分析**　约 75% 病例有明显混合性酸中毒；几乎所有患者都有不同程度的低氧血症。

3. **胸部 X 线检查**　常显示斑片状浸润，有时出现典型肺水肿征象。住院 12～24 小时吸收好转或发展恶化。约有 20% 病例胸片无异常发现。疑有颈椎损伤时，应进行颈椎 X 线检查。

三、救治与护理

（一）救治原则

迅速将患者救离出水，立即恢复有效通气，实施心肺复苏，对症处理（图 14-1）。

1. **现场急救**

（1）第一目击者救援：当发生淹溺事件时，第一目击者应立刻启动现场救援程序。首先应呼叫周围群众的援助，有条件应尽快通知附近的专业水上救生人员或 110 消防人员。同时应尽快拨打 120 急救电话。第一目击者在专业救援到来之前，可向遇溺者投递竹竿、衣物、绳索、漂浮物等。不推荐非专业救生人员下水救援；不推荐多人手拉手下水救援，不推荐跳水时将头扎进水中。在拨打急救电话时应注意言简意赅，特别要讲清楚具体地点。先说区县，再说街道及门牌号码，最好约定明显城市或野外标志物等候，一旦急救车到来可迅速引领医疗人员到现场。不要主动挂掉电话，并保持呼叫电话不被占线。

（2）一旦将淹溺者救出水面，立即进行基础生命支持。

1）开放气道：及时清理口鼻内的泥沙水草。

2）人工呼吸：用 5～10 秒观察胸腹部是否有呼吸起伏，如没有呼吸或仅有濒死呼吸应尽快给予 2～5 次人工呼吸，每次吹气 1 秒，确保能看到胸廓有效的起伏运动。

3）胸外按压：按压与通气比遵循 30:2。大多数淹溺者是在持续缺氧后导致心搏骤停，实施单纯胸外按压的 CPR（只按压不通气）不能达到复苏目的，应予以避免。

4）尽早除颤：将患者胸壁擦干，尽早使用自动体外除颤器（AED）。

5）抢救时间：对既往身体健康，突然发生淹溺的患者，往往需要坚持心肺复苏，时间可达 2～3 小时，不可轻易放弃抢救。

（3）一旦将患者救上岸，应在不影响心肺复苏的前提下，尽可能去除湿衣服，擦干身体，防止患者出现体温过低（低于 32℃）。

（4）将患者置于平卧位，头高足低位会降低脑血流灌注，头低足高位则会导致颅内

考点
淹溺患者
的现场救
治

压增高。如患者存在自主有效呼吸，应置于稳定的侧卧位（恢复体位），口部朝下，以免发生气道窒息。

（5）迅速转运：快速将淹溺者转送医院进一步抢救，途中不中断救护。

链接   淹溺生存链

欧洲复苏委员会提出了淹溺生存链的概念，它包括五个关键的环节：预防、识别、提供漂浮物、脱离水面、现场急救。

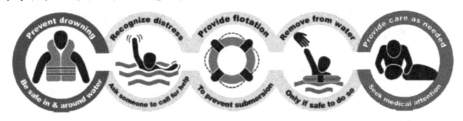

图 14-1   淹溺生存链

2. 医院内救护

（1）维持呼吸功能：给予高流量吸氧。对意识不清、呼吸急促、全身发绀、咳粉红色泡沫痰、血压下降及血氧饱和度<85%的患者，应进行气管插管及人工机械通气。同时静脉注射呼吸兴奋剂，如洛贝林（山梗菜碱）、尼可刹米（可拉明）。

（2）纠正血容量，维持水、电解质和酸碱平衡：淡水淹溺者因血液稀释，应注意限制入水量，适当补充氯化钠溶液、白蛋白或血浆。海水淹溺由于大量体液渗入肺组织，血液浓缩、血容量偏低，须及时补充液体，可输入葡萄糖溶液、低分子右旋糖酐，切忌输入氯化钠溶液。此外，注意纠正酸中毒和高钾血症。

（3）防治脑缺氧：淹溺后存在不同程度的缺氧性脑损害，尤其是发生呼吸衰竭的患者。因此，应积极改善通气，维持血液中二氧化碳处于正常水平。此外，可应用甘露醇、呋塞米、白蛋白等减轻脑水肿，降低颅内压，改善患者预后。

（4）防治肺部感染：由于淹溺时泥沙、杂物、污水等吸入呼吸道，容易发生肺部感染，应给予抗生素防治感染。污染水淹溺者除进行常规抢救外，还应尽早实施支气管镜下灌洗。

（二）护理措施

1. 加强呼吸道管理   清醒的患者采取半坐卧位，鼓励咳嗽、咳痰，防止并发肺部感染。昏迷患者平卧、头偏向一侧，及时清理口咽部分泌物。

2. 输液护理   掌握输液的量和速度，淡水淹溺应从小剂量低速度开始。避免短时间内输入大量液体而加重血液稀释和肺水肿。海水淹溺者应严格控制氯化钠溶液的输入。

3. 密切观察病情变化   观察血压、心率、呼吸、意识和尿液的变化，必要时监测中心静脉压（CVP）。观察痰液颜色、性质。

4. 低温护理   对冷水中淹溺者按低体温处理，及时复温对患者的预后非常重要。因此，应迅速脱去湿冷的衣服，用干爽的毛毯包裹全身，将热水袋放腋下及腹股沟予以复温，或用热水浴法、温热林格液灌肠法等。注意复温速度不能过快。

5. 心理护理   消除患者焦虑和恐惧心理，解释治疗措施和目的，使其积极配合治疗。

考点

海水淹溺者，补液中严格控制氯化钠溶液

对于自杀淹溺者应尊重其隐私，注意引导，使其正确面对人生，提高心理承受能力。同时做好家属思想工作，多关心、理解患者，协助患者消除自杀念头。

（三）健康教育

1. 对游泳者宣传安全防护知识，如下水前的准备工作及自救、互救技术；不要独自一人到不知水情的地方游泳。如在游泳过程中一旦出现心慌、眩晕、胸闷、气短等应立即上岸休息或求救。

2. 对水上、水下作业或船上工作人员要做好救生物质准备及救护知识、技术培训。

3. 对自杀淹溺者通过健康教育，帮助正确认识压力源，采取恰当的应对方式，从而提升社会适应能力。

第3节 触 电

案例 14-3

患者，男性，25岁。在进行高处电线作业时遭电击，从1.5米高处跌落，当时患者意识丧失、面色苍白，无脉搏及呼吸。

问题： 1. 假如您在现场，您将采取哪些救护措施？

2. 假如您是当班护士，您认为该患者的护理措施有哪些？

触电又称电击伤，指一定强度的电流通过人体后，引起局部组织不同程度的损伤或器官功能障碍，甚至呼吸、心搏停止。电流能量转化为热量，还可造成电烧伤。雷击即闪电，是一瞬间的超高压直流电造成人的一种特殊电击伤。

一、病因与发病机制

（一）病因

1. **人体直接接触电源**　电动机、变压器等电气设备不检修，没装接地线；电风扇、电饭煲、洗衣机、电冰箱等家用电器漏电；缺乏安全用电知识，如使用老化的电线。

2. **电流或静电电荷经空气或其他介质电击人体**　因台风、火灾、水灾、地震等造成高压电线断裂掉在地上，形成电场，有电击伤危险；雷雨天气，在大树下躲雨，衣服被淋湿后易被雷击。

（二）发病机制

电击通过产热和电化学作用引起人体组织损伤和器官生理功能障碍（如抽搐、心室颤动、呼吸中枢麻痹或呼吸停止等）。电流损伤程度与电流强度、电流种类、电压高低、人体电阻、通电时间等有关。低压电流可以抑制心脏，引起室颤；高压电流则影响中枢神经系统，导致呼吸、循环功能障碍。身体各组织对电流的阻力由小到大的顺序为血管、神经、肌肉、皮肤、脂肪、肌腱、骨组织。

二、临床特点

（一）触电史

向触电者或陪同就诊人员详细了解触电时间、地点、触电类型等情况。

（二）临床表现

1. 全身表现 触电后轻者可出现惊恐、面色苍白、头痛、头晕、心悸、肢软乏力等。重者出现意识丧失、休克、心跳呼吸骤停，常出现严重心律失常、肺水肿、凝血功能障碍、急性肾功能不全等。要特别重视患者有多重损伤的可能，包括体内外烧伤、强制性肌肉损伤及内脏损伤等，可致人死亡，幸存者可能有心脏和神经后遗症。

2. 局部表现 主要表现为电流通过的皮肤出现电烧伤。

（1）高压电烧伤：常见于电流进出部位，进口与出口常不止一个。烧伤部位组织焦化或炭化。创面的最突出的特点是"口小底大，外浅内深"，肌肉组织常呈夹心性坏死，即皮肤创面很小，而皮肤下的深部组织损伤却很广泛。电击时肢体因屈肌收缩，关节呈屈曲位，肌群强直性收缩可致骨折或关节脱位。胸壁电击伤可深达肋间肌和肋骨并致气胸；腹壁电击伤可致内脏坏死或中空脏器穿孔、坏死，电流可造成血管壁多发性栓塞、坏死。由于深部血管、肌肉损伤后大量渗出，组织内严重水肿和坏死，使肢体肌肉筋膜下组织压力增加，可致血管、神经受压，表现为受伤肢体感觉消失，脉搏减弱，发生间隙综合征。

（2）低压电引起的烧伤：常见于电流进入点和流出点。伤面小，直径 0.5～2.0cm，呈椭圆形或圆形、焦黄或灰白色，干燥，边缘整齐，与健康皮肤分界清楚。一般不损伤内脏，致残率低。

（3）闪电损伤：皮肤上出现微红的树枝样或细条状条纹，佩戴手表、指环、项链处可以有较深的烧伤。大约半数电击伤者有鼓膜破裂、视力障碍。

（三）辅助检查

心电图可见各种心律失常、急性心肌损伤变化。X 线检查可显示骨折。心肌生化标志物血清肌酸磷酸激酶（CPK）、心肌型肌酸激酶同工酶（CKMB）升高；血淀粉酶、血肌酐、尿素氮、血钾升高。可出现肌红蛋白尿、血红蛋白尿等。

三、救治与护理

（一）救治原则

迅速脱离电源；呼吸心搏骤停者实施有效心肺复苏；正确处理灼伤和外伤，预防感染；对症支持治疗。

1. 迅速脱离电源 立即切断电源或用木棒、竹竿等绝缘物使患者脱离电源，搬离危险区。施救者需注意确保自身安全。

（1）轻型触电：轻型触电者，神志清楚，仅感心慌、乏力、四肢发麻的，应给予就地观察及休息 1～2 小时，以减轻心脏负荷，促进恢复。

（2）重型触电：对重型触电者在脱离电源后应根据病情立即进行心肺复苏等抢救。在进行以上抢救措施的同时尽快转运至医院作进一步处理。

2. 急诊处理

（1）补液：对低血容量性休克和组织严重电烧伤患者，应迅速静脉补液。补液量较同等面积烧伤者大，具体补液量应根据每小时尿量、周围循环状况或中心静脉压等来决定。

（2）对症治疗：防治高血钾、脑水肿、急性肾功能不全，积极纠正心功能不全。

（3）创面处理：清除创面坏死组织、防止创面污染和感染，减少肌红蛋白的释放。深部组织损伤、坏死者，伤口应采取开放治疗；肢体肌肉筋膜下组织压力大者，应行筋

考点
触电的现场急救

膜切开减压术。厌氧菌肌炎是电击伤较常见的并发症，应早期应用敏感抗生素。

（二）护理措施

1. **严密观察病情变化，定时监测生命体征**　注意观察有无呼吸抑制和窒息发生，充分供氧。动态观察心电图，做好心电监护，及时发现严重心律失常。观察尿量、尿色的变化，准确记录出入量。观察伤肢血供、肢端感觉，如发现患者肢端发绀、肿胀严重、充盈差时应立即告知医生。

2. **用药护理**　尽快建立静脉通路，按医嘱给予输液，保证尿量在每小时 50ml 以上，防止肌红蛋白堵塞肾小管而发生急性肾衰竭。遵医嘱给予抗生素和破伤风抗毒素，预防感染和破伤风的发生。

3. **合并伤的护理**　因触电后弹离或从高处跌落，常伴有颅脑损伤、四肢和（或）脊柱骨折、内脏破裂等。因此，救护时应注意患者有无合并伤存在并做好相应护理。

4. **加强伤口及基础护理**　保持局部伤口敷料的清洁、干燥，防止脱落。做好口腔护理、皮肤护理，预防口腔炎和压力性损伤。

5. **心理护理**　触电患者常因发病突然而精神紧张、恐惧。恢复后由于出现兴奋症状而烦躁不安，并可因担心留有后遗症而产生焦虑、悲观失望的心理反应。护士在救治过程中，应言语亲切、动作轻柔、救护措施得当，以消除患者紧张恐惧心理，积极主动配合治疗。同时鼓励表达自身感受；鼓励患者家属和朋友关心和支持患者，消除恐惧和焦虑等心理问题，帮助树立战胜疾病的自信和重新生活的勇气。

（三）健康教育

1. 普及安全用电教育。

2. 宣传预防雷击常识，如雷雨天气尽量避免外出，家里的电器、插座一律关闭，避免使用铁把雨伞，关闭移动手机，勿在大树、水源、金属建筑物等附近逗留等。

3. 切勿在变压器、电线上晾挂衣服。

4. 抢救触电者时务必注意自身安全。对心搏呼吸骤停者，现场立即实施心肺复苏并拨打呼救电话。

第 4 节　强酸、强碱损伤

案例 14-4

患者，女性，74 岁。误服装在饮料瓶里的硫酸 50ml 而入急诊室。患者误服饮料后出现口腔黏膜、咽部和食管灼痛及溃烂，剧烈腹痛、呕吐，呕吐物带血。

问题： 1. 假如您在现场，将如何抢救该患者？

2. 假如您是急诊科当班护士，将如何救护该患者？

强酸、强碱损伤是指强酸或强碱类物质接触皮肤黏膜后造成的腐蚀性烧伤，以及进入血液后造成的全身中毒损伤，常见的强酸有硫酸、硝酸和盐酸，都具有强烈的刺激和腐蚀作用。常见强碱包括氢氧化钠、氢氧化钾、氧化钠、氧化钾等。

一、病因与中毒机制

（一）病因

强酸、强碱损伤多因意外事故经体表接触或口服所致。强酸损伤也可由工业生产过程中接触或吸入酸雾而致。

（二）中毒机制

1. 强酸类腐蚀损伤机制　皮肤黏膜接触强酸后，引起细胞脱水，组织蛋白凝固性坏死、溃疡，并形成结痂，对保护创面免受继续损害有一定的作用。强酸对胃肠道的损害主要以胃为主，可引起幽门痉挛，并可引起 DIC。吸入强酸类烟雾，对肺组织产生强烈的刺激和腐蚀作用，损伤了肺的表面活性物质，使肺泡壁通透性增强，同时可损伤毛细血管壁的通透性，致使体液由毛细血管渗透到肺间质和肺泡内，形成中毒性肺水肿。

2. 强碱类腐蚀损伤机制　强碱类与皮肤黏膜接触，或误服进入消化道后，即与组织蛋白结合形成可溶性、胶样化的碱化蛋白盐；与脂肪接触后则使脂肪皂化，破坏细胞膜结构，使病变向深处发展，造成组织广泛而严重的损伤。

二、临床特点

（一）接触史、误服史

有强酸强碱类物质接触史或误服史。

（二）临床表现

1. 强酸损伤的表现

（1）皮肤接触损伤：皮肤接触强酸类毒物后即发生灼伤、腐蚀、溃疡和坏死，并迅速结痂，一般不起水疱（图 14-2A、B）。

考点
强酸、强碱中毒皮肤损伤的特点

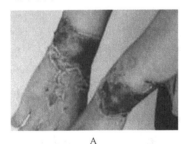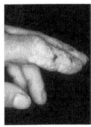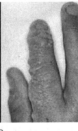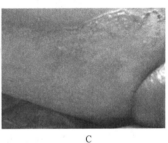

A　　　　　　　　　B　　　　　　　　　C

图 14-2　皮肤化学性灼伤

A. 硫酸烧伤；B. 氢氟酸烧伤；C. 碱水烧伤

1）硫酸所致的皮肤溃疡界线清楚、周围微红、溃疡较深，溃疡面上覆盖灰白色或棕黑色痂皮，受损部位疼痛剧烈。损伤面积大时，由于广泛渗出可致休克。

2）盐酸溶液接触皮肤黏膜，可使局部出现红斑及水疱，造成灼伤。若为浓盐酸烟雾接触皮肤可致皮炎、局部潮红、发痒，或出现红色小丘疹及水疱。

3）硝酸接触皮肤，浓度为 50%～60% 时，皮肤变黄褐色，并有结痂，经 1～2 周后脱落，不留瘢痕；浓度为 98% 时可致皮肤 Ⅲ 度烧伤，局部褐色，结痂皮肤界线清楚，周围起疱，痂皮脱落后可致溃疡或瘢痕形成。

（2）消化道损伤：口服强酸类毒物后，口腔黏膜糜烂、局部形成不同色泽痂皮。表现为口腔、咽部、胸骨后及腹部烧灼性疼痛，反复恶心、呕吐，呕吐物中含有血液和黏膜碎片。食管和胃黏膜呈腐蚀性炎症，组织收缩变脆，可在 1～2 周内发生穿孔。酸类物质入血，可致代谢性酸中毒、肝肾功能受损、昏迷、呼吸抑制。幸存者常遗留食管或胃部瘢痕收缩、狭窄，腹膜粘连，消化道功能减退等后遗症。

（3）眼部接触损伤：眼部接触强酸类烟雾或蒸气后，可发生眼睑水肿，结膜炎，角膜灼伤、混浊、穿孔，甚至全眼炎、失明。

（4）呼吸道吸入损伤：吸入强酸类的烟雾可引起上呼吸道刺激症状。患者出现咳嗽、咳泡沫状痰或血痰、气促、喉或支气管痉挛、喉头水肿、胸部压迫感、呼吸困难、窒息。

2. 强碱损伤的表现

（1）皮肤接触损伤：皮肤受强碱类毒物损伤后充血、水肿、糜烂、溃疡、局部灼痛，可形成白色痂皮（图 14-2C），严重碱灼伤可引起体液大量丢失而发生休克。

（2）消化道接触损伤：口服强碱类毒物后，可引起口腔、咽喉、食管和胃的严重灼伤，常有强烈的烧灼痛。呕吐血性胃内容物，腹绞痛，常有腹泻和便血；严重者可发生胃、十二指肠穿孔。过量吸收强碱可引起碱中毒、休克、肾衰竭等，存活者常遗留食管狭窄。

（3）眼部接触损伤：眼部接触强碱后，结膜充血、水肿，角膜混浊、溃疡、穿孔，甚至失明。

（4）吸入强碱损伤：吸入高浓度氨气体，表现为刺激性咳嗽、咳痰，甚至咳出坏死组织碎片，可发生肺水肿。少数病例可因反射性声门痉挛而发生呼吸骤停，可迅速发生休克和昏迷。

三、救治与护理

（一）救治原则

抢救者需视情况做好自身防护，如穿戴防护衣、防护手套及防护眼镜、面罩。立即将伤者救离现场。

考点
强酸、强碱中毒的急救措施

1. **皮肤损伤处理**　应迅速脱去污染的衣物，清理毛发、皮肤。对强酸损伤者，首先应立即用大量清水持续冲洗 10～30 分钟，继之用 2%～4%碳酸氢钠溶液或 1%氨水溶液、肥皂水冲洗中和酸，然后再用生理盐水或清水冲洗创面。对强碱损伤者，先用清水反复持续冲洗 1 小时以上，直至创口皮肤无滑腻感，然后用 1%乙酸溶液或 3%硼酸溶液冲洗中和碱。

2. **口服损伤处理**　口服强酸强碱者，一般禁止催吐、洗胃，避免发生消化道穿孔及反流的胃液再度腐蚀食管黏膜。对口服强酸者，可先给予牛奶、豆浆、蛋清等口服以稀释强酸，再口服氢氧化铝凝胶或 2.5%氧化镁溶液以中和强酸，禁用碳酸盐溶液洗胃或口服，以免产生过多二氧化碳导致胃肠胀气、穿孔。口服强碱者，先给予牛奶 200ml 口服，再口服食醋或柠檬水、3%～5%的乙酸溶液中和强碱。但碳酸盐中毒时忌用醋或乙酸口服，改用硫酸镁口服，以免产生过多二氧化碳。

3. **眼部损伤处理**　立即用大量清水或生理盐水彻底冲洗，然后用 1%阿托品滴眼液、可的松及抗生素眼药水交替滴眼。但生石灰烧伤者，禁用生理盐水冲洗，以免产生碱性更强的氢氧化钠。眼内有生石灰颗粒者，可用 1%～2%氯化铵溶液冲洗使之溶解，禁用酸性液中和。眼部剧痛者，可用 2%丁卡因滴眼。

4. 吸入性损伤处理 可给予地塞米松、普鲁卡因、异丙肾上腺素及抗生素气管内间断滴入或雾化吸入，给予吸氧，保持呼吸道通畅，必要时行气管切开等。

5. 对症及综合治疗 疼痛剧烈者，予以止痛剂；呼吸困难、抽搐、昏迷等危重患者应立即给氧，迅速建立静脉通道，组织抢救，防治肺水肿和休克。此外，注意保护肝、肾功能，防治急性肾衰竭等并发症。

（二）护理措施

1. 保持呼吸道通畅 喉头水肿、痉挛或呼吸困难时，立即气管切开，行呼吸机辅助呼吸。伴频繁呕吐者，头偏向一侧，防止反流与误吸。

2. 开放静脉通道 遵医嘱给予解痉、保肝、抗感染治疗。

3. 饮食护理 消化道黏膜有损伤者，早期严格禁食，静脉补充营养，恢复期宜给予流质饮食，以后逐渐过渡到半流质饮食及普食，避免生、硬、刺激性食物。如早期发生吞咽困难者，应留置胃管鼻饲供给营养。

4. 口腔护理 可用 1%～4%过氧化氢溶液擦洗口腔，防止厌氧菌感染，注意动作轻柔，尽量避开新鲜创面。

5. 加强监护 密切监测患者生命体征，注意体温、呼吸、脉搏及神志变化。并发症的观察，注意观察有无纵隔炎症，腹膜炎的表现，吸氧 4～6L/min，预防急性呼吸窘迫综合征。口服强酸强碱后，剧烈疼痛或恶性呕吐、消化道出血、消化道穿孔等综合因素作用下患者可能出现休克，应严密观察，防止发生急性肾衰竭。

6. 心理护理 强酸、强碱损伤患者尤其是脸部皮肤灼伤造成毁容或出现食管狭窄不能进食者，极易产生悲观绝望情绪，因此应加强与患者的沟通，进行心理疏导，鼓励患者树立战胜疾病的信心，密切监控患者，防止出现过激行为。有自服、自杀倾向患者，密切监控，防止出现再次伤害。

（三）健康教育

1. 从事接触化学性毒物的工作人员应注意劳动保护、遵守操作规程。皮肤或眼睛接触化学性毒物后应立即用清水彻底冲洗。

2. 对误服者，教育其生活中要小心谨慎，装过强酸、强碱类化学物质的瓶子不能装水和食品。

自测题

A₁/A₂型题

1. 周围环境温度高于皮肤温度时，人体散热的主要途径是（　　）
A. 辐射　　B. 传导　　C. 蒸发
D. 对流　　E. 排泄

2. 中暑采取降温措施时，要求 2 小时内肛温降至（　　）
A. 37℃以下　　B. 38.5℃以下
C. 38℃以下　　D. 37.5℃以下
E. 36.5℃以下

3. 中暑时发生肌肉痉挛，最常见于（　　）
A. 咀嚼肌　　B. 肠道平滑肌

C. 腹直肌　　　 D. 腓肠肌

E. 胸大肌

4. 热射病高热患者冰水浸浴的温度是（　　）

A. 2℃　　　 B. 4℃　　　 C. 6℃

D. 8℃　　　 E. 14℃

5. 患者，男性，48 岁。炎热夏天，在室外高空作业 3 小时，出现头痛、头晕、口渴、皮肤苍白、出冷汗，体温 38.2℃，脉搏 110 次/分，血压 90/50mmHg，伴有肌肉抽搐痉挛，最可能的诊断是（　　）

A. 热衰竭　　　　 B. 轻度中暑

C. 热痉挛　　　　　 D. 日射病

E. 热射病

6. 处理眼部酸碱烧伤最重要的一步是（　　）

A. 局部和全身使用抗生素

B. 1%阿托品眼膏散瞳

C. 在现场彻底冲洗眼部

D. 应用胶原酶抑制剂，防止角膜穿孔

E. 以上都不是

7. 热射病的特征是（　　）

A. 肌肉痉挛

B. 乏力、眩晕、多汗

C. 高热、无汗、昏迷

D. 周围循环衰竭

E. 出冷汗

8. 某工人烈日下工作 3 小时后，出现大量出汗、口渴、胸闷、心悸、恶心等，就地测血压为 90/50mmHg。此时该患者最佳的治疗措施是（　　）

A. 立即移至阴凉通风处休息

B. 口服大量清凉饮料

C. 冰水浸浴 10～15 分钟

D. 静脉滴注葡萄糖氯化钠溶液

E. 快速静脉滴注甘露醇

9. 患者，男性，36 岁。因在高温环境持续工作 10 小时，出现意识不清入院。患者皮肤湿冷，血压 70/50mmHg，脉搏细速，T 37.5℃，P 120 次/分，肺（－）。此时首先考虑的护理诊断是（　　）

A. 清理呼吸道无效　　 B. 体温过高

C. 体液不足　　　　 D. 有感染的危险

E. 知识缺乏

A₃/A₄ 型题

（10、11 题共用题干）

患者，男性，30 岁。湖边游泳时不慎溺水，被人救起。查体：呼吸急促，肺部可闻及哮鸣音和湿啰音，心率 100 次/分，偶发早搏 2～3 次/分，腹部膨隆，四肢厥冷，拟近乎"淹溺"。

10. 淡水淹溺时，下列哪一项一般不会发生（　　）

A. 心律失常　　　　 B. 溶血

C. 血容量骤减　　　 D. 肺水肿

E. 心力衰竭

11. 进入 ICU 后 1～2 日，最常见危及生命的严重并发症为（　　）

A. 心室颤动　　　 B. ARDS

C. 低钠血症　　　 D. 消化道出血

E. 酸中毒

（武晓红）

第15章
急危重症患者系统功能监护

案例 15-1

患者，男性，因发生车祸 2 小时被紧急送入医院急诊科。入院诊断为"全身多处肋骨骨折、肝破裂、脑挫裂伤"，经紧急抢救后行急诊手术，术后送入重症医学科进一步治疗，体温 35.8℃，心率 108 次/分，呼吸 27 次/分，血压 81/55mmHg。

问题： 1. 对于该患者系统功能监护有何意义？

2. 应该从哪些方面来加强该患者术后的系统功能监护？

急危重症患者系统功能监护是利用先进的精密的医疗设备（如多功能监护仪），对危重患者进行持续的多方面的监测，根据所得的资料进行综合分析，及时采取相应的治疗措施，从而达到挽救生命、治愈疾病的目的。

第1节　循环系统功能监护

一、无创监护

无创监护是经皮肤或黏膜等途径间接取得有关心血管功能的各项参数，如自动的无创动脉压监测、心电监测等，已成为常用的监测手段。

考点
无创监护和有创监护

（一）心电监护

常用的心电监护仪都具有连续无创监测心电图变化的功能。心电监护仪可以显示多导联心电图波形变化，也可选择显示单个导联。除显示心率、节律变化以外，还可以分析心律失常和 ST 段改变，见图 15-1。

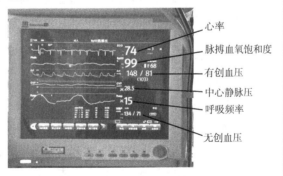

图 15-1　多功能监护仪

1. 心电监护的临床意义　①及时发现心肌缺血或心肌梗死，及早发现致命性心律失常或其先兆。②指导抗心律失常治疗，判断药物治疗效果。③对各种手术，尤其是心血管手术的术前、术中、术后及各种特殊检查和治疗实行监护。④监测和处理电解质紊乱。⑤对安装临时或永久起搏器患者，实行心脏起搏器起搏和感知功能的观察与监测。

2. 心电监护的分类

（1）按照结构分为四类：便携式监护仪、插件式监护仪、遥测监护仪、Holter（24 小时动态心电图）心电监护仪。

（2）按照功能分为三类：①床旁监护仪，设置在病床边，与患者连接在一起的仪器，能够对患者的各种生理参数或某些状态进行实时监测、显示、记录或报警，可与中央监护仪构成一个整体来监测。②中央监护仪，又称中央系统监护仪，由主监护仪和若干床旁监护仪组成，通过主监护仪可以控制各床旁监护仪的工作，对多个被监护对象的情况进行同时监护，它的一个重要任务是完成对各种异常的生理参数和病历的记录。③遥测监护仪，是患者可以随身携带的小型电子监护仪，可以在医院内外对患者的某种生理参数进行连续监护，供医生进行非实时性的检查。

3. 心电监护操作步骤

（1）确定患者身份，根据实际情况解释目的。

（2）物品准备：心电监护仪、心电血压插件连接导线、电极片、生理盐水棉球、配套的血压袖带。

（3）连接心电监护仪电源，打开主开关。

（4）让患者取平卧位或半卧位，用生理盐水擦拭患者胸部贴电极处皮肤。

（5）正确粘贴电极：先把心电导线与电极片相连，再把电极片贴在患者身上。粘贴电极片的部位：①左臂导联：左锁骨中线锁骨下或左上肢连接躯干的部位。②右臂电极：右锁骨中线锁骨下或右上肢连接躯干的部位。③左腿电极：左锁骨中线第6、7肋间或左髋部。④参照电极：右锁骨中线第6、7肋间或右髋部。⑤胸部电极：心电图胸导联的位置。

（6）将血压计袖带绑在患者上肢，其袖带下缘在肘窝上两横指处。

（7）将血氧饱和度探头固定于患者指端。

（8）选择合适的导联，正确调整波形、波幅、波速，设置报警上下限。

（9）向患者做好宣教：①告知患者不要自行移动或摘除电极片，避免牵拉连接线，不要随意调节按钮，出现连续报警时按呼叫铃。②告诉患者和家属避免在监护仪附近使用手机，以免干扰监测波形。③指导患者学会观察电极片周围皮肤情况，如有痒痛不适及时告知医护人员。

4. 注意事项

（1）心电导联要准确无误，贴电极片时要避开除颤、心电图胸导联、永久起搏器埋藏的位置。

（2）经常检查巡视电极片、血压计袖带、血氧饱和度指套是否正常，仪器是否正常工作。

（3）可根据情况改变报警上下限，但不可关闭报警系统。

（二）无创动脉血压监测

1. 影响血压的因素 包括心排血量、循环血容量、周围血管阻力、血管壁的弹性和血液黏滞度五个方面。

2. 临床意义 动脉血压可分为：①收缩压（systolic blood pressure，SBP），是保持各重要脏器血流灌注的主要因素，当收缩压下降时将导致脏器供血不足。②舒张压（diastolic blood pressure，DBP），其重要性在于维持冠状动脉灌注压（coronary perfusion pressure，CPP）。③平均动脉压（mean arterial pressure，MAP），是心动周期血管内的平均压力，正常值为60～100mmHg，是反映脏器组织灌注水平的指标之一。

3. 无创动脉血压监测方法　①自动间断测压法：又称自动无创伤性测压（automated noninvasive blood pressure，ANIBP 或 NIBP），是临床应用最广泛的一种动脉测压方法，主要采用振荡技术，通过充气泵定时使袖带充放气来测定血压，能自动定时显示出收缩压、舒张压、平均动脉压和脉率，且当血压超过预设的报警上限或低于报警下限时，能够自动报警。②自动连续测压法：主要是通过红外线、微型压力换能器或光度测量传感器等实现对瞬时血压的测量，可以反映每个心动周期动脉血压的变化，但因需要与标准的 NIBP 法校对，未在临床得到广泛应用。

二、有创监护

（一）有创动脉血压监测

有创动脉血压监测（invasive arterial blood pressure monitoring）是动脉穿刺置管后通过压力测量仪进行实时的动脉内测压，能够准确反映每个心动周期收缩压、舒张压和平均动脉压的变化数值与波形，是一种常用的有创血流动力学监测方法，其抗干扰能力较无创动脉血压监测好，测量结果可靠，尤其适用于严重低血压、休克、周围血管收缩或痉挛的动脉血压监测。

1. 测压途径　动脉内测压应选择具有一定侧支循环的动脉，防止一旦发生血栓时远端组织的血液供应受到影响。桡动脉因其表浅、易于固定及穿刺成功率高而成为首选途径，但穿刺前需做 Allen 试验以判断尺动脉的循环是否良好，若 Allen 试验阳性，则不宜选用桡动脉穿刺。除桡动脉外还可选择肱动脉、腋动脉、尺动脉、足背动脉或股动脉。

2. 测压方法

（1）测压器材与仪器：主要包括动脉穿刺针、换能器、测压管道系统、肝素稀释液、加压袋及压力测量仪或多功能监测仪等。

（2）操作过程：动脉穿刺成功后，连接已经排气及肝素化的测压管道系统，并通过换能器与压力测量仪相连，即可显示动脉压的波形和数值。注意测压前应对压力测量仪进行校零，换能器的高度与心脏在同一水平，置于第 4 肋间腋中线水平。

3. 并发症的防治　最常见的并发症是血栓形成或栓塞，严重时可引起肢体缺血、坏死。除此之外，还可能发生出血、感染和动静脉瘘等。预防并发症的措施：选择的动脉穿刺针不宜太粗，操作时注意无菌操作，尽可能减少动脉损伤；穿刺置管时间不宜过长，一般不超过 7 天；定时用肝素稀释液加压冲洗测压管道系统。

（二）中心静脉压监测

中心静脉压（central venous pressure，CVP）是指胸腔内上、下腔静脉的压力，严格地讲是指腔静脉与右心房交界处的压力，是反映右心前负荷的指标。中心静脉压监测主要适用于各种严重创伤、休克、急性循环衰竭的危重患者的监测。

1. 正常值　5～12cmH$_2$O（0.49～1.18kPa）。

2. 临床意义　小于 2～5cmH$_2$O 表示右心房充盈不良或容量不足；大于 15～20cmH$_2$O 表示右心功能不良或血容量超负荷。CVP 监测对了解循环血量和右心功能具有十分重要的临床意义，可作为指导临床治疗的重要参考。但当患者出现左心功能不全时，单纯监测 CVP 则失去了意义。

3. **测压途径**　常用的途径有右颈内静脉、锁骨下静脉、颈外静脉和股静脉等。

4. **测压方法**　包括压力测量仪法和简易测压两种方法。①测量器材和仪器：主要包括中心静脉穿刺用物、压力测量仪或多功能监测仪，也可用简易的测压装置。②测压：中心静脉穿刺后静脉导管通过三通一端与测压装置连接进行测压，另一端可连接静脉输液。注意换能器或简易测压装置的零点应置于第4肋间腋中线水平。

5. **并发症的防治**　穿刺时注意无菌操作，置管期间加强观察与护理，以减少感染；穿刺时若误入动脉应局部压迫止血，防止发生出血和血肿。此外，避免出现气栓、血栓、气胸、血胸、神经损伤等并发症。防治措施关键在于熟悉解剖结构及严格遵守操作规程。

第 2 节　呼吸系统功能监护

呼吸系统功能监护的目的是对患者的呼吸运动、呼吸功能及动脉血气分析等方面进行评估，便于病情观察和调整治疗方案及对呼吸治疗的有效性做出合理的评价等。

一、护理观察

1. 咳嗽、咳痰情况，包括痰量和痰液的性质、有无咯血。

2. 心率、血压和意识状态。

3. 缺氧、发绀、鼻翼扇动、面色潮红、三凹征等症状。

4. 呼吸运动方式、呼吸深度、频率和节律的变化。有无反常呼吸运动、胸廓是否对称等。

5. 肺部叩诊音的变化。

6. 肺部呼吸音的变化，包括呼吸音强弱、有无肺部啰音等。

二、呼吸运动的监测

考点
呼吸运动和动脉血气分析

呼吸运动主要靠胸腹部呼吸肌的活动引起胸廓的扩大和缩小完成。在中枢神经系统的调节下，有节律地进行呼气与吸气动作。病理情况下，呼吸运动的频率和节律均可发生改变。因此，对呼吸运动的观测最为直观。

1. **呼吸频率**（respiratory rate，RR）　是呼吸功能最简单的基本监测项目，RR 的增快或减慢均提示可能发生呼吸功能障碍。体温每升高 1℃，RR 增加 3～4 次/分。正常成人 RR 为 10～18 次/分，小儿随着年龄的降低而增快，8 岁儿童约为 18 次/分，1 岁为 25 次/分，新生儿为 40 次/分，如成人 RR<6 次/分或>35 次/分为人工呼吸支持的指征之一。

2. **呼吸节律**　正常呼吸节律均匀、自然。观察呼吸节律的变化可及时发现异常呼吸类型，提示病变部位，如伴有喘鸣和呼气延长的呼吸状态多由慢性阻塞性肺疾病所致；呼吸频率快、潮气量小、无气道狭窄和阻塞却有呼吸急促表现可见于限制性通气障碍、急性呼吸窘迫综合征、心脏疾病和其他心肺以外的疾病。

3. **呼吸幅度**　一般男性和儿童以腹式呼吸为主，女性以胸式呼吸为主。正常胸式呼吸两侧胸廓同时起伏，幅度一致。胸式呼吸不对称时，常提示一侧胸腔积液、气胸、血胸或肺不张等；胸式呼吸增强常因腹部病变或疼痛限制膈肌运动而引起；胸式呼吸减弱或消失可见于两侧胸部均有损伤或病变，亦可见于高位截瘫或肌松剂作用所致；胸式呼吸与腹式呼吸不同步常提示有肋间肌麻痹。

4. 常见的异常呼吸类型

（1）呼吸过速（tachypnea）：又称气促，RR＞24 次/分，见于高热、疼痛、甲亢等。

（2）呼吸过缓（bradypnea）：又称呼吸减慢，RR＜10 次/分，见于颅内高压、巴比妥类药物中毒。

（3）深度呼吸：又称库斯莫（Kussmaul）呼吸，深而大的呼吸，见于代谢性酸中毒。

（4）浅快呼吸：浅表而不规则的呼吸，呈叹息样，见于呼吸肌麻痹、胸肺疾患和濒死患者。

（5）潮式呼吸：又称陈-施（Cheyne-Stokes）呼吸，呼吸由浅慢到深快，再由深快到浅慢，暂停后，再重复以上的周期性变化（30 秒至 2 分钟），见于中枢神经系统疾患。

（6）间断呼吸：又称毕奥（Biot）呼吸，呼吸和呼吸暂停交替出现，是临终前的表现。

（7）点头呼吸：头随着呼吸上下移动，是呼吸中枢衰竭的表现。

（8）叹气式呼吸：间断后作大呼吸，伴叹气声，反复发作是临终前表现。

（9）蝉鸣样（strident）呼吸：吸气时产生蝉鸣样声音，于声带附近阻塞，由空气吸入困难引起，见于喉头水肿、喉头异物。

（10）鼾音（stertorous）呼吸：呼吸时发出一种粗大的鼾声，由气管或支气管有较多的分泌物引起，见于昏迷患者。

三、通气功能测定

1. 潮气量（VT）　指在平静呼吸时，一次吸入或呼出的气体量，正常值为 8～12ml/kg，平均约为 10ml/kg，男性略大于女性。

2. 分钟通气量（MV）　是在静息状态下每分钟呼出或吸入的气体量，是肺通气功能最常用的测定指标之一。正常值为 6～8L/min，成人＞10～12L/min 常提示通气过度，＜3～4L/min 提示通气不足。

3. 功能残气量（FRC）　平静呼气后肺内所残留的气量，可衡量肺泡是否过度通气。临床上将残气量占肺活量的百分比一并考虑，正常成人比值为 20%～30%。

4. 肺泡通气量（V_A）　是静息状态下每分钟吸入气量中能到达肺泡进行气体交换的有效通气量。正常值为 4.2L/min，它反映真正的气体交换量。

5. 用力肺活量（FVC）　是深吸气后以最大力量呼出的气体量，在 1、2、3 秒内呼出的气体量称 1、2、3 秒用力呼气容量。实际上常用第 1 秒肺活量占整个肺活量百分比表示，称 1 秒率，正常人大于 80%，低于 80% 表明气道阻塞性通气障碍的存在。

四、动脉血气分析和酸碱监测

在危重患者的救治过程中，为维持呼吸功能稳定，氧疗及应用呼吸机治疗已成为常规的治疗手段。血气分析有助于全面而又精确地分析判断呼吸状态、评价呼吸机治疗效果，且是调整呼吸机参数的依据。血气分析已经成为危重病抢救过程中常规的监测手段。血气分析和酸碱监测，对早期诊断、早期治疗均极为重要。

1. 血液酸碱度（pH）

（1）正常值：动脉血中的 pH 为 7.35～7.45，平均 pH 为 7.40，静脉血比动脉血 pH

低 0.03。

（2）临床意义：①pH<7.35 为失代偿性酸中毒或酸血症，pH>7.45 为失代偿性碱中毒或碱血症。②pH 为 7.35～7.45 有 3 种情况：正常，无酸碱失衡；代偿的酸碱紊乱；相互抵消的酸碱紊乱。酸碱失衡时，如果 pH 发生变化，则对机体代谢和内脏功能均有明显影响。人体能耐受的最低 pH 为 6.90，最高 pH 为 7.70。

2. 动脉血二氧化碳分压（$PaCO_2$）　是指物理溶解在动脉血中 CO_2 所产生的张力。由于 CO_2 的弥散能力很强，比氧大 25 倍，因此动静脉血中的 CO_2 差值很小。

（1）正常值：$PaCO_2$ 的参考值为 35～45mmHg，平均为 40mmHg。

（2）临床意义：①判断肺泡通气量。$PaCO_2$ 正常表示肺泡通气正常，$PaCO_2$ 降低表示肺泡通气过度，$PaCO_2$ 升高表示肺泡通气不足，两者成反比。②判断呼吸性酸碱失衡。$PaCO_2$ 若大于 45mmHg，表示通气不足，持久的通气不足造成呼吸性酸中毒，也称高碳酸血症。呼吸性酸中毒时，$PaCO_2$ 应有原发性升高，呼吸性碱中毒时，$PaCO_2$ 应有原发性降低。③判断代谢性酸碱失衡是否有代偿及复合性酸碱失衡。代谢性酸中毒代偿后，$PaCO_2$ 降低，代谢性碱中毒代偿后，$PaCO_2$ 应升高。④诊断Ⅱ型呼吸衰竭必备的条件。

3. 动脉血氧分压（PaO_2）　是指物理溶解于动脉血中氧产生的张力。氧在动脉血中溶解的多少，与吸入气中氧分压（PiO_2）高低成正比，而 PiO_2 的高低又取决于吸入气（肺泡气）中的氧浓度（FiO_2）。

（1）正常值：正常人 PaO_2 值为 80～100mmHg。

（2）临床意义：是反映机体氧合状态、判断缺氧和缺氧程度的重要指标。动脉血氧分压（PaO_2）正常值为 80～100mmHg 或年龄预计值以上为正常，低于此值为低氧血症。动脉血氧分压（PaO_2）<60mmHg，伴或不伴二氧化碳分压（$PaCO_2$）>50mmHg，可诊断为呼吸衰竭。

4. 动脉血氧饱和度（SaO_2）　系指动脉血单位血红蛋白和 O_2 的百分比。

（1）正常值：动脉血氧饱和度的参考值为 96%～100%。

（2）临床意义：通过监测间接了解患者的血氧分压，以便了解组织的供氧情况。SaO_2 与血红蛋白的多少无关，而与 PaO_2、血红蛋白和氧的亲和力有关。PaO_2 越高，SaO_2 越高，两者并非呈直线关系，呈 "S" 形曲线关系，即所谓血红蛋白氧合解离曲线。

5. 动脉血氧含量（CaO_2）　是指 100ml 动脉血中携带 O_2 的毫升数。它包括与血红蛋白结合氧的量，还包括溶解于血液中的 O_2 量。

（1）正常值：CaO_2 参考值为 16～20ml/dl。

（2）临床意义：①CaO_2 受 PaO_2 与血红蛋白质和量的影响，故呼吸、血液、循环对其都有影响。CaO_2 与血红蛋白成正比，贫血时 CaO_2 下降；红细胞数增加，CaO_2 升高。肺功能受损时，CaO_2 降低；心功能受损时，CaO_2 降低。②计算 SaO_2，实际上 SaO_2 应该是实际氧含量与最大氧含量之比的百分数。每分钟氧气运输量等于 CaO_2 与心排血量的乘积。③其他：与混合静脉血氧含量（CvO_2）一起来估计组织利用氧的情况，判断先天性心脏病左向右分流及分流大小。

6. 实际 HCO_3^-（AB）　实际测得的动脉血中 HCO_3^- 含量，也可以 HCO_3^- 表示。

（1）正常值：AB 参考值为（25±3）mmol/L，平均为 24mmol/L。

（2）临床意义：AB 受代谢和呼吸因素的双重影响。AB 下降为代谢性酸中毒或呼吸性碱中毒代偿；AB 升高为代谢性碱中毒或呼吸性酸中毒代偿；AB 正常，不一定为正常，如呼吸性酸中毒＋代谢性酸中毒，应具体分析。

7. 标准化 HCO$_3^-$（SB）　取全血在标准状态下（PaCO$_2$ 为 40mmHg，温度为 37℃，HbO$_2$ 100%饱和）测得动脉血中 HCO$_3^-$ 的含量为标准 HCO$_3^-$。

（1）正常值：SB 参考值为（25±3）mmol/L。

（2）临床意义：由于排除了呼吸困难的影响，所以 SB 升高为代谢性碱中毒，SB 下降为代谢性酸中毒。

8. 碱剩余（BE）　在标准状态下（条件同 SB）将每升动脉血的 pH 滴定到 7.40 时所用的酸或碱的毫摩尔数。如滴定所需要的是酸，说明血内为碱性，BE 为正值；如滴定所需要的是碱，说明血内是酸性，BE 为负值。

（1）正常值：BE 参考值为 ±3mmol/L，平均为 0。

（2）临床意义：BE 的正值增大，表示代谢性碱中毒；BE 负值增大，表示代谢性酸中毒。

第 3 节　神经系统功能监护

急危重症患者尤其是颅脑损伤患者监测神经系统功能非常重要，一般为避免单一指标的局限性，常需要结合临床表现、神经系统检查、仪器监测结果进行综合分析，做出及时有效的判断。

一、神经系统体征动态检查

1. 意识状态　是神经系统功能监测时最常用、最简单、最直观的观察项目，可以直接反映出大脑皮质及其联络系统的功能状况。正常人意识清醒，当神经系统损伤或发生病变时，将可能引发意识障碍。一般来说，意识障碍分为嗜睡、昏睡、浅昏迷与深昏迷四个级别。常用昏迷指数测定法对患者意识进行评分，临床上采用国际通用的格拉斯哥昏迷评分（Glasgow coma scale，GCS）法，已广泛用于临床。其评分标准是根据患者睁眼反应、语言反应及运动反应进行评分，然后将三种反应得分相加即得 GCS 指数。GCS 满分为 15 分，8 分以下为昏迷，3 分为最低值。按 GCS 指数分类，13～15 分为轻度意识障碍，9～12 分为中度意识障碍，3～8 分为重度意识障碍。评分越低，说明病情越重，预后越差（表 15-1）。

考点
神经系统
体征检查
和颅内压
监测动态

表 15-1　GCS 昏迷评分表

睁眼反应	评分	语言反应	评分	运动反应	评分
自动睁眼	4	回答正确	5	按嘱动作	6
呼唤睁眼	3	回答不正确	4	刺痛能定位	5
刺痛睁眼	2	单音语言	3	对刺痛能躲避	4
不能睁眼	1	呻吟声	2	疼痛刺激肢体屈曲	3
		不能言语	1	疼痛刺激肢体伸直	2
				不能运动	1

2. **眼部体征** 主要包括瞳孔变化及眼球位置变化。正常人瞳孔等大等圆,对光反射灵敏。一侧瞳孔散大,常提示可能发生脑疝。瞳孔对光反射的灵敏程度与昏迷程度成反比。观察眼球位置时应注意有无斜视、偏视或自发性眼颤。通过观察眼球的运动情况可以进一步帮助判断脑干的功能状况。

3. **神经反射** 主要包括正常的生理性反射及异常的病理性反射两部分。生理性反射的减弱或消失及病理性反射的出现均提示神经系统功能发生改变。通过检查神经反射可以帮助判断疾病的性质、严重程度及预后。

4. **体位与肌张力** 去大脑强直时四肢可呈现伸展体位,有时可呈角弓反张姿势。两侧大脑皮质受累时可见去皮质强直状态。肌张力的变化在一定程度上可反映病情的转归。

5. **运动功能** 主要观察患者的自主活动能力,判断是否存在瘫痪及瘫痪的类型。

二、颅内压监测

颅内压(intracranial pressure,ICP)是指颅内容物对颅腔壁产生的压力。其是观察病情变化及指导临床治疗的重要监护方法。颅内压与颅内脑组织容量、脑血容量及脑脊液相关,安静状态下颅内压的正常值为 10～15mmHg(1.33～2.0kPa)。

1. **监测方法**

(1)脑室内测压:在无菌条件下进行颅骨钻孔,将多孔的硅胶管插入侧脑室,经三通管连接传感器和监护仪进行 ICP 监测。主要优点:①测压准确可靠。②可经导管放出适量脑脊液以降低 ICP。③可经导管取少量脑脊液进行实验室检查或注入药物。④根据脑室容量压力反映了解脑室的顺应性。缺点:①当颅内病变使中线移位或脑室塌陷时穿刺难度较大。②有颅内感染的风险,一般置管不超过 1 周。

(2)硬膜下测压:在无菌条件下颅骨钻孔,打开硬膜,拧入特制的中空螺栓与蛛网膜紧贴,螺栓内注入液体,外接监护仪进行 ICP 监测。优点:可多处选择测压点,且不穿透脑组织。缺点:硬膜开放增加了感染的机会,并且影响因素较多,不易保证测压的准确性。

(3)硬膜外测压:是将传感器直接置于硬膜与颅骨之间进行 ICP 监测的方法。由于该法保持了硬膜的完整性,颅内感染的机会较少,可用于长期监测。通常此方法测压的结果较脑室内测压略高 2～3mmHg。

2. **ICP 分级** ICP 超过 15mmHg 称为颅内高压。一般将 ICP 分为四级:ICP<15mmHg 为正常 ICP;15～20mmHg 时为 ICP 轻度升高;21～40mmHg 时为 ICP 中度升高;>40mmHg 为 ICP 重度升高。

3. **影响 ICP 的因素**

(1)$PaCO_2$:$PaCO_2$ 下降导致 pH 上升,脑血流和脑血容量减少,ICP 轻度下降,$PaCO_2$ 增高时,pH 下降,脑血流和脑血容量增加,ICP 升高。

(2)PaO_2:PaO_2 在 60～300mmHg 范围内波动时,脑血流量和 ICP 基本不变。当 PaO_2 低于 50mmHg 时,脑血流量明显增加,ICP 增高。但当低氧血症持续时间较长,形成脑水肿时,即使 PaO_2 改善,ICP 也不能很快恢复。

(3)血压:平均动脉压在 50～150mmHg 波动时,由于脑血管的自动调节机制,ICP 可维持不变,超过一定限度,ICP 将随血压的升高或降低而呈平行改变。

(4)CVP:CVP 升高可影响脑静脉,使静脉回流障碍,ICP 升高;反之,CVP 降低,

ICP 降低。

（5）其他：使脑血流增加的药物可导致 ICP 增高；渗透性利尿剂使脑细胞脱水，可起到降低 ICP 的作用；体温每下降 1℃，ICP 可降低 5.5%～6.7%。

三、脑电图监测

脑电图（electroencephalography，EEC）是通过脑电图记录仪将脑部产生的自发性生物电流放大后获得的相应图形，记录后分析脑电活动的频率、振幅、波形变化，从而了解大脑的功能和状态。脑电图技术曾主要用于癫痫的诊断，近来逐渐用于昏迷患者、麻醉监测，复苏后脑功能的恢复和预后及脑死亡等方面的判断。正常人的脑电图波形根据振幅和频率不同分为四类：

1. **α 波**　频率为 8～13Hz，振幅平均为 25～75μV，是成人闭眼时的主要脑电波，睁眼时 α 波减弱或消失。

2. **β 波**　频率为 18～30Hz，振幅平均为 25μV，情绪紧张、激动和服用巴比妥类药时增加。

3. **θ 波**　频率为 4～7Hz，振幅平均为 20～50μV，见于浅睡眠时。

4. **δ 波**　频率低于 4Hz，振幅小于 75μV，见于麻醉和深睡眠状态。

四、脑血流监测

脑血流量与脑灌注压和脑血管阻力两方面相关。脑灌注压是调控脑血流量的一个重要因素，取决于平均颅内动脉压和平均颅内压的差值，因为平均颅内动脉压不易测定，通常采用平均动脉压估计颅内动脉压。临床上可采用近红外光光谱法及经颅多普勒超声等间接估计脑血流量。

在重症患者中，血管活性药、机械通气等治疗方法的运用都需充分考虑其对脑灌注压及颅内压等的影响，以达到更好的治疗效果。

五、脑氧供需平衡监测

ICP、脑电图、脑血流的监测可间接反映脑的供氧情况，而脑氧供需平衡监测更为直接地反映脑的供氧情况，它主要是进行脑氧饱和度测定。监测方法有两种：①颈内静脉血氧饱和度监测，主要反映整个脑组织的氧供需平衡状况。②近红外线脑氧饱和度仪监测，主要反映局部脑组织氧供需平衡状况。

第 4 节　泌尿系统功能监测

在危重患者中常出现肾脏功能性或器质性变化，继而出现尿量减少、水电解质平衡紊乱、酸碱失衡等急性肾衰竭表现。肾功能状况对于危重患者的治疗和转归均有影响。

一、尿液监测

1. **尿量**　是反映机体重要脏器血液灌注状态的敏感指标之一。尿量异常是肾功能改变最直接和最常见的指标。24 小时尿量<400ml 为少尿，<100ml 为无尿，>2500ml 为多尿。危重患者病情变化快，观察每小时尿量的变化更具意义。正常成人每小时尿量>0.5ml/kg，当每小时尿量<17ml 时即为少尿。

考点
尿量监测和肾功能监测

2. 尿常规监测

（1）尿外观：主要包括血尿、脓尿、乳糜尿和胆红素尿。

（2）尿比重（尿相对密度）：能够反映肾脏血流灌注和肾脏功能，成人尿比重正常值为 1.015～1.025。尿比重增高见于各种原因引起的肾灌注不足、急性肾小球肾炎、尿糖或尿蛋白含量增高等；下降见于各种原因引起的尿浓缩功能障碍，如机体水负荷增加、尿崩症、肾衰竭等。固定在 1.010 左右的低比重尿称为固定低比重尿，说明肾小管浓缩功能严重损害。

（3）尿渗透压：主要用于评估患者的血容量及肾脏的浓缩功能。临床上将血、尿渗透压同时监测，计算两者比值，用以反映肾小管的浓缩功能。尿渗透压的正常值为 600～1000mOsm/L，尿/血渗透压值的参考值为 3∶1～4.5∶1。

（4）尿液的有形成分分析：尿液中的有形成分主要包括细胞和管型等。

肾小球源性血尿常可见异常红细胞，多见于肾小球疾病；非肾小球源性血尿红细胞形态多正常，多见于尿路感染或损伤，也可见于肾间质疾病。当白细胞＞5 个/高倍视野（HP）时，为镜下脓尿，提示尿路感染。

尿管型可分为透明管型、颗粒管型、细胞管型、蜡样管型、肾衰竭管型等。

二、肾功能监测

1. **血肌酐（Scr）**　肌酐是肌肉中肌酸的代谢产物，血中肌酐的来源分外源性和内源性两种。外源性肌酐是肉类食物在体内代谢后的产物；内源性肌酐是体内肌肉组织代谢的产物。肌酐由肾小球滤过而排出体外。监测血肌酐是监测肾功能的有效方法，一般男性的正常值为 53～106μmol/L，女性偏低一点，血肌酐升高常见于肾小球滤过功能下降。血肌酐不是早期反映肾小球滤过功能的敏感指标。若短时间内急剧增高，连续每天升高 44.2μmol/L 以上提示急性肾衰竭。

2. **血尿素氮（BUN）**　是体内蛋白质的代谢产物，正常情况经肾小球滤过而随尿液排出体外。血 BUN 正常参考值为 3.2～7.1mmol/L。血 BUN 增高程度与肾损害程度成正比，通过血 BUN 的监测有助于诊断肾功能不全，尤其对尿毒症的诊断更有价值。肾前性和肾后性因素引起尿量减少或尿闭时可使 BUN 增高，体内蛋白质分解过多时也可引起 BUN 增高。但是，BUN 与 Scr 一样并不是早期反映肾小球滤过功能的敏感指标。

3. **BUN/Scr**　肾功能正常时 BUN/Scr 通常为 10/1，当出现氮质血症，且 BUN/Scr 升高时，常提示氮质血症为肾前性因素引起；当氮质血症伴 BUN/Scr 下降时，常提示其为肾脏本身器质性病变所致，如稳定的慢性肾功能不全患者，故比值有助于鉴别肾前性及肾性氮质血症。

4. **内生肌酐清除率（Ccr）**　是反映肾小球滤过功能的重要指标。可较早地反映肾小球受损，是判断肾小球损害的敏感指标。正常成人 Ccr 的正常值为 80～120ml/min。根据 Ccr 可初步评估肾小球功能受损程度；Ccr 在 51～70ml/min 为轻度肾功能损害；Ccr 在 31～50ml/min 为中度肾功能损害；Ccr 在 30ml/min 以下为重度肾功能损害。测定 Ccr 对治疗方案选择有指导意义，还可用于指导肾衰竭时用药选择、剂量和用药时间的调整。

第 5 节　其他系统功能监测

一、消化系统功能监测

消化系统功能监测主要包括肝功能监测和胃肠功能监测。肝脏与胃肠功能障碍会引起机体环境与全身机能状态的改变。

（一）肝功能监测

肝脏是人体重要的代谢器官，除涉及脂肪、蛋白质和糖等物质的代谢外，还可排泄胆红素，通过氧化、还原、分解、结合等作用实现解毒，同时生成凝血与纤溶因子等。故肝功能监测是重症监护的基本内容之一。

1. 精神症状与意识状态监测　肝功能失代偿时引起肝性脑病，患者会有精神症状及意识障碍的表现。监测精神症状与意识状态成为监测肝功能的一项简单而方便的监测内容。

2. 血清酶学监测　肝脏功能受损时，肝脏内逸出某些酶，并进入血液，可监测出血清中相应的酶升高。因此，监测酶学的变化对于了解和评估肝脏功能具有重要的临床价值。常用的酶学监测指标有谷丙转氨酶（GPT）、谷草转氨酶（GOT）及碱性磷酸酶（ALP）等。

3. 血清胆红素　血清中的总胆红素（STB）分为结合胆红素（CB）与非结合胆红素（UCB），根据血清胆红素升高的程度分为隐性黄疸、轻度黄疸、中度黄疸和重度黄疸。根据结合胆红素与总胆红素比值可大致判断黄疸的类型；溶血性黄疸以非结合胆红素增高为主，CB/TB 下降；梗阻性黄疸以结合胆红素增高为主，CB/TB 升高；肝细胞性黄疸两者均可升高，CB/TB 变化不大。

4. 凝血功能监测　肝功能受损时检查凝血功能异常的常用指标有凝血酶原时间（PT）、活化部分凝血酶原时间（APTT）及凝血酶原活性（PTa）等。

5. 血清蛋白监测　血清总蛋白（TP）是血清白蛋白（ALB）与血清球蛋白（GLB）的总称。其正常值是 60～80g/L；血清白蛋白的正常值是 40～50g/L；球蛋白的正常值是 20～30g/L；血清白蛋白/球蛋白（A/G）为 1.5～2.5。白蛋白逐渐下降时预后多不佳。白蛋白少于 25g/L 时易出现腹水。

6. 其他指标　血清胆碱酯酶（CHE）、血氨等可一定程度上反映胆汁淤积情况及肝细胞代谢功能。

（二）胃肠功能监护

胃肠功能与危重患者的病情严重程度和预后密切相关。胃肠功能包括肠道蠕动功能、吸收功能、肠黏膜屏障功能等，现尚无公认较全面准确评估胃肠功能的方法。

在临床表现的观察中，应注意反复评估以下要点：有无恶心、呕吐、呕血及呕吐量；大便性状和量；有无黄疸和出血倾向；腹部症状（腹痛、腹胀等）和体征（肠鸣音等）；有无肝脾大和腹水；肠鸣音的变化情况。如胃管中抽出胃液为血性或咖啡色并出现腹胀、柏油样便或血便时考虑消化道出血，应立即采取措施控制出血。

危重患者易出现消化道应激性溃疡，可早期安置胃管，并注意胃液引流情况，监测胃内压力，并定期送胃液及粪便做隐血试验。

考点
肝功能监测

为了解机体内酸碱平衡状况和复苏后状况还可测定胃黏膜 pH（pHi）。pHi 正常为7.35～7.45，可反映内脏血流灌注情况，并可作为全身低灌注的早期和灵敏的指标。

二、凝血功能监护

在危重患者中，休克、创伤、病理产科、脓毒血症等各种原因导致的凝血功能障碍都可能导致弥散性血管内凝血（DIC）的发生。

DIC 常有下列变化：①血小板进行性下降，$<100 \times 10^9/L$，或有下列两项以上血小板活化分子标志物血浆水平增高：β血小板球蛋白（β-TG）、血小板因子-4（PF4）、血栓烷 B_2（TXB_2）、P 选择素。②血浆 FIB 含量 $<1.5g/L$ 或 $>4.0g/L$，或呈进行性下降。③3P 试验阳性，或血浆 FDP$>20mg/L$，或血浆 D-二聚体较正常增高 4 倍以上。④PT 延长或缩短 3 秒以上（肝病>5 秒），APTT 自然延长或缩短 10 秒以上。⑤AT-Ⅲ活性$<60\%$或蛋白 C 活性下降。⑥血浆纤溶酶原抗原（PLG：Ag）$<200mg/L$。⑦Ⅷ因子：C 活性$<50\%$（肝病必备）。⑧血浆内皮素-1（ET-1）水平$>80pg/ml$ 或凝血酶调节蛋白（TM）较正常高 2 倍以上。综合分析上述监测结果，辅以其他实验室检查（如凝血因子测定、外周血涂片破碎红细胞、纤维蛋白生成与转换测定等）有助于确诊 DIC。

三、水电解质平衡监测

体液的容量、渗透压和电解质含量、分布是机体代谢和各器官功能正常的基础，多种疾病、创伤均可导致或伴随体内水电解质平衡紊乱。纠正水电解质平衡紊乱的原则是去除病因、补充血容量和电解质，但对于严重低钾血症、高钾血症、低钙血症和高钙血症等危及生命的情况，须紧急纠正电解质紊乱。

（一）水、钠代谢紊乱

体液中水、钠总是相伴存在，水、钠代谢紊乱也往往并存，包括容量失调、浓度失调而表现为不同临床类型（表 15-2）；等渗性、低渗性及高渗性脱水的病因及临床表现不同（表 15-3）。

表 15-2　水、钠代谢紊乱分类

分类	细胞外液变化	临床类型
容量失调	细胞外液渗透压不变	细胞外液缺乏—等渗性缺水
		细胞外液过多—水中毒
浓度失调	细胞外液渗透压改变	低钠血症—低渗性脱水
		高钠血症—高渗性脱水

表 15-3　等渗性、低渗性、高渗性脱水的临床表现、鉴别及治疗对比

项目	等渗性脱水	低渗性脱水	高渗性脱水
血浆渗透压（mOsm/L）	280～320	<280	>320
病因	消化液、腹水丢失等	消化液丢失等	高热、大汗、烧伤等
失水钠情况	失水钠大致成比例	失钠为主	失水为主
体液丢失	细胞外液等渗，细胞内外液均有丢失	细胞外液低渗，细胞外液丢失为主	细胞外液高渗，细胞内液丢失为主

项目	等渗性脱水	低渗性脱水	高渗性脱水
皮肤弹性降低	明显	不明显	很明显
眼球下陷	可有	明显	很明显
口渴	可有	无	明显
眼痉挛	可有	常见	无
精神、神经症状	轻度精神、神经症状	淡漠	烦躁、惊厥、谵妄
尿量	减少	减少或正常	显著减少
尿钠	减低	显著降低	正常
血钠（mmol/L）	135～145	<135	>145
血压	正常或降低	明显降低	降低
治疗	补水为主，用 1/2 张含钠液	补生理盐水或高渗盐水，用 2/3 张含钠液	补低渗盐水，用 1/3 张含钠液

1. 等渗性脱水　钠与水成比例丢失，血钠和血浆渗透压均在正常范围。

（1）常见原因：①经消化道丢失，呕吐、腹泻、胃肠引流（减压或造瘘）或肠梗阻等致消化液丢失。②经皮肤丢失，见于大面积烧伤、剥脱性皮炎等渗出性皮肤病变。③组织间液贮存，胸、腹腔炎性渗出液的引流，反复大量放胸腔积液、腹水等。

（2）临床表现及诊断：根据病史、临床表现、血钠和渗透压监测（表 15-3），实验室检查若发现红细胞计数、血红蛋白量和血细胞比容明显增高，提示血液浓缩。血 Na^+ 和 Cl^- 正常，尿比重增高。

（3）治疗：处理引起等渗性脱水的原因，减少水和钠继续丧失。补液：补充等渗盐水量（L）=（血细胞比容测得值−血细胞比容正常值）/[血细胞比容正常值×体重（kg）×0.25]。

此外，应补充日需要量 2000ml 水和 4.5g 钠。在纠正失水后，钾的排泄有所增加，故应防止低钾血症，一般应在尿量达 40ml/h 后补充氯化钾。

2. 低渗性脱水　失水少于失钠，血清钠<135mmol/L，血浆渗透压<280mOsm/L。

（1）常见原因：①由呕吐、腹泻或肠瘘等引起大量消化液丧失后，只补充水未补充盐，或补充水分过多。②肾丢失。使用排钠性利尿药：肾小管中存在不被吸收的溶质过多，抑制钠和水的重吸收；失盐性肾炎、急性肾衰竭多尿期、肾小管性酸中毒、糖尿病酮症酸中毒；肾上腺皮质功能减退症。

（2）诊断：根据病史、临床表现、血钠、血浆渗透压（表 15-3）进行诊断。实验室检查包括：①尿钠明显降低；尿比重常<1.010。②血钠<135mmol/L，根据结果可判断失钠程度。③血中尿素氮增高。④红细胞计数、血红蛋白量和血细胞比容均增高。

根据失钠程度分为 3 级：①轻度失钠：血钠 130～135mmol/L，临床表现为疲乏感、头晕、手足麻木，口渴不明显，尿钠减少。②中度失钠：血钠 120～130mmol/L，除上述表现外，尚有恶心、呕吐，皮肤弹性差，静脉萎陷，血压不稳定或下降，尿少、比重低。③重度失钠：血钠<120mmol/L，除上述表现外，还有表情淡漠，肌肉痉挛抽搐，严重

时可出现昏迷、休克。

（3）治疗：除治疗原发病外，采用含盐溶液或高渗盐水静脉输注，以纠正体液的低渗状态，一般采用生理盐水补充。出现低血压、神经症状时才使用 3%～5%氯化钠，输注时每 2 小时监测血钠 1 次。过快纠正低钠血症可能导致渗透性脱髓鞘综合征，引起四肢瘫痪、失语及意识障碍等。补钠量可按公式计算：

$$需补钠（mmol）=[142（mmol/L）-血钠测得值（mmol/L）]\times$$
$$体重（kg）\times0.6（女性为 0.5）$$

尿量达 40ml/h 后补充钾盐。

3. 高渗性脱水　失水多于失钠，血清钠＞145mmol/L，血浆渗透压＞320mOsm/L。

（1）常见原因：①水摄入不足。昏迷、创伤、拒食、吞咽困难、沙漠迷路、海滩、地震等导致淡水供应断绝；脑外伤、脑卒中等致渴感中枢迟钝或渗透压感受器不敏感。②水丢失过多，如中枢性尿崩症、肾性尿崩症、应用非溶质性利尿药；高温环境、剧烈运动、高热等大量出汗等。

（2）诊断：根据病史、临床表现、血钠、血浆渗透压（表 15-3）进行诊断。实验室检查包括：尿比重增高；红细胞计数、血红蛋白量和血细胞比容均增高。

根据失水程度分为 3 级：①轻度脱水。一般只有口渴、尿少，失水量占体重的 2%～4%。②中度脱水。严重口渴、口干、尿少、尿比重增高、乏力、皮肤弹性下降，失水量占体重的 4%～6%。③重度脱水。除上述症状外，出现烦躁、幻觉、谵妄甚至昏迷等脑功能障碍的症状，体温升高（脱水热），血压下降或休克，失水量＞体重的 6%。

（3）治疗：尽早去除病因，减少失液量。早期补充水分，纠正高渗状态，然后再酌情补充电解质，注意避免补液过速，以免高渗状态缓解过快，引起脑水肿、惊厥等。常根据血钠浓度来计算补水量：

$$补水量（ml）=[血钠测得值（mmol/L）-142（mmol/L）]\times$$
$$体重（kg）\times4（女性为 3）$$

还必须注意，血钠虽然增高，但因同时有失水，血液浓缩，体内总钠量实际上仍然减少。故在补水的同时应适当补钠。快速补液仅适用于伴有惊厥、昏迷或周围循环衰竭的重症患者。如同时有缺钾需纠正时，应在尿量超过 40ml/h 后补钾，以免引起高血钾。

4. 水中毒　又称稀释性低钠血症，是指各种原因导致机体摄入水总量超过排出水总量，水分在体内潴留，血浆渗透压下降，循环血容量增加。主要表现为因脑细胞水肿、脑组织肿胀致颅内压增高症状：头痛、躁动、失语、精神紊乱、定向力障碍、惊厥、谵妄甚至昏迷。

（1）常见原因：①颅脑损伤、大手术、感染、休克、疼痛等刺激抗利尿激素分泌过多而引起水潴留。②肾功能障碍致少尿或无尿时。

（2）诊断：根据病史、临床表现及低钠血症可诊断。室验室检查：除血钠降低外，血浆渗透压明显降低；尿钠正常或偏低；血白蛋白、红细胞计数、血细胞比容均降低；血钾、血氯降低。

（3）治疗：积极治疗原发病，控制入水量；程度较重者，除禁水外，使用利尿剂促进水分排出，甚至血液透析以迅速排出水分。

（二）钾代谢异常

正常人血钾浓度为 3.5～5.5mmol/L。

1. 高钾血症　血清钾高于 5.5mmol/L 时为高钾血症。

（1）常见原因：最常见于酸中毒所致的钾离子向细胞外转移、肾脏排泄功能受损、大面积烧伤、溶血性贫血、创伤等。此外，静脉补钾过快、大量输血也能导致患者出现高钾血症。

（2）临床表现与诊断：临床表现无特异性。心电图表现：最初心电图上出现高尖的 T 波，R 波振幅减低，QRS 波群增宽，P-R 间期延长，P 波降低或消失，最终 QRS-T 波融合，最后形成典型的高血钾正弦波形。诊断：有引起高钾血症的基础疾病，血钾＞5.5mmol/L 即可诊断。

（3）治疗：首先停止钾的摄入及可引起血钾增高的药物。然后，①注射钙剂：10% 葡萄糖酸钙 10～20ml 用 25%～50% 葡萄糖溶液等量稀释后缓慢静脉注射。②促进钾向细胞内转移：25%～50% 葡萄糖溶液 60～100ml 或 10% 葡萄糖溶液 500ml 加入普通胰岛素（5g 糖加 1U 胰岛素）静脉滴注，必要时 3～4 小时重复。③加速钾排出：呋塞米 20～60mg 静脉注射，适用于无肾衰竭患者。当血钾＞6mmol/L 时，可用低钾或无钾透析液进行透析。

2. 低钾血症　血清钾低于 3.5mmol/L 为低钾血症。

（1）常见原因：①钾摄入不足，如禁食、厌食等。②钾排出过多，如长期应用排钾利尿剂、长期服用糖皮质激素或盐皮质激素；频繁呕吐、腹泻、胃肠减压、大量放腹水、大量出汗等。

（2）临床表现与诊断：临床表现可有乏力、周期性瘫痪。心电图表现有低 T 波、Q-T 间期延长和 U 波。依据病史、临床表现、血钾水平和心电图表现进行诊断。

（3）治疗：积极治疗原发病。补钾治疗时，轻度低钾以口服补钾为主，10% 氯化钾或 10% 枸橼酸钾 10～20ml，3 次/日。严重低钾血症或胃肠吸收障碍患者，尽早静脉补钾：500ml 生理盐水或 5% 葡萄糖加入氯化钾 1.0～1.5g，补液速度＜1g/h，亦可经深静脉谨慎泵入氯化钾，当泵速＞40mmol/h 时，应在心电监护下进行，并监测血钾。

（三）钙代谢异常

血钙浓度正常值为 2.25～2.75mmol/L。

1. 高钙血症　血钙＞2.75mmol/L 为高钙血症。见于甲状旁腺功能亢进、骨转移癌等。治疗：血钙低于 2.88mmol/L 时治疗原发病；出现高钙危象（血钙＞3.75mmol/L）时应紧急处理，如扩容、增加钙的排泄及减少骨的重吸收等。血液净化用于肾功能不全患者。

2. 低钙血症　血钙＜2.25mmol/L 为低钙血症。见于甲状旁腺功能不全、低蛋白血症、急性坏死性胰腺炎等。治疗：积极治疗原发病和诱因；对于慢性低钙血症和轻度低钙血症可口服钙盐；出现抽搐时，予 10% 葡萄糖酸钙 10～20ml 或 10% 氯化钙 5～10ml，加 25%～50% 葡萄糖 20～40ml 稀释后，缓慢静脉注射，但维持时间仅为数小时，可持续静脉滴注葡萄糖酸钙至血钙正常。

自测题

A₁/A₂ 型题

1. 患者，女性，72 岁。急性广泛前壁心肌梗死，治疗过程中，出现烦躁不安，血压 80/60mmHg，脉搏 125 次/分，尿量 20ml/h，此时患者的情况属于（　　）
   - A. 心力衰竭
   - B. 病情好转
   - C. 心律失常
   - D. 心源性休克
   - E. 肾衰竭

2. 患者，男性，30 岁。外伤后脑出血，呼之不应，心率 72 次/分，无自主运动，对声、光刺激无反应，疼痛刺激时有痛苦表情及躲避反应，该患者的意识为（　　）
   - A. 意识模糊
   - B. 昏睡
   - C. 浅昏迷
   - D. 嗜睡
   - E. 深昏迷

3. 患者，男性，84 岁。肺源性心脏病病史 10 年，近半个月来咳嗽、咳痰，今晨呼吸困难加重，神志恍惚，烦躁不安。查体：体温 36.4℃，脉搏 124 次/分，血压 132/80mmHg，呼吸 35 次/分，口唇发绀，两肺底闻及湿啰音。患者最可能出现的并发症是（　　）
   - A. 心力衰竭
   - B. 上消化道出血
   - C. 急性肾衰竭
   - D. 呼吸衰竭
   - E. DIC

4. 患者，女性，58 岁。有慢性阻塞性肺疾病 10 余年，近 2 年来反复双下肢水肿，3 天来病情加重，口唇发绀，神志恍惚，听诊双下肺闻及干湿啰音，心率 115 次/分。确定患者有无呼吸衰竭，下列哪项最有意义（　　）
   - A. 动脉血气分析
   - B. 神志变化
   - C. 心率增快
   - D. 发绀
   - E. 呼吸困难

5. 患者，女性，20 岁。1 周前因吃鱼胆后，出现颜面及双下肢水肿，尿量 800ml/d，血压 140/90mmHg，查血肌酐 380μmol/L，尿素氮 28mmol/L，尿蛋白（++），尿沉渣见颗粒管型，血钾 6.5mmol/L，当前护士应重点观察的内容是（　　）
   - A. 水电解质平衡
   - B. 血压的变化
   - C. 心率的变化
   - D. 有无恶心、呕吐
   - E. 有无剧烈头痛

6. 患者，女性，52 岁。因肝硬化腹水入院。住院期间患者出现淡漠少言，神志恍惚，衣冠不整，吐词不清。此时应警惕患者出现了（　　）
   - A. 继发感染
   - B. 肝肾综合征
   - C. 肝性脑病
   - D. 肝癌
   - E. 上消化道出血

（闫　琳）

第 1 节　气道异物清除术——Heimlich 手法

案例 16-1

患儿，男性，17 个月。患儿坐在地板上玩耍，边玩边吃花生，突然出现呛咳、不能发音、喘鸣、呼吸急促、皮肤发紫。

问题： 1. 该患儿发生了什么？

2. 如果你在现场，应该怎么做？

Heimlich 手法是在 20 世纪 70 年代中期兴起的解除气道梗阻的急救方法，简称海氏急救法。气道发生异物梗阻时通过给患者膈肌以突然向上的压力，使胸腔压力骤然升高，驱使肺内残存的气流快速进入气管，排出堵在气管的异物，使气道通畅。

链接　Heimlich 手法的由来

Heimlich 手法是由美国一位外科医生亨利·海姆立克教授经过多年反复研究提出的气流冲出气道异物的急救方法。

一、术前评估

发生呼吸道异物梗阻时，可根据患者的表情、咳嗽、呼吸声音、面色、胸部呼吸运动和全身反应等进行评估。

1. 部分气道阻塞表现　表现为剧烈咳嗽，患者张口吸气时听到异物冲击性的喘鸣音，面色青紫、发绀，痛苦表情，患者常不自主地以一手的拇指和示指呈"V"字形紧贴于颈前喉部，欲言但发不出声。

2. 完全气道阻塞表现　突然不能说话、咳嗽，有挣扎的呼吸动作，但无呼吸声，面色发绀、苍白，意识障碍逐渐加重，出现昏迷，严重者出现心搏骤停。

二、操作方法

（一）他救法

1. 成人

（1）意识清醒者：采用腹部冲击法（Heimlich 手法），此法也适用于 1 岁以上的儿童。患者取坐位或立位，施救者站在患者身后，用两手臂环绕患者的腰部，一手握拳，将握拳的拇指一侧放在患者剑突与脐部连线的中点，另一手抓住并握紧这只拳头，急速冲击性向内上方压迫患者腹部 6～8 次，以此造成人工咳嗽，反复冲击直至异物排出。操作时注意施力方向，动作要有节奏，冲击后随即放松，不能拳击或挤压胸廓，不能用双臂加压。

（2）昏迷者：置患者仰卧位，头向后仰，开放气道。施救者面对患者，双膝骑跨在患者髋部，一手的掌根放在患者剑突与脐部连线的中点，另一手掌覆盖其手掌之上，快速向上冲击压迫患者的腹部6～8次，反复至异物排出。注意施力方向，避免损伤肝脾等脏器。

（3）妊娠后期或肥胖者：采用胸部冲击法。患者取坐位或立位，施救者站在（意识清醒）患者的背后，两臂从患者腋下环绕其胸部，一手握空心拳，拳眼置于患者胸骨中部，另一只手紧握此拳向内、向上有节奏地冲击，重复此操作直至异物排出。患者（意识不清）取仰卧位，施救者跪于患者胸旁，则在胸骨下半段中央垂直向内做胸部按压，直到气道阻塞解除。

2. 婴幼儿　对婴幼儿完全性气道异物阻塞推荐使用胸部手指冲击法和倒提背部拍击法。

（1）倒提背部拍击法：患儿面朝下，骑跨在施救者的前臂上，施救者手握住患儿下颌支持住头颈部，头部低于躯干，施救者前臂支在大腿上，以支持患儿；用手掌根部在患儿双肩胛骨之间拍击背部 4～6 次，使呼吸道内压力骤然升高促进异物松动和排出体外，如重复进行无效，则进行胸部手指冲击法。

（2）胸部手指冲击法：置患儿仰卧位，小心托住患儿头颈部，旋转成仰卧位，将患儿放在施救者大腿上，头部低于身体，用中指和示指在剑突下和脐上的腹部，重复快速向上推压，直至异物排出。

对于意识丧失的患儿，立即行 CPR 救治，每次行人工呼吸前，应检查口腔，查看有无异物，如有采用上述方法直至异物排出。

考点
清除婴幼儿气道异物的方法

（二）自救法

1. 咳嗽法　自主咳嗽产生的气流压力是人工咳嗽的 4～8 倍，更有利于呼吸道异物的排出。如果患者呼吸道部分梗阻，气体交换良好，鼓励患者用力咳嗽，有利于异物的排出。

2. 腹部冲击法　患者一手握拳（拇指在外），另一手紧握该拳，对着自己的上腹部（剑突与脐之间，远离剑突），快速向上向内冲击，重复上述动作，直至异物排出。

3. 上腹部倾轧椅背法　患者稍稍弯下腰，将腹部靠在一固定的水平物体上（如桌子边缘、椅背、扶手栏杆等），做迅速向前倾轧腹部的动作，造成人工咳嗽，直至异物排出。

考点
气道异物清除术自救法有几种

三、术后护理

1. 呕吐后立即清理口腔，安置患者休息。

2. 观察患者的表情、面色、咳嗽和呼吸的声音、胸部呼吸运动和全身反应等，判断是否需送往医院继续治疗。

3. 立即检查有无并发症，如肋骨骨折、腹腔或胸腔内脏损伤等。

第 2 节　外伤止血、包扎、固定、搬运术

案例 16-2

患者，男性，38 岁。骑电动车时不慎摔倒，右小腿部分皮肤撕脱出血，右上臂畸形发生骨折。神志清楚，无头痛头晕，无恶心、呕吐及其他异常。路人拨打急救电话，急救车到达现场。

问题： 如果您是急救中心护士，到达现场后应该采取的救护措施是什么？

创伤是各种致伤因素造成的人体组织或器官的损害和功能障碍。创伤现场救护常用的基本技术有止血、包扎、固定、搬运。创伤现场救护的原则：先抢救生命，后保护功能；先重后轻，先急后缓；先近后远，先止血后包扎，先固定后搬运。

一、止血

出血是创伤后的主要并发症之一，大出血能使伤员迅速出现休克，甚至危及生命。伤口的出血分为动脉出血、静脉出血和毛细血管出血。动脉出血时，出血呈喷射状，色鲜红，此时需紧急止血；静脉出血时，出血呈泉涌状，色暗红，多数情况不能自行止血；而毛细血管出血时，出血在皮肤表面呈现水珠状或片状渗出，色鲜红，可以自行止血。快速准确有效的止血是现场急救的重要措施。毛细血管和静脉出血一般采用加压包扎止血法，如为较大血管或动脉性出血急救时可先采用指压法，必要时应用止血带止血，尽早改用钳夹、结扎、血管修补或移植等方法处理。

考点
创伤现场救护的原则

（一）适应证

凡有外出血的伤口均需止血。

（二）禁忌证

1. 需要施行断肢（指）再植者不用止血带。

2. 特殊感染截肢不用止血带，如气性坏疽截肢。

（三）操作前准备

1. **物品准备**　无菌敷料、绷带、三角巾、干净的毛巾或衣服、止血带等。

2. **伤员准备**　核对伤员资料并解释操作目的，消除伤员的紧张和恐惧心理。

（四）止血方法及术中护理

1. **加压包扎止血法**　多用于小动脉、静脉或毛细血管的出血，是最常用的止血方法。体表及四肢伤出血，可用加压包扎和抬高肢体达到暂时止血的目的。将无菌敷料覆盖伤口后，再用纱布、棉花、毛巾、衣服等折叠成相应大小的垫，置于无菌敷料上面，然后再用绷带、三角巾等绑紧包扎，以停止出血为度。伤口内有碎骨片时，为避免加重损伤禁用此法。

考点
常用的止血方法

2. **指压止血法**　是一种简单有效的临时性止血方法，适用于头部、颈部、四肢动脉出血。根据动脉的走向，用手指、手掌或拳头压迫出血伤口的近心端动脉经过骨骼表面的部位，阻断血液流通，达到临时止血的目的。

（1）头顶部出血：在患侧耳前用拇指压迫颞浅动脉搏动点，将动脉压向颞骨（图 16-1）。

（2）颜面部出血：压迫同侧下颌骨下缘、咬肌前缘的面动脉搏动点止血（图 16-2）。

（3）颈部、面深部、头皮部出血：用拇指或其他 4 指压迫同侧气管外侧与胸锁乳突

肌前缘中点之间的颈总动脉搏动点，用力向后压，可将之压向第 5 颈椎横突处，达到止血的目的（图 16-3）。颈内动脉是颈总动脉分出的为脑供血的重要动脉，绝对禁止同时压迫双侧颈总动脉。

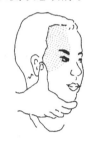
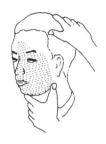
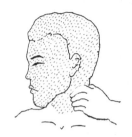

图 16-1　颞浅动脉指压法　　图 16-2　面动脉指压法　　图 16-3　颈总动脉指压法

（4）肩部、腋窝部出血：在锁骨上窝对准第 1 肋骨用拇指向下压迫锁骨下动脉（图 16-4）。

（5）上臂出血：一手将患肢外展 90°，另一手用拇指在腋窝中点将腋动脉压向肱骨头。

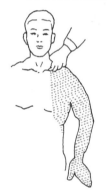
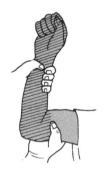

（6）前臂出血：用拇指压迫伤侧肱二头肌内侧沟中部肱动脉搏动点，将动脉压向肱骨干（图 16-5）。

（7）手部出血：用两手指分别压迫腕部横纹稍上的尺动脉、桡动脉（图 16-6）。

（8）大腿出血：用两手拇指重叠用力压迫腹股沟中点稍下方的股动脉，压向耻骨上支（图 16-7）。

（9）小腿出血：在腘窝中部压迫腘动脉。

（10）足部出血：可用双手示指或拇指压迫足背中部近脚踝处的胫前动脉搏动点和足跟内侧与内踝之间的胫后动脉搏动点（图 16-8）。

图 16-4　锁骨下动　　图 16-5　肱动脉指压法
脉指压法

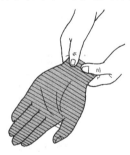
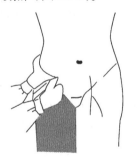
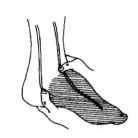

图 16-6　尺动脉、桡动脉指压法　　图 16-7　股动脉指压法　　图 16-8　胫前、胫后动脉指压法

考点
止血带的
选择

3. 止血带止血法　适用于四肢较大动脉的出血。四肢的大出血用加压包扎和抬高患肢方式不能有效止血时，可用止血带止血。常用的止血带有橡皮止血带、布制止血带。紧急情况下可用三角巾、绷带、手绢等；不可应用硬质的绳索、金属丝、电线等止血。

（1）橡皮止血带止血法：取1米长的橡皮管，先用绷带或布块垫衬在止血带部位皮肤上，两手将止血带中段适当拉长，环绕出血伤口的上端肢体2~3圈后固定，借助橡皮管的弹性压迫血管而达到止血目的。

（2）布制止血带止血法：用三角带、布带、毛巾、衣袖等缠绕在垫有布垫的肢体上，拉紧止血带或用小木棒、笔杆、筷子等作绞棒绞紧后固定。

（3）卡式止血带止血法：将松紧带绕肢体一圈，然后把插入式自动锁卡插进活动锁紧开关内，一只手按住活动锁紧开关，另一只手紧拉松紧带，直到不出血。放松时用手向后扳放松板，解开时按压开关即可。

（4）充气止血带止血法：充气止血带是根据血压计原理设计的，有压力表指示压力的大小，压力均匀，效果较好。将袖带绑在伤口的近心端，充气后起到止血的作用。

4. 填塞止血法　将无菌的敷料、棉垫、纱布等，紧紧填塞在伤口内，再用绷带或三角巾等进行加压包扎。本法应用范围局限，仅用于不能采用指压止血法或止血带止血法的出血部位如腋窝、肩部、腹股沟等处，且取出填塞物时有再次出血的危险。

（五）注意事项

止血带止血法使用不当，会造成神经肌肉严重损伤，甚至组织坏死，应注意操作规范，加强护理。

1. 止血带应扎在伤口的近心端，尽量靠近伤口。前臂和小腿不适于扎止血带，因其血管常走行于两骨之间，止血效果差。上肢出血应扎在上臂上 1/3 处，下肢出血应扎在大腿根部。

2. 压力要以远端动脉搏动消失，刚好能止血为度。

3. 扎止血带前要加衬垫，切忌用硬质绳索或铁丝直接加压。

4. 运送伤者时，要在明显部位标明使用止血带的时间、部位，不要用衣物等遮盖伤口。

5. 止血带使用总时间不能超过 5 小时，其间每隔 0.5~1 小时放松 1 次，每次 2~3 分钟，放松期间可改用指压法临时止血。

6. 松解止血带前，应先输液或输血，准备好止血药品；在松解止血带时，应缓慢松开，同时观察是否仍有出血，避免突然完全松开止血带。

考点
止血带止血法的注意事项

二、包扎

包扎是外伤急救的常用方法之一，具有保护创面，减少污染，避免再损伤，固定敷料夹板，止血及止痛等作用。包扎前要覆盖创面，包扎要快且牢固，松紧度要适宜，打结处应避开伤口和不宜压迫的部位。

（一）适应证

体表各部位的伤口除暴露疗法外，均需包扎。

（二）禁忌证

厌氧菌感染、犬咬伤等需暴露伤口者。

（三）操作前准备

1. 物品准备　三角巾、绷带、四头带、无菌敷料等，紧急情况下可用衣裤、被单、毛巾等替代。

考点
包扎的适应证和禁忌证

2. **伤员准备**　核对伤员资料并解释操作目的，消除伤员的紧张和恐惧心理。

（四）包扎方法及术中护理

1. 绷带基本包扎法

考点

绷带的基本包扎方法

（1）环形包扎法：是绷带包扎中最基本、最常用的方法，适宜于包扎颈、腕、胸、腹部等粗细均匀的部位。将绷带作环形重叠缠绕，每一环均将上一环的绷带完全覆盖（图 16-9A）。

（2）蛇形包扎法：适用于需由一处迅速延伸至另一处，或作简单的固定时，夹板固定多用此法。先将绷带以环形法缠绕两圈，然后以绷带宽度为间隔，斜行上缠，各周互不遮盖（图 16-9B）。

（3）螺旋形包扎法：用于包扎直径基本相同的部位如上臂、手指、躯干、大腿等。先环形缠绕两圈，然后稍微倾斜螺旋向上缠绕，每周遮盖上一周的 1/3～1/2（图 16-9C）。

（4）螺旋反折包扎法：用于直径大小不等的部位，如前臂、小腿等。每周均把绷带向下反折，遮盖其上周的 1/3～1/2，反折部位应相同，使之成一直线（图 16-9D）。注意不可在伤口上或骨隆突处反折。

（5）"8"字形包扎法：应用范围较广，用于直径不一致的部位或屈曲的关节如肩、髋、膝等部位。在伤处上下，将绷带由下而上，再由上而下，重复作"8"字形旋转缠绕，每周遮盖上周的 1/3～1/2（图 16-9E）。

（6）回返包扎法：适用于包扎头顶部、指端、截肢残端。头部外伤的帽式包扎法就采用此法，先将绷带以环形法缠绕两周，由助手在后面固定住，反折后由肢体顶端或肢体残端处向前，由助手在前面将绷带固定住，再反折向后，如此反复（图 16-9F）。

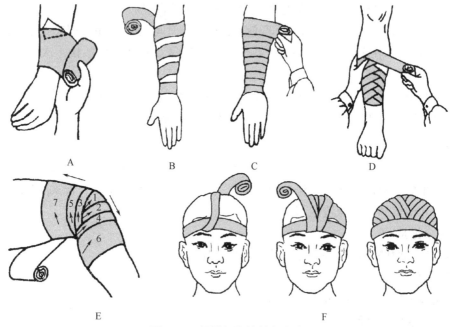

图 16-9　绷带包扎的基本方法

2. 三角巾包扎法　适用于现场急救。具有操作简单、使用方便、容易掌握、包扎面

积大等特点。三角巾可对全身各部位进行止血和包扎,尤其是对肩部、胸部、腹股沟部和臀部等不易包扎的部位,三角巾由顶角、两底角、两腰边和底边组成,分为普通三角巾、条带形三角巾、燕尾式三角巾、双燕尾式三角巾、蝴蝶式三角巾。

(1)头顶帽式包扎法:将三角巾的底边向上折叠约 3cm,正中放在前额与眉平齐,顶角拉向头后,两底角经两耳上方,拉向枕后交叉,再经耳上绕至前额打结,将顶角向上反折嵌入底边内(图 16-10)。

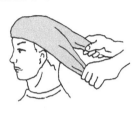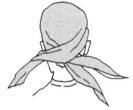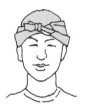

图 16-10 头顶帽式包扎法

(2)头、耳部风帽式包扎法:将三角巾顶角、底边中点各打一个结,将顶角结置于前额中央,底边结置于枕部,头部套入风帽内,向下拉紧两底角,再将底边向外反扎 2～3cm 宽的边,左右交叉包绕兜住下颌,绕至枕后打结固定(图 16-11)。

(3)面部面具式包扎法:将三角巾顶角打结放在颌下,罩住面部及头部,底边两端拉紧至枕后交叉后,两端绕至前额打结,在眼、鼻、口部各剪一小口。

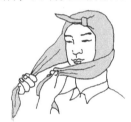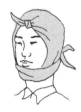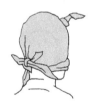

图 16-11 头、耳风帽式包扎法

(4)三角巾眼部包扎法:①单眼包扎法。将三角巾折叠成 4 指宽的带状,斜置于伤侧眼部,将下侧较长一端从伤侧耳下绕至枕后,经健侧耳上拉至前额与另一端交叉反折绕头一周,于健侧耳上端打结固定(图 16-12)。②双眼包扎法。将带状三角巾的中央置于枕部,两底角分别经耳下拉向眼部,在鼻梁处左右交叉各包一只眼,呈"8"字形经两耳上方在枕部交叉后绕至下颌处打结固定(图 16-13)。

(5)三角巾胸部包扎法:将三角巾的顶角置于伤侧肩上,两底边在胸前横拉至背部打结固定后,再与顶角打结固定(图 16-14)。

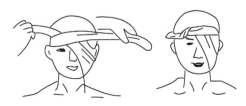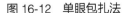

图 16-12 单眼包扎法

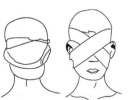

图 16-13 双眼包扎法

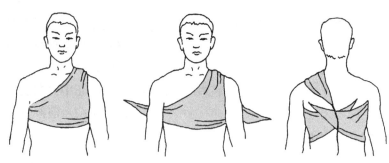

图 16-14　三角巾胸部包扎法

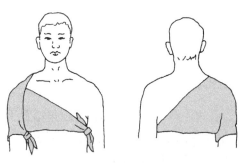

图 16-15　燕尾巾单肩包扎法

（6）三角巾下腹部包扎法：将三角巾顶角朝下，底边横放腹部，两底角在腰后打结固定，顶角经两腿间拉至腰后与底角打结固定。

（7）燕尾巾肩部包扎法：①单肩包扎法。将三角巾折成燕尾巾，把燕尾巾夹角朝上，放在伤侧肩上，向后的一角压住并稍大于向前的角，燕尾底边包绕上臂上部打结，然后两燕尾角分别经胸、背拉到对侧腋下打结（图 16-15）。②双肩包扎法。两燕尾角等大，夹角朝上对准项部，左右双燕尾由前向后分别包绕肩部到腋下，在腋后打结固定（图 16-16）。

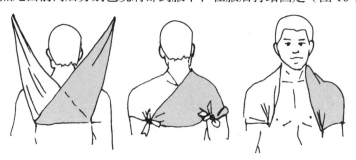

图 16-16　燕尾巾双肩包扎法

（8）三角巾上、下肢包扎法：包扎膝、肘部时，将三角巾折叠成比伤肢稍宽的带状，斜放于伤口处，两端压住上下两边绕肢体一周，在肢体内侧或外侧打结固定；包扎手、足时，将三角巾底边横放在腕（踝）部，手掌（足底）向下放在三角巾中央，将顶角反折盖住手（足）背，两底角交叉压住顶角绕肢体一圈，反折顶角后打结固定。

（9）三角巾臀部包扎法：将三角巾顶角朝下放在伤侧腰部，一底角包绕大腿根部与顶角打结，另一底角提起围腰与底边打结固定。

（10）残肢三角巾包扎法：无菌纱布先包裹残肢，将三角巾铺平，使残肢对着顶角放置，后将顶角反折并覆盖残肢，再将三角巾两底角交叉，环绕残肢打结（图 16-17）。

（五）注意事项

1. 包扎要做到快、准、轻、牢，包扎时操作要迅速敏捷，动作轻柔，以免碰撞伤口，加重伤口的疼痛和出血。

考点
包扎的注
意事项

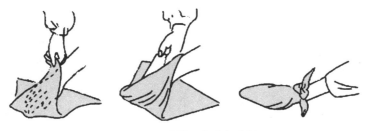

图 16-17　残肢三角巾包扎法

2. 包扎前应先作简单的清创，在伤口上覆盖无菌或清洁敷料后再包扎。

3. 包扎时保持伤员舒适体位，被包扎肢体应保持功能位。

4. 包扎方向应自上而下，自左向右，由远心端向近心端，包扎后抬高患肢以促进静脉回流。

5. 包扎的松紧要适度，过紧影响血液循环，包扎材料打结或其他方法固定的位置要避开伤口和坐卧受压的位置。

6. 四肢包扎时应暴露指（趾）端，便于观察末梢血液循环。

三、固定

固定技术在创伤伤员的急救中具有重要意义，有助于减少受伤部位的活动，减轻疼痛和避免加重损伤，防止休克，利于伤员搬运。

（一）适应证

1. 所有四肢骨折均应进行固定。

2. 脊柱损伤、骨盆骨折及四肢广泛性软组织创伤在急救中也应相对固定。

（二）禁忌证

出血、休克等，必须先急救，妥善处理后再固定。

（三）操作前准备

1. **物品准备**　夹板是固定最理想的器材，在急救现场没有夹板时，可就地选用竹板、树枝、镐把、枪托等代替，还可以借助伤员健侧肢体或躯干进行临时固定，另备纱布或毛巾、衣物、绷带、三角巾等。

2. **伤员准备**　核对伤员资料并解释操作目的，消除伤员的紧张和恐惧心理。

（四）固定方法及术中护理

1. **锁骨骨折固定**　用毛巾或厚敷料垫于两腋前上方，将三角巾折叠成带状，两端分别绕两肩呈 "8" 字形，使两肩尽量向后外方扩张，拉紧三角巾两端在背后打结固定（图 16-18）。

2. **上臂骨折固定**　取长、短两块夹板，长夹板放于上臂的后外侧，短夹板置于前内侧，在骨折部位上下两端固定，将肘关节屈曲 90°，伤员使前臂呈中立位，再用三角巾将上肢悬吊，固定于胸前（图 16-19）。

3. **前臂骨折固定**　协助伤员屈肘 90°，拇指向上，取两块合适的夹板，其长度超过肘关节至腕关节的长度，分别置于前臂的内、外侧，然后用绷带于两端固定牢，再用三角巾将前臂悬吊于胸前，呈功能位。

考点
固定的适应证

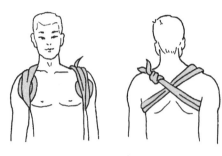

图 16-18　锁骨骨折固定

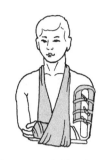

图 16-19　上臂骨折固定

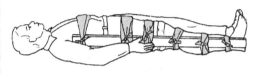

图 16-20　大腿骨折固定

4. 大腿骨折固定　取一长夹板放在伤腿的外侧，长度自足跟至腋窝部，另用一夹板置于伤腿内侧，长度自足跟至大腿根部，然后用绷带或三角巾分段将夹板固定（图 16-20）。

5. 小腿骨折固定　取长短相等的夹板（从足跟至大腿）两块，分别放在伤腿的内、外侧，然后用绷带分段扎牢（图 16-21A）。紧急情况下无夹板时，可将伤员两下肢并紧，两脚对齐，然后用绷带或布带等将健侧肢体与伤肢分段固定在一起。注意在关节和两小腿之间的空隙处应垫以纱布或其他软织物，以防包扎后骨折部位弯曲（图 16-21B）。

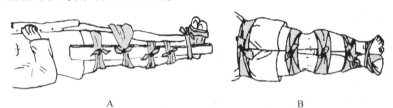

A　　　　　　　　　　　　　B

图 16-21　小腿骨折固定

考点
固定的注意事项

（五）注意事项

1. 固定前如有伤口或出血，应先止血、包扎，后用夹板固定，如有休克或呼吸、心搏骤停者应立即进行抢救。

2. 开放性骨折原则上现场不复位，局部作清洁消毒处理后，用纱布将伤口包好，以免造成伤口污染或刺伤血管和神经。

3. 选择夹板的长度要与骨折肢体相称，其长度一般以超过骨折上、下两个关节为宜。

4. 固定用的夹板不应直接接触皮肤，可用纱布、毛巾、衣物等软材料垫在夹板和肢体之间，特别是夹板两端、关节骨头突起部位和间隙部位，以免引起皮肤磨损或局部组织压迫坏死。

5. 固定、捆绑时松紧度要适宜，固定四肢时，要将指（趾）端露出，以便随时观察肢体血液循环情况。如发现指（趾）端苍白、发冷、麻木、疼痛、肿胀、甲床青紫时，说明固定、捆绑过紧，血液循环不畅，应立即松开，重新包扎固定。

6. 固定后不要随便移动伤者，不要盲目复位，以免加重损伤程度。

四、搬运

搬运伤员的方法是创伤急救的重要技术之一，目的是及时、迅速、安全地使伤员脱离危险环境，防止在搬运过程中加重损伤。搬运不是一种简单的体力劳动，正确、迅速地搬运对伤员的救治和预后具有重要意义。现场搬运多为徒手搬运，也可用一些专用搬运工具或临时制作的简单搬运工具，但不要因寻找搬运工具而贻误搬运时机。

（一）适应证

因伤活动受限伤员的转移。

（二）禁忌证

1. 人员、器材未准备完好时。

2. 危重伤员必须先急救，如呼吸心搏骤停、休克、气道异物等，妥善处理后才能搬动。

（三）操作前准备

1. **物品准备**　铲式担架，也可临时制作工具，如门板、床板等。

2. **伤员准备**　核对伤员资料并解释操作目的，消除伤员的紧张和恐惧心理。

考点

担架搬运法的具体方法

（四）搬运方法及术中护理

1. **担架搬运法**　是创伤急救搬运伤员的最常用方法，适用于转运路程较远、躯干或下肢骨折、危急重症的伤员。具体方法：①整个过程由一位医务人员统一发出指挥号令，统一动作。②三人或多人一组，始终使伤员的身体保持水平位置，不得使身体扭曲，将伤员移上担架。③转运时伤员头部在后，足部在前，以便观察伤员病情变化，利于伤员头部的血液供应。④抬担架者要脚步一致，平稳前进，在上下坡时应及时调整担架高度，使伤员保持水平位。

2. **徒手搬运法**　适用于转运路程较近、伤势比较轻的伤员。

（1）单人搬运法

1）扶持法：适用于病情较轻，能够站立行走的伤者。施救者站立于伤员一侧，使伤者手臂揽住施救者的头颈，施救者用外侧的手牵着伤员的手腕，另一手伸过伤员的背部扶持其腰，使其身体略靠着施救者，扶着行走。

2）牵托法：将伤员放在油布或雨衣上，将两个对角或双袖扎在一起固定伤员的身体，用绳子牵拉油布或雨衣前行。

3）抱持法：若伤员能够站立，施救者站于伤员一侧，一手托其背部，一手托其大腿，将其抱起，如果伤员清醒，可让其一手搂住施救者的颈部。

4）背负法：施救者站立于伤员的前方，微弯背部，将其背起。若伤员不能站立，卧于地面，则施救者可躺在伤员一侧，一手紧握其手，另一手抱住其腿，用力翻身，将其驮于施救者的背上，然后慢慢站立（图16-22）。胸部损伤的伤员不宜使用此法。

（2）双人搬运法：适用于病情较轻、

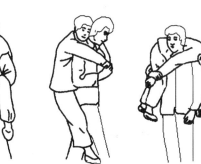

图 16-22　背负搬运法

路程较近但体重较重的伤员。

1）椅托式：一名施救者以左膝跪地，另一名施救者以右膝跪地，分别用一手伸入伤员的大腿下面并互相紧握，另一手彼此交替置于伤员的背部（图16-23）。

2）拉车式：一名施救者站在伤员的背后将两手从伤员腋下绕至腋前，把伤员抱在怀里，另一名施救者反身站于伤员两腿中间慢慢将伤员两腿抬起，两名施救者一前一后抬伤员前行（图16-24）。

3）平抬或平抱式：两人并排将伤员平抱，或者一左一右、一前一后将伤员平抬起，该方法不适合脊柱损伤者。

（3）三人或多人搬运法：适用于脊柱骨折的伤员，三人可并排将伤员抱起，齐步向前，多人时可面对面站立，将伤员平抱进行搬运（图16-25）。

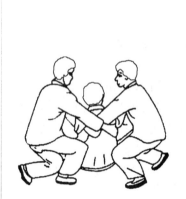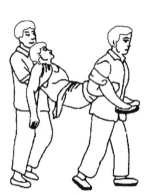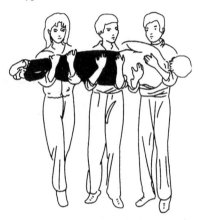

| 图 16-23 椅托式搬运法 | 图 16-24 拉车式搬运法 | 图 16-25 三人搬运法 |

3. 车辆搬运法　常用于转运路途较远并需紧急转运的伤员。伤员上车后，一般取仰卧位；胸部损伤的伤员取半卧位；颅脑损伤或昏迷伤员将头偏向一侧；脊柱损伤的伤员取仰卧位的同时，应在其身下放置硬板床，途中注意伤员的保暖。

（五）注意事项

1. 必须在原地检伤、包扎、止血、固定之后再行搬运。

2. 搬运时必须保持伤处稳定，切勿弯曲或扭动，以免加重损伤。

3. 担架搬运时，伤员足部在前，头部在后，便于观察。

4. 昏迷伤员搬运时为了保持呼吸道通畅，可采用半卧位或侧卧位。

5. 伤情严重、路途遥远的伤员，要加强搬运途中伤情观察及护理。

第3节　心肺复苏术

一、评估

1. 现场环境评估　确保现场对施救者和患者是安全的。如现场环境中存在对施救者和患者的安全隐患，应做好明显标示或转移至安全地带，以避免不必要的伤害。

2. 病情评估　轻拍双肩大声呼唤患者，确认无反应；立即触摸颈动脉，同时判断有无呼吸，5～10秒未触及动脉搏动、无呼吸；有无颈椎、胸骨或肋骨骨折等损伤。

二、操作方法

以单人心肺复苏术为例。

（一）操作步骤

1. **判断与呼救**　①快速判断：轻拍患者双肩并在耳侧大声呼喊"你怎么了，能听到我说话吗？"，判断有无意识；触摸颈动脉同时检查呼吸，两者 10 秒内完成，判断循环和呼吸。②紧急呼救：确认患者意识丧失、心跳呼吸停止，立即呼救，启动 EMSS。

2. **安置复苏体位**　将患者安置于平地或硬板床上，取仰卧位，头、颈、躯干在同一轴线上，双上肢放于身体两侧，解开衣领、腰带，暴露患者胸、腹部。

3. **心脏按压**　施救者立于患者右侧，根据患者卧位高低采取跪式或站立进行按压。按压部位为两乳头连线中点，按压时两手掌根部重叠，手指相扣，接触按压点的手指翘起不接触胸壁，上半身前倾，两臂伸直，垂直向下用力，胸骨下陷幅度至少 5cm，按压与放松时间比为 1：1，按压频率为 100～120 次/分。

4. **开放气道**　清除口鼻腔分泌物或异物，有活动义齿取出，判断颈部有无损伤。①颈部无损伤：常用仰头举颏法。一手置于患者前额，手掌用力使头后仰，另一手的中指和示指呈剪刀式置于下颌，将颏部向上抬与地面垂直。②怀疑颈部有损伤：采用抬颌法，双手扶住两侧下颌角，使下颌往前上提拉，同时两拇指往下拉下唇，打开气道以避免加重颈部损伤。

5. **人工呼吸**　①口对口人工呼吸：施救者一手向上提下颏打开气道，另一手掌根向下压患者前额，同时拇指和示指捏紧鼻孔，吸一口气，包严患者的口部，匀速吹气 1 秒以上（1～2 秒），通气量 500～600ml，吹气毕，松开手指，用余光观察患者胸廓起伏。吹气频率为 10～12 次/分，吹气与呼气时间比为 1：1。②气囊-面罩人工呼吸：见球囊-面罩通气术。

6. **判断复苏效果**　按压与人工呼吸之比为 30：2，操作 5 个循环后，判断复苏效果。

（二）注意事项

1. 当院外心搏骤停被目击或发生院内心搏骤停时，如有 AED 或除颤仪在现场，应尽早使用；若不能立即获得，应立即 CPR。

2. 对怀疑有颈椎损伤者，不应抬颈，避免造成脊髓损伤。

3. 胸外心脏按压部位、深度、频率要准确，力量要适当，过浅则无效，过深易引起骨折等并发症；心脏按压时尽量减少中断，中断时间不得超过 10 秒。

4. 胸外按压与人工呼吸交替进行，比例为 30：2。

5. 进行 5 个循环之后进行心肺复苏的效果评价。

6. 人工呼吸时在气道充分打开的前提下进行，吹气时胸廓抬起证明有效。

三、有效复苏指征

现场心肺复苏 2 分钟或按比例进行按压通气 5 个循环后进行心肺复苏效果的评估，心肺复苏的有效指征如下。

1. **循环**　颈动脉搏动恢复，收缩压大于 60mmHg。

2. **呼吸**　自主呼吸恢复。

3. **神志**　复苏有效时，可见患者有眼球活动，睫毛反射与对光反射出现，甚至手脚

考点
心肺复苏术的操作步骤

考点
心肺复苏的注意事项

考点
复苏的有效指征

开始抽动，肌张力增加。

4. **瞳孔**　可见瞳孔由散大开始缩小，对光反射存在。

5. **皮肤与黏膜**　面色、口唇、甲床和皮肤色泽由发绀转为红润。

第4节　球囊-面罩通气术

球囊-面罩又称简易呼吸器（图16-26），主要由弹性呼吸囊、面罩、衔接管、呼吸活瓣组成，是一种简便易行、无创的通气支持和供氧工具，具有携带方便、操作简单等特点。球囊-面罩通气是借助机械力量，将空气或氧气经气道压入肺内，使肺膨胀，以改善通气功能。在各种危重患者院前和院内急救中应用广泛，尤其在心肺复苏最初的数分钟，不能及时应用高级气道装置或者是应用失败时，能为患者提供氧气，改善组织缺氧状态。

一、适应证

1. 急性呼吸衰竭患者出现呼吸停止或呼吸微弱，肺通气不足。

2. 慢性重症呼吸衰竭，经各种治疗无改善或有肺性脑病者。

3. 患者转运等情况下临时替代呼吸机。

4. 心搏呼吸骤停的患者。

考点
球囊-面
罩通气术
的适应证

二、禁忌证

1. 中等量以上的活动性咯血。

2. 大量胸腔积液。

3. 颌面部严重外伤。

4. 严重误吸引起的窒息性呼吸衰竭。

三、术前准备

1. **物品准备**　简易呼吸器（面罩合适、性能良好），氧气、氧气表；连接面罩、呼吸囊及氧气，打开氧气及流量表开关，使储气袋充满氧气。

2. **患者准备**　意识清醒患者应向其解释操作目的。

四、操作方法及术中护理

1. **体位**　患者去枕仰卧，使患者头后仰。

2. **通畅气道**　松解患者衣领，口腔有义齿者取出，清理呼吸道分泌物；术者站于患者头顶，采用仰头抬颌法（颈部有损伤用双手抬颌法）打开气道，有条件者插入口咽或鼻咽通气管保持气道畅通。

3. **单人操作法**（EC手法）　术者一手中指、环指与小指构成"E"手势置于患者下颌部，示指和拇指呈"C"字形按压面罩，将面罩紧扣患者口鼻，尽可能保持不漏气，另一手挤压球囊将气体规律均匀地送入肺中。

4. **双人操作法**　一人双手用EC手法持面罩，能更好地保持气道开放及保持面罩和面部的紧密性，另外一人用双手挤压球囊，双人操作时术者不易疲劳，通气效果更好。

5. **控制通气量**　使用时注意潮气量、挤压频率、呼吸比，有氧气供应时潮气量为400~600ml（约球囊的1/3）；成人挤压频率为10~12次/分，儿童14~20次/分；呼吸比为 1 :（1.5～2）。

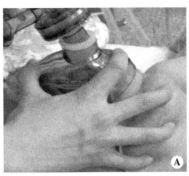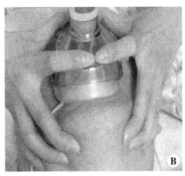

图 16-26　简易呼吸器及各部位名称介绍

A. 单手操作；B. 双手操作

6. 观察通气效果　观察对呼吸器的适应性，血氧饱和度读数，观察并记录患者的生命体征、胸腹起伏情况、皮肤口唇颜色，听诊呼吸音等。

五、术后护理

1. 根据患者选择合适的面罩，使用时面罩要扣紧口鼻部，避免发生漏气，同时避免损伤患者皮肤黏膜。

2. 行胸外心脏按压时应暂停挤压呼吸囊，心跳停止时与胸外心脏按压按比例同步进行。

3. 挤压呼吸囊时压力不可过大，用力要均匀，以免损伤肺组织，用力过猛会使气体进入胃内引起腹胀和呕吐。

考点
挤压球囊的注意事项

4. 患者有自主呼吸时，人工呼吸应与自主呼吸同步化，即患者吸气初期顺势挤压呼吸囊，达到一定潮气量便完全松开气囊，以免影响患者的自主呼吸。

5. 使用简易呼吸器容易发生的问题是由于活瓣漏气，患者得不到有效通气，所以要定时检查、测试、维修和保养。呼吸器使用后，应及时清洗、消毒，装配好备用。

第 5 节　人工气道的建立

案例 16-3

　　患者，男性，66 岁。因"重症肺炎，支气管扩张"收住呼吸内科治疗，3 日后突发胸闷气促，呼吸困难，咳嗽、咳痰无力，SpO_2 50%左右，拟以急性呼吸衰竭转至 ICU 治疗。查体：神志呈浅昏迷状，呼吸浅弱，口唇发绀，肢端发冷，三凹征明显，全身明显消瘦。T 37.6℃，P 127 次/分，R 13 次/分，BP 145/90mmHg，SpO_2 53%，两肺闻及大量湿啰音及痰鸣音。

问题：医生为患者行气管切开，假如您是 ICU 护士，如何为该患者进行气管切开的护理？

考点
建立人工气道的目的

　　人工气道是指各种为了保证气道通畅而在生理气道与空气或其他气源之间建立的有效连接。人工气道建立的目的是预防和解除呼吸道梗阻，保持呼吸道通畅；意识不清、昏迷患者呕吐发生时能预防误吸；有利于气道内的吸引，如吸痰；为机械通气提供封闭的通道。

一、口咽通气管置入术

口咽通气管是硬质弧形扁管状人工气道，通常由橡胶或塑料制成，亦可用金属或其他弹性材料制成，主要包括翼缘、牙垫和咽弯曲三部分，其弯曲度与舌及软腭相似，有大小不同的型号供选择使用，其上部设有大于该管外径的翼缘，翼缘上部的通气管部分为圆管，下部的通气管部分为椭圆管，突出的翼缘位于患者的唇齿之间，以保证通气管下口位于咽喉部适当的位置，通气管上口即吹气口位于口腔外。

（一）适应证

1. 缺乏咳嗽或咽反射的昏迷患者。
2. 完全性或部分性上呼吸道梗阻的意识障碍患者。
3. 癫痫发作或抽搐时为保护牙齿、舌免受损伤的昏迷患者。
4. 分泌物多需要协助进行口咽部吸引的患者。
5. 需要用口咽通气道引导进行插管的患者。
6. 暂不需要气管插管的患者。

（二）禁忌证

1. 气道高反应性者，持续的恶心、呕吐或喉痉挛反复发生者。
2. 咽喉出血性创伤、炎症、肿瘤或解剖畸形者。

（三）操作前准备

1. **物品准备** 选择型号合适的口咽管（选择原则宁长勿短、宁大勿小）。
2. **患者准备** 将患者平卧，头后仰，尽可能使上呼吸道口、咽、喉三轴线重叠；放置前应清除口咽部分泌物、呕吐物，避免误吸；烦躁不安的患者需约束双手，防止拔管。

（四）操作方法及术中护理

1. **插入方法** 分为直接放入法和反向插入法两种。
（1）直接放入法：是临床最常用的方法。用舌拉钩或压舌板作为辅助工具，将通气管的咽弯曲沿舌面顺势送至上咽部，将舌根与口咽后壁分开。
（2）反向插入法：即把口咽通气道的咽弯曲部面朝向腭部插入口腔，当其前端接近口咽部后壁时，将其旋转180°，旋转成正位后用双手托下颌，在患者吸气时顺势往下推送，弯曲部分上面抵住口咽后壁，下面压住舌根。
2. **确定通气管是否通畅** 将手放在口咽通气管外感觉有无气流，或将少许棉花或纱布条放在口咽通气管外，观察有无飘动；观察胸廓运动情况并听诊双肺的呼吸音；检查口腔，防止舌或唇夹置于牙或通气管之间。
3. **固定** 将绷带穿过口咽管翼缘两侧的小孔，绕至患者颈后部固定。

（五）术后护理

1. **病情观察** 监测生命体征，观察患者胸壁起伏和呼吸特点。备好抢救物品，必要时配合医生行气管内插管术。
2. **保持呼吸道通畅** 及时清理呼吸道分泌物，防止出现误吸或窒息，随时检查通气管是否通畅。
3. **加强气道湿化** 口咽通气管外口可盖一层生理盐水纱布，既可以湿化气道，同时可防止灰尘、异物吸入，也可适时滴入蒸馏水。

考点
置入口咽通气管后湿化气道的方法

二、鼻咽通气管置入术

鼻咽通气管是从患者的鼻腔插入咽腔的一个类似于气管插管的软管道，常由塑料或软橡胶制成，用于解除从鼻至下咽段的呼吸道梗阻。鼻咽通气管的鼻端有一翼缘或可移去的圆盘，以防止其意外性进入鼻腔内，由于其对咽喉部的刺激性较口咽通气道小，因而清醒、半清醒和浅麻醉患者更易耐受。

（一）适应证

1. 清醒、半清醒或浅麻醉患者发生呼吸道梗阻者。
2. 需要协助进行口腔或咽喉部吸引的患者。
3. 不适宜应用口咽通气道的患者。

（二）禁忌证

1. 各种鼻气道阻塞的患者，如鼻腔畸形、占位、炎症、外伤等。
2. 颅底骨折并发脑脊液漏者。
3. 凝血机制异常的患者。

（三）操作前准备

1. **物品准备**　选择合适型号的鼻咽通气管，选择尽可能大又易于通过鼻腔的导管，长度大概为从鼻尖至耳垂的距离。
2. **患者准备**　评估患者的鼻腔，确定其大小和形状、是否有鼻息肉或明显的鼻中隔偏曲等。

（四）操作方法及术中护理

1. **体位**　患者取侧卧位，也可取仰卧位使头偏向一侧。
2. **清洁润滑**　选择通畅一侧鼻腔，清洁并用棉签蘸液状石蜡润滑鼻腔，用液状石蜡的纱布充分润滑鼻咽通气管外壁。
3. **置入方法**　将鼻咽通气管弯度向下、弧度朝上、内缘口向下沿垂直鼻面部方向缓缓插入鼻腔，至通气管的尾部抵住鼻腔外口，插入深度为 13～15cm，置入时动作轻柔，避免损伤。
4. **判断**　评估呼吸是否通畅，观察舌后坠是否解除、鼾音是否消失。
5. **固定**　用胶布或系带妥善固定于鼻侧部，防止滑脱。

（五）术后护理

1. 监测生命体征、意识、血氧饱和度、肺部呼吸音变化。
2. 保持鼻咽通气管通畅，每日做好鼻腔护理，鼻腔与鼻咽管间涂润滑油，及时清除鼻腔分泌物；定时湿化气道，防止鼻黏膜干燥出血。
3. 1～2 天更换鼻咽通气管一次，并于另一鼻孔插入，防止鼻腔黏膜压伤。做好口腔护理。
4. 鼻咽通气管使用时要做好吸痰效果和吸氧效果的评价。备好抢救物品，必要时配合医生行气管内插管术。

考点

鼻咽通气管置入术后的护理

三、喉罩置入术

喉罩是一种介于面罩和气管插管之间的一种新型的维持呼吸道通气的装置，由通气密封罩和通气导管组成，喉罩的气囊可封闭喉腔，气体通过喉罩进入气管内。应用喉罩的患者既可以自主呼吸又能实施正压通气。

| 链 接 | 喉罩的临床应用 |

喉罩是由英国医生 Archie Brain 根据成人咽喉结构于 1981 年研制的一种人工气道。1991 年通过美国食品药品监督管理局认可进入临床使用，经不断发展，目前已成为安全、可靠的气道处理工具之一。根据喉罩的发明先后时间和用途分为第一代普通喉罩、第二代插管喉罩、第三代加强喉罩或双管喉罩。目前第三代喉罩（双管喉罩）在全麻术中应用的有效性和安全性明显提高，将逐渐取代第一代普通喉罩。喉罩尤其适用于医院眼科、耳科和鼻科等周转快、手术范围相对局限的手术。

（一）适应证

1. 全身麻醉下的中小外科手术者。
2. 需要气道保护而不能行气管内插管的患者。
3. 颈椎不稳定需维持呼吸道通畅的患者。
4. 紧急情况下人工气道的建立和维持者。

（二）禁忌证

1. 张口度＜1.5cm 者。
2. 喉部及其以下气道阻塞者。
3. 咽喉部病变者，如咽部脓肿、血肿、水肿、组织损伤等。
4. 肺顺应性下降及胸腔手术患者。
5. 误吸的高危患者。
6. 需要长时间机械通气者。

（三）术前准备

1. **物品准备**　根据患者胖瘦及年龄选择合适型号的喉罩，检查气囊无漏气后排空气囊内的气体，备好吸引装置、吸氧装置、一次性注射器等。

2. **患者准备**　术前患者需禁食，清除口腔、气道内分泌物。

（四）操作方法及术中护理

1. **体位**　患者取去枕平卧位，术者用左手从后面托起患者的颈部，患者头颈部轻度后仰，用开口器或牙垫协助患者张口。

2. **盲插法**　左手拨开患者嘴唇，用示指和中指的指尖抵在喉罩的罩体与通气管的连接处；右手持喉罩，罩口朝向下颌，从口正中或一侧口角轻柔滑入口腔。将喉罩沿舌正中线紧贴硬腭、软腭、咽后壁沿生理弯曲向下逐渐置入，直至不能再推进。

3. **充气固定**　对气囊充气使喉头部封闭，保证通气效果；封闭时可见导管自行向外退出一些，最后固定导管。

4. **喉罩通气满意指征**　胸廓起伏良好、肺顺应性正常、肺听诊呼吸音正常。

5. **无自主呼吸**　可连接麻醉机或呼吸机进行机械通气。

（五）术后护理及注意事项

考点
喉罩置入术后护理及注意事项

1. 术后密切观察病情，如出现发绀、窒息现象，立即通知医生，拔出喉罩，重插或紧急气管切开；观察患者术后有无声嘶、咽痛、胃胀气等并发症。

2. 长时间行机械通气的患者，不适合使用喉罩。

3. 妥善固定喉罩，防止移位，以免引起喉痉挛或气道阻塞。

4. **预防误吸**　饱胃的患者，禁用喉罩；喉罩留置期间监测双肺呼吸音，一旦发生反流、误吸，立即拔除并清理反流物和误吸物，改用其他人工通道。

四、环甲膜穿刺术

环甲膜穿刺术是临床上对于有呼吸道梗阻、严重呼吸困难的患者在确切的气道建立之前的紧急气道开放技术，是现场急救的重要组成部分，具有简便、快捷、有效的优点。当气管插管不成功或面罩通气不充分时，环甲膜穿刺是急诊非手术方式提供临时人工通气支持的有效治疗措施。

（一）适应证

1. 各种原因引起的完全或不完全性上呼吸道梗阻者。

2. 牙关紧闭，经鼻插管失败者。

3. 喉头水肿、颈部或颌面部外伤所致呼吸道阻塞需立即通气者。

4. 3 岁以下儿童不宜做气管切开者。

5. 注射表面麻醉药，为喉、气管内其他操作做准备者。

6. 需行气管切开，但缺乏必要器械者。

（二）禁忌证

1. 有出血倾向者为相对禁忌，无绝对禁忌。

2. 已明确呼吸道梗阻发生在环甲膜水平以下者。

（三）术前准备

1. **物品准备**　环甲膜穿刺针或用于通气的粗针头、1%丁卡因、无菌注射器、T 形管、给氧装置。

2. **患者准备**　向患者及家属说明环甲膜穿刺的目的、意义、安全性和可能发生的并发症。

（四）操作方法及术中护理

1. **体位**　患者取去枕仰卧位，肩部垫起，头部尽量后仰。

2. **确定穿刺位置**　在环状软骨与甲状软骨之间正中处可触到一凹陷（即颈中线甲状软骨下缘与环状软骨弓上缘之间），即环甲膜，此处仅为一层薄膜，与呼吸道相通，为穿刺位置（图 16-27）。

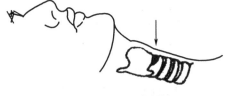

图 16-27　环甲膜穿刺位置

3. **麻醉**　穿刺区域进行常规皮肤消毒，穿刺部位用 1%丁卡因进行局部麻醉。危急情况下可不用麻醉。

4. **穿刺**　以左手固定穿刺部位皮肤，右手持穿刺针或粗针头垂直刺入，出现落空感即表示针尖已进入喉腔。检测方法：用注射器回抽有空气；有落空感时挤压双侧胸廓，针头处有气体溢出。确定无疑后，垂直固定穿刺针。

5. 术后处理　①可经穿刺针接氧气管给患者输氧。②患者情况稳定后，尽早行普通气管切开。

（五）术后护理

1. 环甲膜穿刺仅仅是初期复苏临时的抢救措施，在初期复苏成功后，应立即行气管切开术或其他处理，最迟不应超过 24 小时。

2. 穿刺时进针不要过深，避免损伤喉后壁黏膜或食管壁。

3. 当有血凝块或分泌物阻塞针头时，应及时去除，当穿刺部位出血较多时应注意止血，以免血液流入气管内。

4. 注药时首先确定针尖在喉腔内才能注射，嘱患者勿做吞咽及咳嗽动作，以免损伤咽部黏膜，注射速度要快，注射完毕后应迅速拔出注射器及针头，以消毒干棉球压迫穿刺点片刻。

5. 环甲膜穿刺通气用的针头及 T 形管应作为急救装备消毒备用，注意检查其接口，需紧密不漏气。

五、气管内插管术

气管内插管术是将特制的气管内导管经口或鼻经声门插入气管的技术，可以维持气管通畅，减少呼吸道阻力，同时也有利于清除呼吸道分泌物、减少呼吸道解剖无效腔，保证有效通气量，为给氧、人工通气、气管内给药等提供有利的条件。气管内插管术是常用的重要抢救技术，也是呼吸道管理中应用最广泛、最有效、最快捷的手段之一，是医务人员必须熟练掌握的基本技能之一，对抢救患者生命、降低病死率起到至关重要的作用。

（一）适应证

1. 呼吸、心搏骤停者。
2. 各种原因引起呼吸衰竭需进行辅助呼吸者。
3. 各种原因引起的呼吸道梗阻须建立人工气道者。
4. 呼吸肌麻痹、呼吸抑制者。
5. 需气管内麻醉或需气管内给药者。
6. 咽喉部保护性反射减低时防止发生误吸的患者。

（二）禁忌证

1. 呼吸道烧伤、肿瘤。
2. 喉头水肿、气道急性炎症、喉头黏膜下血肿。
3. 胸主动脉瘤，插管可引起主动脉瘤的破裂。
4. 下呼吸道分泌物潴留引起的呼吸困难，难以从插管内清除，应作气管切开。
5. 颈椎骨折脱位者。
6. 有严重凝血障碍者。

（三）术前准备

1. 物品准备

（1）喉镜：由喉镜柄和喉镜片组成，镜片有直、弯两种类型，喉镜有成人、儿童、幼儿三种规格，应根据患者身高、体重选用合适的喉镜。临床上成人及年长儿童多选用弯型镜片，在暴露声门时可不挑起会厌，减轻对迷走神经的刺激，新生儿或幼儿多选用直型镜片。

（2）气管导管：有橡胶管和塑料管两种，其长度、粗细应根据性别、年龄、不同的插管方法进行选择，如经口插管时成年男性一般用 F36～40 导管，女性用 F32～36 导管，成人多选用带套囊的气管导管；经鼻腔插管的导管应小 2～3 号，且不带套囊，14 岁以下儿童可按公式选择导管，导管号数=年龄+8。

（3）导管管芯：选用细金属条，其长度以插入导管后其远端距离导管开口 0.5～1cm 为宜，其作用是保持导管有一定的弯度而便于插管。

（4）药物准备：包括肾上腺素、阿托品、地西泮和吗啡等。

（5）其他：牙垫、喉头喷雾器（内装局麻药）、10ml 注射器及针头、消毒凡士林、胶布、听诊器、吸引装置等。此外，还需准备呼吸机、给氧气囊等，鼻腔插管时还应准备插管钳。

2. 患者准备　清理口、鼻、咽部分泌物，注意牙齿有无松动，如有活动义齿应摘除；时间允许履行家属知情签字手续，意识清醒者应适当解释，以消除患者紧张，取得合作。

（四）操作方法及术中护理

气管插管术根据插管途径的不同分为经口腔插管和经鼻腔插管，根据插管时是否用喉镜暴露声门裂，分为明视插管和盲探插管，经口明视插管操作简单，可迅速建立人工气道，临床上广泛应用。

1. 经口明视插管术

（1）患者取仰卧位，头向后仰，使口、咽、喉成一轴线，若喉头暴露不好，可在患者肩部和颈部垫一软枕，使头尽量后仰。

（2）术者站于患者头侧，使患者张口，右手拇指和示指分别抵住患者下颌和上门齿使患者嘴张开。

（3）术者左手持喉镜柄，垂直从右侧伸入口中，边伸入边向左移，将舌推向左侧，缓慢向深处推入。镜片抵达咽部后，调整镜柄的位置，此时可见到悬雍垂（暴露声门的第一解剖标志）；将患者头尽量后仰，喉镜片继续伸入，稍上提喉镜，又见下垂的一个突起即会厌（暴露声门的第二解剖标志）；再继续稍深入，上提喉镜，暴露声门裂。若喉头张开不全时，由助手把环状软骨部从皮外轻向下压，即可暴露白色声门，暴露声门时，禁忌以门齿为支点。透过声门是暗黑色的气管，声门下方是食管黏膜，呈鲜红色关闭状态（图 16-28）。

（4）神志清、反应强者需气管黏膜表面麻醉。

（5）声门暴露时，声门和口腔成一直线，便于插管。右手执笔式持已润滑的带有气管管芯的导管尾端，尖端对准声门，紧贴镜叶，在患者吸气末声门开大时，顺势轻柔地将导管插入（图 16-29）。导管插入声门 1cm 左右，迅速拔出导管芯，将导管继续旋转使其深入气管，深度成人为过声门 5cm 左右（或套囊完全进入），儿童过声门 2～3cm。导管插入位置过深，易入右主支气管，位置过浅，易意外滑脱。

（6）牙垫塞入上下齿之间，退出喉镜。

（7）确认导管位置正确后妥善固定，用注射器向气囊内注入适量空气（一次性硅胶管一般注气 5ml）。气囊充气可使气管导管与气管壁间密闭，以免呼吸机在向肺内送气时发生漏气，也可防止呕吐物、分泌物倒流入支气管内。

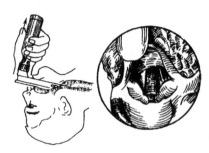

图 16-28   喉镜挑起会厌暴露声门

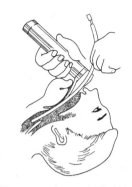

图 16-29   经口明视气管插管

（8）吸引气道内分泌物，评估呼吸道通畅情况。

（9）接连呼吸机或给氧气囊供氧。

链接   如何判断气管插管位置是否恰当？

可通过以下技术判定：①一手下压胸廓，一手放在管口有气流呼出。②挤压贮气囊，胸廓膨起，可听到呼吸音，上腹部未闻气过水声。③视诊每次通气时两侧胸廓起伏对称，听诊双肺呼吸音应一致，若呼吸音不对称，可能是导管插入过深，进入一侧支气管所致。应将导管稍后退，直至两侧呼吸音对称。④X线胸片可显示导管位置。

2. 经鼻明视插管术

（1）插管前仔细检查患者鼻腔，有无鼻中隔偏曲、鼻息肉及纤维瘤等异常现象。

（2）先用麻黄碱和液状石蜡滴鼻，用 1%麻黄碱溶液滴鼻以收缩鼻黏膜血管，用局麻药充分表面麻醉舌根、咽、喉。应注意麻醉不宜太深，一般情况下，不用肌肉松弛药物，使患者保持自主呼吸。

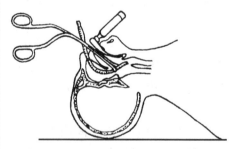

图 16-30   经鼻明视插管术

（3）患者体位同经口明视插管患者的体位，将润滑过的气管导管插入一侧鼻孔，导管方向与面部垂直，出后鼻孔至其咽喉部。当插入导管的长度相当于鼻翼至耳垂长度时，从口腔插入喉镜，左手持喉镜暴露声门，右手在明视下继续将导管深入送入声门。如导管进入困难，可用插管钳入口腔内夹住导管前段并挑起，然后由助手在口腔外将导管送入声门（图 16-30）。

（4）确认导管在气管内，用胶布妥善固定。

（5）如插入后患者无法忍受，可适当加深麻醉，以免引起呛咳。

3. 经鼻盲探插管术

（1）插管前仔细检查患者有无鼻中隔偏曲、鼻息肉及纤维瘤等异常现象，插管前先给患者吸入高流量氧气 2~3 分钟。

（2）先用麻黄碱和液状石蜡滴鼻，用 1%麻黄碱溶液滴鼻以收缩鼻黏膜血管，用局麻药充分表面麻醉（2%利多卡因溶液）舌根、咽、喉。应注意麻醉不宜太深，一般情况下，不用肌肉松弛药物，使患者保持自主呼吸。

（3）患者体位同经口明视插管患者的体位。将润滑过的气管导管插入一侧鼻孔，导管方向与面部垂直，出后鼻孔后，左右旋转导管并向下推进，依靠导管内呼吸气流声音的强弱来判断导管口与声门口的距离（导管口距声门越近，声音越响）；继续插管，感到气流最强烈时，左手托起患者枕部将头稍稍抬起前屈，在患者吸气时右手将导管向前推入声门（图 16-31）。

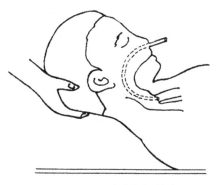

图 16-31　经鼻盲探插管术

（4）当感觉导管推进的阻力减弱并且管内有气体呼出时，证明已进入气管内。如推进时气流中断可能误入食管，稍退出重新插入。

（5）确定导管位置在气管内后，妥善固定，连接呼吸装置。

> **链 接**　纤维支气管镜（FOB）引导下气管插管技术
>
> 适应证：①直接喉镜气管插管失败或有潜在通气困难者。②禁忌头后仰的患者。
> 禁忌证：①口咽部活动性出血，影响视野。②需要快速建立气道的患者。
> 操作方法（以 FOB 引导经鼻气管插管为例）：①镇静，鼻腔、气道局部麻醉。②气管导管套入 FOB 尾端并润滑。③选择优势鼻腔插管。④FOB 进入鼻腔→会厌软骨→声门→气管隆嵴。⑤推送气管导管。⑥退出 FOB，固定导管。

（五）术后护理

1. 插管后经常检查导管有无扭曲，是否通畅，有无脱落，尤其在变换体位时。经口插管时应防止牙垫脱出或滑落而将导管咬扁，若发现牙垫移位应重新更换并用胶布固定。

2. 吸痰时应严格遵循无菌操作，以减少感染的机会，每次吸痰时间不宜超过 15 秒。为防止缺氧症状加重，吸痰前后增加氧气吸入。吸痰时负压不必过大，动作宜轻柔，以免损伤气道黏膜。

3. 湿化气道，根据年龄选择大小合适的湿化器，患者近气道端吸入气体温度接近37℃，相对湿度约 100%，保持呼吸道湿润，防止气道内分泌物黏稠结痂而影响通气。可向导管内注射生理盐水 2～4ml。

4. 监测气囊压力，气囊内的充气量以控制在既不产生过高的压力，又恰好封闭气道不漏气为宜，一般是 5ml 左右。若充气过度或时间过长，气管壁黏膜可因受压而发生黏膜溃疡、坏死等局部缺血性损伤；如需长时间应用，一般每 4～6 小时给气囊放气一次，每次 5～10 分钟。注意放气前先吸引口腔及咽部的分泌物，防止痰液坠入肺内引起肺部感染。

5. 普通导管留置时间不宜过长，若超过 72 小时病情仍无改善应考虑行气管切开。经鼻插管可适当延长达 1 周。

6. 注意口腔护理，对气管内插管留置 12 小时以上的患者，应每天进行口腔护理 2～

考点
吸痰顺序
和时间
考点
气管插管
后气道的
护理方法

考点
普通气管
导管留置
时间

3 次，防止口腔感染及肺部感染。

7. 常见并发症及护理

（1）窒息：可能由于导管受压、扭曲、套囊变形、分泌物或血块阻塞、呼吸机故障等造成，通过加强巡视和护理观察，及时发现和处理。

（2）软组织损伤：注意管芯或喉镜插入长度要适度，操作避免用力粗暴；气管套囊内的空气量适当，防止充气过度压迫局部组织。

（3）肺不张：由于呼吸道分泌物堵塞一侧细支气管，或插入一侧支气管过深造成单侧肺通气所致。应加强护理观察，及时发现插管位置过深，及时吸痰，减少呼吸道分泌物的滞留。

（4）继发感染：多继发于肺不张，若插管和吸痰时不注意无菌操作也是发生感染的原因。所以应严格无菌操作，避免吸痰不当，如不及时吸痰、不必要的吸痰、吸痰时间过长等。

（5）插管后喉炎：与插管时间成正比，表现为咽喉部肿痛、拔管后声音嘶哑和刺激性咳嗽，甚至出现吸气性呼吸困难。可用 0.1%肾上腺素溶液 1ml、地塞米松 5mg 加入 10ml 生理盐水溶液中对患者进行超声雾化吸入，每日 3～4 次。若发生呼吸困难，可重新更换较细的导管插入，必要时做气管切开。

（六）拔管

1. 拔管指征

（1）一切需要插管的指征消除：意识基本恢复，呼唤能睁眼，咳嗽反射恢复，咽反射活跃，有吞咽动作。

（2）自主呼吸的深度和频率正常，无痰液潴留。

（3）血流动力学稳定，无严重心律失常。

（4）血气分析：$PaCO_2 < 45mmHg$，$PaO_2 > 60mmHg$，pH 7.3～7.5。

2. 物品准备　包括负压吸引器、吸痰管、面罩、吸氧装置，拔管前要做好重新插管的准备，因此，应准备气管插管用物。

3. 拔管步骤及护理配合

（1）向患者解释拔管的注意事项，拔管前先训练咳嗽反射或作呼吸运动。

（2）拔管前 4～6 小时禁用镇静剂或肌松剂。

（3）带管时间长的患者，拔管前 20～30 分钟给予地塞米松 0.1mg/kg 静脉注射，以防喉头水肿，有胃管者先进行胃管内抽吸，排空胃内容物，若胃管可拔除，应先拔胃管再拔气管导管。

（4）拔管前彻底吸尽口鼻及气管内的分泌物，放尽气囊内的气体，拔管前吸入 100%氧气 1～2 分钟。

（5）解开固定导管的系带，除去胶布。从导管内插入吸痰管，边吸引，边将气管导管拔除，并将头偏向一侧。

（6）拔管后，继续吸口、咽部的分泌物，以防呕吐、误吸。必要时给予超声雾化、拍背等促进呼吸道分泌物排出。

（七）拔管后的护理

1. 拔管后应立即给予吸氧，氧流量约 4L/min，氧浓度为 30%～40%，最好采用面罩

考点
拔管后气道的护理方法

给氧法。

2. 严密观察生命体征，监护心率、心律、血压、脉搏、神志、血氧饱和度；观察呼吸的频率、节律、深度，有无鼻翼扇动、点头样呼吸或其他异常呼吸。

3. 拔管后 30 分钟，应查动脉血气分析。如果氧分压低于 50mmHg、二氧化碳分压高于 50mmHg、混合静脉血氧饱和度低于 68% 或呼吸频率大于 35 次/分、潮气量低于 3.5ml/kg，则提示呼吸循环功能异常，应考虑重新插管。

4. 指导患者正确地咳嗽并协助其排痰，以减少肺不张的发生。若痰液黏稠时，先给予有效的抗生素治疗，配合超声雾化吸入，使痰液稀释易于咳出。

5. 导管拔除后 4～6 小时禁食水；有声带麻痹者，应适当延长禁食时间；呛咳严重或有误吸者，应停止进食。

六、气管切开置管术

气管切开置管术是急症抢救和呼吸监护中保证患者呼吸道畅通的有效方法。将颈段气管前壁切开，将适当大小的套管插入气管，可迅速达到解除呼吸道梗阻引起的呼吸困难，取出不能经喉取出的较大的气管内异物的目的，还可增加有效通气量，便于吸痰、气管内滴药及加压给氧等。

（一）适应证

1. 各种原因引起的喉梗阻。

2. 呼吸功能减退需长时间进行辅助呼吸者。

3. 各种原因引起的下呼吸道阻塞者。

4. 下呼吸道异物病情危急，可经气管切开取出。

5. 颈部外伤伴有咽喉或气管颈段损伤，有明显呼吸困难者。

6. 预防性切开，作为口腔、咽、喉或颈部大手术的辅助手术。

（二）禁忌证

1. 严重出血倾向者。

2. 气管切开部位以下占位性病变引起的呼吸道梗阻者。

3. 颈部恶性肿瘤。

（三）术前准备

1. **物品准备**　气管切开手术包，适合患者气管粗细的气管套管（儿童用 0～3 号，成人用 4～6 号）一套（包括外套管、内套管和套管芯），气管套管垫两块，吸引器、吸痰管、喉镜、气管插管、手术照明灯及各种抢救药品。

2. **患者准备**　向患者及家属介绍气管切开的目的、方法，消除紧张、恐惧心理，取得患者合作，说明手术必要性及可能发生的意外，征得家属同意后签字。

（四）操作方法及术中护理

1. **常规气管切开术**

（1）体位：患者仰卧（病情不许可时可采用半坐位），肩背部垫一软枕，助手可协助使其头后仰并固定于正中位，便于患者的下颌、喉结、胸骨切迹保持在同一水平线上，同时使气管与皮肤距离更近；小儿由助手固定头部位置。

（2）局部消毒麻醉后，术者戴无菌手套，铺洞巾，检查气管套管气囊是否漏气。

（3）暴露气管：术者在甲状软骨下缘至胸骨上缘 1cm 之间，做一长 4~5cm 的纵向切口，分离各层组织，沿中线分离胸骨舌骨肌及胸骨甲状肌，暴露甲状腺峡部，上拉峡部即可见气管环。

（4）切开气管：气管前壁充分显露后，一般选择在第 3、4 或 4、5 软骨环之间，用尖刀头于气管前壁正中自下而上挑开。注意刀尖切勿插入过深，以免引起气管食管瘘。

（5）插入气管套管：切开气管后，用气管切口扩张器或弯止血钳撑开气管切口；如气管内有分泌物，用吸引器将分泌物吸除；再将大小合适、带有管芯的气管套管外管顺弧形方向插入气管，立即拔出管芯，放入内管；气管套管放入后，在尚未系带之前，注意用手固定，否则可能因患者用力咳嗽，套管被咳出。

（6）创口处理：气管套管插入后，切口一般不予缝合。也可在切口上端缝合 1~2针，下端一般不缝。将套管两侧缚带打死结系于颈后部固定，松紧适宜，以防套管脱出造成窒息。最后，用一块剪开一半的纱布垫入伤口和套管之间，再用一块单层的无菌湿纱布盖在伤口与套管之间。

（7）如使用一次性硅胶气管切开套管，应将外套管的气囊适当充气。

（8）操作过程中始终监测患者的心率、心律及血压变化、出血情况。

2. 经皮气管切开术（percutaneous dilatational tracheotomy，PDT）　较传统外科技术更简易、快速，且可在病床边施行。具有创伤小、局部渗血少、并发症极少等优点，是最安全的气管切开方法。此项技术是在 Seldinger 经皮穿刺插管术基础上发展来的一种新的气管切开技术，已部分取代正规气管切开术。

（1）物品准备：主要有穿刺套管针、导丝、特制的气管扩张器和扩张钳、有套囊的硅胶气管套管，备好吸引装置，还应同时备好急救物品如面罩、呼吸机等。

（2）患者准备：患者于仰卧位，颈、肩部垫枕，检测患者的血氧饱和度、血压及心电图。操作前使患者吸入一段时间的 100%浓度的氧气。

（3）检查物品是否完好，如气管套管的套囊没有破漏并处于非充盈状态。

（4）在第 1~2 或第 2~3 气管软骨环间做水平或纵向切口，长 1.5~2cm，钝性分离皮下组织。再次确认选定的插入位置是否位于颈部正中线上。

（5）将抽取适量生理盐水的注射器接穿刺套管针，注意针头斜面朝下（足部），穿刺适当深度后回抽注射器。若有大量气体流畅地进入注射器，表明软套管和针头位于气管管腔内，拔出针芯，将套管向气管腔内推进少许，送入导丝。

（6）导丝扩张钳夹住导丝并沿着导丝推入气管腔，将扩张钳撑开以扩大环间筋膜到足以放入气管切开套管。如用扩张器，则由小号到大号逐一穿过导丝进行扩张。

（7）将与气管套管内径相匹配的扩张器插入气管套管内作为管芯，经导丝把气管套管推入气管腔内，拔出导丝及扩张器，固定。

> **链接**　塞尔丁格技术
>
> 塞尔丁格技术是一种非外科性的经皮血管插入技术，其经典和实用性就在于它非常简单，塞尔丁格技术发明人 Sven-Iran Seldinger 说："操作这些步骤比写下它还要快。进针，

进导丝，出针，套入导管，拔导丝，就这样。"该技术也被扩大应用范围至其他经皮穿刺的介入操作，现已被广泛应用于血管和非血管腔内的介入操作如经皮胆道穿刺引流、经皮气管切开、脓肿穿刺抽吸和引流管置入等，其中包括常用的动静脉穿刺等。

（五）术后护理

考点
气管切开
术的术后
护理

1. **室内环境**　维持适宜的温、湿度，温度控制在 20℃左右，相对湿度在 60%左右，以利于痰液的咳出。气管套口覆盖 2~4 层温湿纱布，室内经常洒水，或应用加湿器，定时以紫外线消毒室内空气。

2. **体位与活动**　气管切开术后的早期让患者取平卧位，头部位置稍低，以利气管内分泌物的引流；不宜过多变换体位，以免套管脱出；注意指导患者适当活动，以防发生肺部并发症。

3. **观察病情**　严密观察患者的生命体征、心电监测指标、血氧饱和度，切口及套管内有无出血，颈部有无皮下气肿、血肿；保持切口敷料及周围皮肤清洁干燥，鼓励并指导患者有效咳嗽，定时吸痰清除分泌物，及时更换被污物浸润的套管垫，注意无菌操作以减少切口及肺部感染的机会。

4. **套管的护理**　及时清理分泌物，内套管应定时清洗消毒，以防分泌物堵塞，次数应视分泌物的多少而定，常规 4 小时一次，分泌物多时可 1 小时一次；不可将氧气管直接插入内套管内，需用"丁"字形管或氧罩给氧；带气囊套管应每小时放气 5 分钟，以防造成气管黏膜的压迫性坏死；放气前先清除口咽部分泌物，放气后嘱患者做咳嗽动作，预防误吸。

5. **预防脱管**　套管的突然脱落可导致窒息甚至死亡，常检查固定带的松紧，一般以在固定带和皮肤之间恰能插入一指为宜；进行套管护理时动作轻柔，防止过分牵拉引起脱管或患者不适。

6. **备齐急救药品和物品**　气管切开包、手术剪、止血钳、换药用具与敷料、吸引器、给氧装置、照明灯等都应备齐，并妥为存放，以备急需。

7. **拔管护理**　病情好转，全身情况允许后可试行拔管。对配有导管外气囊者，拔管前 1~2 天将气囊放气，再试堵内套管管口；堵管栓子要牢固，防止吸入气管。试将内套管管口由堵 1/3、1/2 至全堵，在此期间密切观察患者的呼吸情况，如出现呼吸困难，应及时去除栓子，一般全堵 24~48 小时，临床状况示不需要保留套管时即可拔管。

8. **拔管后的护理**　48 小时内需观察患者的呼吸；拔管后消毒切口周围皮肤，用蝶形胶布拉拢，一般不必缝合，1 周左右即可自行愈合。

第 6 节　呼吸机的应用

案例 16-4

患者，男性，66 岁。因"重症肺炎，支气管扩张"收住呼吸内科治疗，3 日后突发胸闷气促，呼吸困难，咳嗽、咳痰无力，SpO_2 50%左右，拟以急性呼吸衰竭转至 ICU 治疗。查体：神志呈浅昏迷状，呼吸浅弱，口唇发绀，肢端发冷，三四征明显，全身明显消瘦。T 37.6℃，

P 127 次/分，R 13 次/分，BP 145/90mmHg，SpO$_2$ 53%，两肺闻及大量湿啰音及痰鸣音。

问题： 假如您是 ICU 护士，遵医嘱为患者接上呼吸机后，在呼吸机治疗期间主要护理措
施有哪些？

呼吸机是一种借助机械力量代替、控制或改变人的正常生理呼吸，增加肺通气量，
改善呼吸功能的装置。机械通气是指用人工办法或机械装置的通气替代、控制或辅助患
者呼吸，以达到维持呼吸道通畅、增加肺通气量，改善呼吸功能，使机体有可能度过基
础疾病所致的呼吸衰竭，为抢救提供有力的生命支持。目前呼吸机的应用，使心脏停搏、
呼吸衰竭等危重患者的预后大为改善。

一、适应证

1. 中枢或周围性呼吸抑制和停止　脑血管病、脑外伤、脑炎、癫痫持续状态、各种
原因所致的脑水肿及重症肌无力等。

2. 中毒所致的呼吸抑制。

3. 胸、肺部疾病　急性呼吸窘迫综合征（ARDS）、严重肺炎、慢性阻塞性肺疾病
（COPD）、重症哮喘、气胸、肋骨骨折等无法纠正的低氧血症。

4. 循环系统疾病　急性肺水肿、急性心肌梗死所致的心搏骤停等。

5. 睡眠呼吸暂停综合征　对阻塞型、中枢型及混合型均可应用。

6. 重大手术患者　如心脏直视下手术、体外循环、胸肺部大手术后。

二、禁忌证

呼吸机治疗没有绝对禁忌证，以下情况使用呼吸机会给患者带来不利影响，需权衡
利弊后作出决定。

1. 低血容量性休克未纠正者。

2. 严重肺大疱、气胸。

3. 大咯血呼吸道未畅通前。

4. 缺乏应用机械通气的基本知识或对机械通气机性能不了解。

三、使用方法

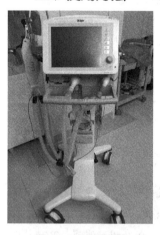

图 16-32　呼吸机

（一）使用前准备

1. **患者准备**　包括：①明确患者的基本情况，如年龄、
身高、体重、病史、目前病情等。②意识清醒的患者向其说
明使用呼吸机的目的、如何配合。③有创机械通气的患者需
建立人工气道。④选择舒适的体位，一般取仰卧位，可略抬
高床头。

2. **器械、药品的准备**　包括：①吸引装置、监护器及除
颤器、简易呼吸器，各种人工气道的备用管道和不同型号的气
管导管等。②抗心律失常药及各种抢救用药。

3. **呼吸机准备**（图 16-32）　包括：①开机前安置湿化
器及湿化器内注入无菌蒸馏水。②连接呼吸机入出管道及模

拟肺，连接呼吸机电源、气源后开机。③观察呼吸机运转及性能是否正常。④检查呼吸机管路系统有无漏气，调试参数，调节湿化器的温度。

考点
呼吸机湿化器内湿化液为无菌蒸馏水

（二）机械通气模式的特点和选择

1. 控制通气（CV）　完全由呼吸机按照预定呼吸频率、潮气量、吸呼比、气道压力替代患者的自主呼吸。该模式主要适用于呼吸停止或仅有较弱呼吸的患者，优点是保证稳定的通气量，但对恢复呼吸的患者易产生人机对抗，即呼吸机的送气排气与患者的呼吸不同步。

2. 辅助通气（AV）　有自主呼吸的患者吸气时由呼吸机补充自主呼吸通气量的不足，呼吸机送气过程是通过患者自主呼气导致气道压轻微降低来触发。主要适用于有自主呼吸但达不到通气量的患者，如果患者自主呼吸停止，呼吸机因无触发而不能提供通气支持。

3. 辅助/控制通气（A/C）　此模式是建立在 AV 和 CV 两种通气模式基础上，通过患者自主呼吸的力量触发呼吸机产生同步正压呼吸，此时为辅助通气；而当自主呼吸频率低于预设频率或气压变化不足以触发时，呼吸机即以预设频率、潮气量自动提供呼吸补充，此时为控制通气。

4. 指令分钟通气（MMV）　根据患者的性别、年龄、体重、体位和代谢情况预调每分通气量。当患者自主呼吸下降时该系统会自动增加机械通气量；当患者的自主呼吸逐渐恢复时，在没有改变呼吸机参数的情况下会自动降低同期水平，确保患者的每分通气量，该种通气模式可解决间歇指令性通气撤机过程的困难。

5. 间隙指令通气（IMV）与同步间隙指令通气（SIMV）　呼吸机以设定频率给予患者正压通气。在两次机械通气之间允许患者自主呼吸，通过患者自主呼吸的频率和呼出的潮气量调节 SIMV 的频率和潮气量。该模式主要用于呼吸机撤离和部分呼吸衰竭患者的通气支持。

6. 呼气末正压通气（PEEP）和持续气道正压（CPAP）　PEEP 是在患者呼气末时呼吸道压力并不降为零，而仍保持在一定的正压水平。CPAP 是在自主呼吸基础上，在吸气期和呼气期气道内压力均高于大气压，使塌陷的终末细支气管和肺泡扩张及避免肺泡早期闭合，改善通气功能，是治疗低氧血症的重要手段，但要注意气道内压力。

7. 压力支持通气（PSV）　是一种以压力为目标的通气模式，患者吸气时，呼吸机提供预设定的气道压（由吸气触发灵敏度启动），当自主吸气流速降至最高吸气流速的 25% 时，送气自动停止，患者开始呼气。该模式能较好地与患者的吸气流速相配合，从而减少呼吸肌的用力。临床主要应用于自主呼吸能力不足，但神经调节无明显异常的患者。

8. 双水平气道正压通气（BIPAP）　呼吸机交替给予一个高水平的正压和一个低水平的正压，两个压力水平上都允许自主呼吸，以两种不同水平的气道正压之间转换引起的呼吸容量改变来达到机械通气辅助作用。优点是增加肺泡内压，防止肺泡塌陷，提高氧合，患者自主呼吸做功小，几乎适合各种患者。

（三）呼吸机参数的设置和调节

合理设置呼吸机参数的前提是在熟练掌握呼吸机的基础上，准确评估者的生命体征、呼吸衰竭前肺功能、基础疾病、病情变化、动脉血气等监测指标，需要具有全面的理论水平和实践水平，动脉血气分析是调节呼吸机参数的最可靠指标。

考点
调节呼吸
机参数最
可靠的指
标

1. 呼吸频率（RR）　根据患者自主呼吸状况和疾病的病理生理变化设置和调节，自主呼吸频率正常、减弱、停止时，设为正常呼吸频率（16～20 次/分）；如自主频率明显增快（＞28 次/分），初始的频率不宜设置过低，否则易出现人机对抗。对阻塞性通气功能障碍患者，适合低呼吸频率（12～15 次/分）和高潮气量；对限制性肺部疾病的患者，宜用快而深的呼吸频率（18～24 次/分），以后随时根据动脉血气分析结果调整通气频率。

2. 潮气量（VT）　是指静息状态下一次吸入或呼出的气体量。该数值的设定是机械通气时首先要考虑的问题，呼吸机潮气量的设定按照肺保护策略，主张小潮气量通气：6～8ml/kg；之后依据血气分析结果进一步调节，分钟通气量（MV）=潮气量×呼吸频率。

3. 吸呼比（I/E）　是指吸气、呼气时间各占呼吸周期时间的比例。一般为 1∶（1.5～2），阻塞性通气障碍可调至 1∶3 或更长的呼气时间，限制性通气障碍可调至 1∶（1～1.5）。

4. 通气压力　通气压力设置为维持满意的潮气量的最低压力，成人一般为 15～20cmH_2O，儿童为 8～12cmH_2O。应用机械通气时，通气压力一般无须设置，完成了 VT 的设置，就等于设置了合理的通气压力；一般仅设置通气压力的上限或下限水平，以确保通气压力不至于过高导致气压伤或过低造成通气不足。呼吸道压力突然升高，考虑导管阻塞，突然降低，考虑导管漏气。

5. 吸入氧浓度（FiO_2）　长时间吸入高浓度的氧会导致氧中毒。一般要求吸入氧浓度低于 50%～60%，以不使 SaO_2 超过 100%为宜。在呼吸机治疗初期，为了迅速纠正低氧血症，吸入氧浓度可为 100%，但时间一般不超过 1 小时。

6. 触发灵敏度　呼吸机吸气触发机制有压力触发和流量触发两种，压力触发以 cmH_2O 为单位，流量触发以 L/min 为单位。一般情况下，压力触发的触发灵敏度设置在−1.5～−0.5cmH_2O；流速触发的灵敏度设置在 2～5L/min。设置的数值越高，触发难度越大，触发灵敏度设置过于敏感时，气道内微小的压力和流量改变即可引起自动触发，反而令患者不适。

7. 呼吸机呼气末正压（PEEP）　应用 PEEP 的主要目的是增加肺容积、提高平均气道压力、改善氧合。PEEP 最佳设置是获得最大氧输送而对循环无不良影响的最小 PEEP 值，接受呼吸机治疗时，常规设置低水平 PEEP（3～5cmH_2O）。

（四）常见报警原因与处理

考点
呼吸机常
见的报警
原因

1. 气道高压报警　呼吸机的高压上限一般设在正常气道的最高压力水平，在使用过程中，如果患者气道压力超过设定值即发生报警，包括：①气管、支气管痉挛，常见于哮喘、过敏、缺氧、湿化不足或湿化温度过高、吸痰、更换气管套管等，解痉、应用支气管扩张剂等可解除报警。②气道内黏液潴留，应充分湿化，及时吸引，加强翻身、叩背和体位引流，应用祛痰剂等。③气管套管或导管紧贴气管壁，应适当变换套管或导管位置。④刺激性咳嗽或肺部发生并发症，如肺炎、肺水肿、肺不张、张力性气胸等。应合理调整有关参数，如 FiO_2、PEEP 等，气胸者行胸腔闭式引流。

2. 气道低压报警　呼吸机的低压下限一般设定在能保持吸气的最低压力水平，如果气道压下降至设定值以下，呼吸机将会报警，常见原因有患者与呼吸机的连接管道脱落或漏气，是非常危险的情况，低压报警装置是对脱机的又一种保护措施，气道低压报警值设置太高，处理方法是密切观察呼吸机的工作状况，适当调低气道低压报警值。

3. 通气不足报警　包括：①管路系统漏气、管道连接不好或人工气道漏气，患者与呼吸机脱离等。应正确连接管道，保持管道通畅；人工气道出现梗阻、脱落等情况，应立即重新建立人工气道。②呼吸机参数调节和设置不合理，如 VT 设置过小、呼吸频率太低、压力报警高限值设置太低，应及时调整呼吸机参数。③患者气道压力过高，如肺顺应性改变气道阻力增加、痰痂阻塞、疼痛刺激等因素，应纠正患者气道阻塞。④呼吸机停止工作，如停电、电压过低等原因，有些故障一时难以纠正时，要迅速撤掉呼吸机，立即改用简易呼吸器行人工呼吸，同时积极检查故障原因。切忌只顾检查故障而使患者严重通气不足，如果呼吸机故障难以排除，应立即予以换机。

4. **通气过度报警**　包括：①患者缺氧未能纠正或人机对抗。由于缺氧对呼吸中枢的刺激，患者呼吸频率明显增快，且与呼吸机不同步，应及时纠正缺氧，可采用适当地提高吸氧浓度、加用 PEEP 等方法。②呼吸机参数调整不合理，如 VT 过大或过小，频率过快，通气量报警上界阈值太低，以致在实际通气量合适的情况下仍报警，应合理调节呼吸方式和呼吸机参数。③呼吸机传感器或校正等故障，及时发现和校正、排除各种故障。

5. **氧浓度报警**　包括：①氧气压力不足，导管漏气等均可使氧气供给压力不能达到呼吸机所要求的压力水平，处理方法是迅速通知供氧室提高氧压力，纠正导管漏气。②空气-氧气混合器故障，使空气和氧气不能准确地按规定要求进行混合，应及时更换空气-氧气混合器并由专业人员修理和校正。③氧电池失效，氧浓度连续报警，不能准确显示所监测的氧浓度，应及时更换。

6. **窒息报警**　机械通气过程中，如果在一定的时间内（一般为 15 秒内）无呼吸发生（包括自主呼吸和呼吸机辅助呼吸），或每分钟呼吸次数少于 4～5 次时，窒息报警提示患者出现了严重的通气不足。窒息报警原因一般是：呼吸机故障，包括电源、气源等导致呼吸机不能在规定的时间内完成有效的呼吸次数；或患者病情变化，但未及时调整呼吸机有关参数，患者不能获得有效的呼吸次数时，窒息亦可报警。应用简易呼吸器维持有效呼吸，同时检查和排除呼吸机故障或调整参数，直至呼吸机运行正常时，重新进行机械通气治疗。

（五）呼吸机治疗期间的护理

1. **常规护理**

（1）由专人随时观察及记录患者的病情变化，注意生命体征、意识、面色和唇色、指（趾）端颜色、尿量等的变化。重点观察呼吸频率、胸廓起伏程度、有无自主呼吸及人机的不协调，发现机械通气治疗的并发症及时处理。

（2）加强气道的护理，保持呼吸道的通畅是呼吸机发挥作用的前提，包括：①清理气道分泌物；吸痰时严格执行无菌操作，吸痰时动作要轻、准、快，每次抽吸不超过 15 秒；危重和分泌物较多的患者，应将吸痰与吸氧交替进行。②呼吸机湿化液的量为每日 500～1000ml，水温保持在 34～37℃，理想温度是 37℃，相对湿度是 100%。目的就是防止痰液干涸，保持呼吸道通畅。③妥善固定套管，防止人工气管移位、脱开或阻塞；使用气囊套管时，应定期放气，防止气囊对气管壁的过度压迫而造成的缺血性坏死。④覆盖在套管外口的无菌干纱布用 5ml 注射器抽生理盐水均匀滴在其上面即可保持局部湿润。

（3）做好基础护理，加强病房消毒工作，严格探视制度，增加营养支持，增强机体抵抗力；做好口腔护理，每日 2 次，液状石蜡保护口唇，防止继发感染；加强皮肤护理，防止压力性损伤和治疗期间肌肉萎缩。

考点

呼吸机治疗期间气道的护理

（4）加强心理社会支持，由于陌生仪器的使用，与家人的隔离，插管后无法说话等因素导致患者存在不同程度焦虑、紧张、恐惧等情感障碍。医护人员应理解患者，关心患者，及时为其提供所需的身心帮助，给予鼓励和安慰，使患者消除不良情绪。

2. 常见并发症的预防及护理

（1）通气不足：患者表现为烦躁，缺氧加重，可能与呼吸机参数调节不当、呼吸机管路密闭不良、气道分泌物过多、人机对抗等因素有关，需密切观察，及时发现和纠正。

（2）通气过度：患者可出现血压下降、组织缺氧、低血钾等呼吸性碱中毒情况，与参数设置潮气量过大、呼吸频率快有关。预防和纠正的办法是调整呼吸机参数，减少潮气量、降低频率，也可适当配合使用药物抑制患者自主呼吸。

（3）气压伤：患者出现剧烈咳嗽、胸痛、呼吸困难加重，尤其原有肺气肿的患者，应警惕气胸、纵隔气肿的发生，与正压通气导致肺泡内压升高有关。预防重点在于鼓励患者自主呼吸或采用部分通气支持方式，患者呼吸机压力从低到高，合理设置高压报警器。

（4）低血压：有心血管基础疾病、血容量不足的患者可能出现血压下降甚至休克，心功能不全，尤其是老年人，与机械通气后胸腔内压力增加，回心血量减少，心排血量减少有关。可通过尽量不使用呼气末正压，积极补充血容量、使用升压药等纠正。

考点
使用呼吸机期间预防呼吸道感染的措施

（5）呼吸道感染：是较常见的并发症，与呼吸机装置的消毒管理及无菌技术操作和患者的自身条件等多种因素有关。应加强重视并积极预防，吸痰时应严格无菌操作，严格消毒措施，保持呼吸机管道及接水瓶清洁无菌。

（6）消化系统并发症：主要有胃肠胀气、消化道出血等，出血与患者处于应激状态、使用肾上腺皮质激素等因素有关。使用呼吸机患者常吞下大量空气，导致患者胃肠胀气，使用呼吸机期间需及时发现，对症处理。

（7）肺栓塞：由长时间卧床、缺氧等因素所致，可导致患者猝死。被动肢体运动是预防静脉血栓形成的重要方法。

3. 呼吸机的观察与维护

（1）仔细观察呼吸机的运转情况。随时发现呼吸机显示的异常数据，若有故障及时排除，发现报警信号及时处理。

（2）注意观察输出压力的变化，气道压力骤降可能存在脱管、管道漏气或气泵故障等原因；若使用呼吸机患者仍有严重缺氧时，可能存在人机对抗；注意痰栓或使用带气囊的金属套管时，因气囊偏移或滑脱而造成的管口阻塞。需及时纠正处理，如吸痰、调整插管位置、理顺呼吸机管道等。

（3）严格进行呼吸机消毒与维护，防止交叉感染。呼吸机管路内的冷凝水应及时倾倒；呼吸机管路末端应低于气管插管的位置，防止冷凝水倒流引起感染；呼吸机管路一星期更换一次，污染的随时更换。

（4）经常添加湿化器内的液体，使之保持在所需刻度处；旋紧湿化罐，应每天更换湿化器内的液体以减少细菌繁殖；注意定期检查调温器的性能，保护温控传感器，密切观察温度报警情况。

（5）查看积水瓶是否接紧，管道是否漏气，有无打折，机器的散热通风口有无堵塞现象等。

（六）呼吸机的撤离

1. 呼吸机撤离的指征

（1）致呼吸衰竭的原发病因已解除，使用呼吸机的指征已消除。

（2）呼吸功能明显改善，患者一般情况好转和稳定：①自主呼吸增强，常与呼吸机对抗。②咳嗽有力，能自主排痰。③暂时断开呼吸机时患者无明显缺氧表现，循环情况稳定。④FiO_2 低于 40%。⑤降低机械通气量，患者能自主代偿。

（3）胸部 X 线片显示肺部病情好转，无明显肺水肿、肺不张或气胸、胸腔积液等。

（4）血气分析的结果在一段时间内稳定，肾功能基本恢复正常。

2. 呼吸机撤离的基本步骤

（1）停机前向患者及家属做好解释，说明利弊关系，以取得患者的配合，尤其长期使用呼吸机的患者可能在心理上产生了对呼吸机的依赖。

（2）间断脱机：试停呼吸机前通过吸痰判断呼吸能力的恢复程度，先在白天进行间歇辅助呼吸，脱机时间根据病情由短到长，再逐渐过渡到夜间。当患者自主呼吸达数小时，病情无特殊变化时，可以考虑完全停机。

（3）撤机：一般选择在上午，以便于观察，最初的 1～2 天夜间仍可适当使用呼吸机。经过两天的观察，患者自主呼吸良好时可完全撤机；病情不稳定，原发病加重，再度出现呼吸障碍，不应强行撤机。密切观察病情变化，监测各项生理指标。

3. 撤机拔管后的护理

（1）营养支持：使用呼吸机患者一般存在营养失调。当患者禁食时必需实行肠外营养，可静脉使用氨基酸、脂肪乳，同时输入足够的热量；病情许可后再给予肠内营养。

（2）密切观察患者呼吸情况：若发生喉痉挛或呼吸不好，应面罩紧闭加压吸氧，拔管后 30 分钟查动脉血气分析。如果 $PaO_2 < 60mmHg$、$PaCO_2 > 50mmHg$、混合静脉 $SaO_2 < 68\%$，或呼吸频率 > 35 次/分、$VT < 3.5ml/kg$，则提示呼吸循环功能异常，应考虑重新插管。

（3）加强呼吸道护理：指导患者正确地咳嗽并协助其排痰，可减少肺不张的发生，若痰液黏稠时，先给予有效的抗生素治疗，配合超声雾化吸入，使痰液稀释易于咳出。

第 7 节　电复律及除颤

案例 16-5

患者，男性，42 岁。以冠状动脉粥样硬化性心脏病并发急性心肌梗死转入心内科监护病房。治疗中患者突感心悸、气促，有濒死感，心电监护提示：室性心动过速。

问题： 如果您是冠心病重症监护室护士，您认为应立即为该患者进行的急救措施是什么？

心脏电复律是以较强的脉冲电流瞬间通过心脏，从而使所有心肌细胞瞬间同时除极，经过不应期后，由窦房结重新发出冲动控制心脏的活动，转复为窦性心律的方法。电复律机又称除颤器，目前电复律已作为治疗和抢救某些严重异位性心律失常的主要手段之一，具有操作简单、迅速、高效的特点。

（一）适应证

1. 心室扑动、心室颤动时首选。

2. 伴有明显血流动力学障碍的心房颤动、心房扑动。

3. 室上性心动过速或室性心动过速，常规治疗无效而伴有明显血流动力学障碍者。

4. 性质不明或伴有预激综合征的异位快速性心律失常。

（二）操作方法

考点
电复律的
操作方法

1. 选择性电复律术前向家属介绍电复律的目的和意义，征得同意后签字。

2. 向意识清醒患者介绍电复律必要性及相关知识，消除紧张心理，取得患者合作。

3. 患者平卧于绝缘的硬板床上，松开衣领，充分暴露前胸、腹部，擦干局部皮肤。

4. 打开除颤器电源开关，检测除颤器功能正常，启动心电监测，识别心电图类型，选择除颤方式；心室扑动、心室颤动选用非同步除颤；室性心动过速、室上性心动过速、心房扑动、心房颤动选用同步除颤。

5. 电极板涂抹导电糊，或用 4～6 层生理盐水纱布包裹，遵医嘱调节能量（心室扑动、心室颤动首次选择双向波 200J，单向波 360J）、充电。

6. 将电极板分别安置于胸骨右缘第 2 肋间（心底部）和左乳头外下方（心尖部），与皮肤紧密接触。

7. 再次确认心电图类型，确定周围无任何人与患者接触后，两拇指同时按下放电按钮。

8. 除颤后观察心电图变化，确认除颤是否成功，如无效立即行 5 个 CPR 循环，继续进一步治疗。

> **链接**　自动体外除颤器
>
> 自动体外除颤器有全自动除颤器和半自动除颤器两种类型。全自动型把除颤电极置于患者身上，启动仪器，仪器对经除颤电极得到的心电信号进行分析，决定是否需要除颤，一旦确定，仪器就自动充电与放电，并自动设置除颤能量和决定是否需要重复除颤。半自动型分析患者的心电信号，在确定需要除颤时提示术者，然后由术者实施除颤放电。

（三）注意事项

考点
除颤的注
意事项

1. 除颤前确定患者除颤部位皮肤无潮湿、无敷料；电极板与皮肤接触不良者，宜用盐水纱布，改善皮肤和电极板的接触。

2. 如患者带有植入性的心脏起搏器，除颤时应注意避开起搏器部位至少 10cm，以免电流通过起搏器将其损坏。

3. 除颤时操作者身体不能与患者接触，不能与金属类物品接触，并确定周围人员无直接或者间接与患者接触。

4. 除颤时动作应果断、迅速、准确。

5. 一次除颤不成功，可加大能量，间隔时间为 3～5 分钟，但连续除颤不能超过 3 次。

第 8 节　动、静脉穿刺置管术

一、动脉穿刺置管术

动脉穿刺置管术是一种经皮穿刺动脉并留置导管于动脉腔内，经此路径进行治疗或监测的方法。

（一）适应证

1. 重度休克须经动脉快速补液、输血。

2. 危重症或大手术后需对患者进行有创血压监测。

3. 某些特殊检查，如动脉造影或左心室造影等。

4. 某些特殊治疗，如经动脉注入抗癌药物行区域性化疗。

（二）禁忌证

1. 有出血倾向。

2. 局部皮肤破损、感染。

3. 动脉侧支循环不良。

（三）术前准备

1. **物品准备**　准备动脉穿刺插管包，内有弯盘 1 个、洞巾 1 块、纱布数块、动脉穿刺套管针 1 根、无菌三通开关及相关导管，无菌手套，注射器，另需备动脉压监测仪、常规消毒用品、胶布，需要的药物有 1% 利多卡因溶液、肝素稀释液，桡动脉穿刺需备托手架。

2. **患者准备**　①向患者介绍动脉置管术的必要性及相关知识，消除紧张心理，取得患者合作。②以穿刺部位为中心常规备皮。若选择桡动脉穿刺，之前应进行艾伦（Allen）试验检查以判断尺动脉的循环是否良好。③向家属说明手术可能发生的意外，征得同意后签字。

（四）操作方法及术中护理

可选择桡动脉、肱动脉、股动脉等部位置管，以左手桡动脉为首选。穿刺点应选择动脉搏动最明显处，如进行注射治疗，头面部疾病注入颈总动脉，上肢疾病注入锁骨下动脉或肱动脉，下肢疾病注入股动脉。

考点
动脉穿刺置管术常选择的动脉血管、首选血管

1. 桡动脉穿刺置管术

（1）左上肢外展置于托手架上，掌心向上，腕部垫高使腕背伸，拇指保持外展，手自然放松。

（2）常规消毒局部皮肤，术者戴手套，铺洞巾。

（3）术者左手示、中指上下固定动脉穿刺点，两指相隔 0.5～1cm 供进针，右手持已用肝素冲注的注射器或动脉插管套针（若用插管套针，先在穿刺部位进行局麻），针与皮肤呈 15°～30°，针尖斜面向上，朝近心端刺向动脉搏动点，如针尖部传来搏动感，则表示已触及了动脉，再快速推入少许即可，此时可见鲜红的动脉血回流。

（4）如为动脉穿刺采血，待注射器内动脉血流达到所需量即可拔针，拔针后用无菌纱布加压按压穿刺点 5～10 分钟。

（5）若行动脉插管，则取出套针针芯，有动脉血喷出，立即将外套管继续推进少许，以防脱出；然后根据需要接上动脉压监测仪或动脉加压输血装置等，局部固定，如拔出针芯后无回血，可将针套管缓慢后退，直至有动脉血喷出；若仍无回血，退回皮下插入针芯，重新穿刺。

2. 股动脉穿刺置管术

（1）患者取仰卧位，下肢伸直略外展外旋。

（2）股动脉穿刺点在腹股沟韧带中点下方 1～2cm，即股动脉搏动最明显处为穿刺点。

（3）常规消毒皮肤，术者戴手套，铺洞巾及局部麻醉。

（4）术者以左手示指、中指固定股动脉穿刺点，示指与中指分开，右手持穿刺针，针头与穿刺皮肤呈 30°～45°，针尖向近心端刺入，至股动脉腔内时，有鲜红动脉血回流，穿刺成功，以下步骤同桡动脉穿刺置管术。

3. 肱动脉穿刺置管术

（1）患者仰卧，穿刺侧上肢肩关节外展 30°～45°。

（2）穿刺点在肱动脉搏动最明显处。

（3）常规消毒皮肤，术者戴手套，铺洞巾，局部麻醉。

（4）术者用左手示指与中指按于穿刺点，触及肱动脉搏动后从皮肤表面压迫皮肤固定肱动脉，右手持穿刺针，针头与局部皮肤约呈 20°～30°，针尖指向近心端，经示指、中指间穿刺点刺入，至肱动脉时，有鲜红动脉血回流，以下步骤同桡动脉穿刺置管术。

二、中心静脉穿刺置管术

（一）适应证

1. 危重患者或严重创伤患者的复苏治疗。

2. 需要反复输入对外周血管有刺激性的药物，如化疗药、高渗或黏稠的液体。

3. 体外循环下心脏手术及各种可能术中出现血流动力学改变的大手术。

4. 外周静脉通道条件不好，需长期输液治疗。

5. 经静脉放置临时或永久心脏起搏器。

（二）禁忌证

1. 有出血倾向者。

2. 静脉周围皮肤有急性蜂窝织炎或血管畸形。

3. 拟插管部位有静脉炎和静脉血栓形成史、外伤史、血管外科手术史。

4. 可行外周静脉穿刺者。

（三）术前准备

1. 物品准备　准备深静脉穿刺包，内有静脉导管、穿刺套管针、导引钢丝、扩张管、手术刀、缝合针及线、5ml 注射器、手套、洞巾等，另需备输液器材、透明贴膜、肝素帽、常规消毒用品、胶布，需要的药物有利多卡因、肝素稀释液、生理盐水。

2. 患者准备　①向患者介绍静脉置管术的必要性及相关知识，消除紧张心理，取得患者合作。②向家属说明手术可能发生的意外，征得同意后履行签字手续。③皮肤准备充分可减少术后感染的发生，应认真做好。

（四）操作方法及术中护理

依据患者具体情况选择，常选择锁骨下静脉（锁骨上路、锁骨下路）、颈内静脉（前路、中路、后路）、股静脉等部位置管。

考点
静脉穿刺置管术常选择的静脉血管

1. 锁骨下静脉穿刺置管术

（1）体位：患者取去枕仰卧位，肩背部垫一小枕，使头低肩高，头偏向穿刺的对侧，充分暴露胸锁乳突肌（穿刺部位常选择右侧）。

（2）穿刺点：一般首选右锁骨下静脉，以防损伤胸导管，经锁骨上穿刺的穿刺点取胸锁乳突肌外侧缘与锁骨上缘所形成的夹角平分线距顶端或其后 0.5～1.0cm 处（图 16-33）；经锁骨下穿刺的穿刺点取锁骨中点或锁骨中内 1/3 交界处锁骨下缘 1.0cm 为进针点（图 16-34）。

（3）常规皮肤消毒，打开无菌穿刺包，铺无菌洞巾，以 1%利多卡因作局部浸润麻醉。

（4）检查中心静脉导管是否完好，用 0.9%氯化钠溶液冲洗，排气后备用，可先用麻醉针试穿，确定进针方向和深度。若经锁骨上穿刺，将针尖指向胸锁关节，进针角度为 30°～40°，边进针边抽吸，见有明显回血，即表明已进入锁骨下静脉，一般进针 2.5～

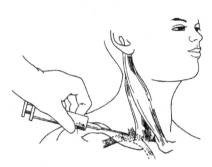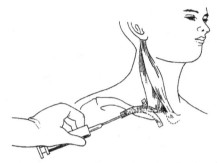

图 16-33　锁骨上路行锁骨下静脉穿刺　　　　图 16-34　锁骨下路行锁骨下静脉穿刺

4.0cm 即达锁骨下静脉;若经锁骨下穿刺,针尖指向头部方向,与胸骨纵轴角度约为 45°,与胸壁角度约为 15°,以恰能穿过锁骨与第 1 肋骨的间隙为准,进针深度一般为 2～4cm。

（5）穿刺针头斜面朝上，穿刺尾端接 10ml 注射器，按试穿方向穿刺，当回抽血十分通畅时，固定穿刺针，从注射器尾部导丝口插入导引钢丝，退出穿刺针，沿导引钢丝插入扩张器，扩张皮肤及皮下组织，退出扩张器，沿导引钢丝送入静脉留置导管，插入长度为 12～15cm，退出导引钢丝。

（6）用肝素生理盐水注射器与导管各腔末端连接进行试抽，在抽出回血后，向导管内注入 2～3ml 肝素生理盐水，取下注射器，拧上肝素帽。

（7）将小纱布垫于进针点处，其上以无菌纱布覆盖，胶布固定，或用一次性贴膜覆盖，固定，必要时缝合 1～2 针，将导管固定。

2. 股静脉穿刺置管术

（1）患者取仰卧位，穿刺侧膝屈曲，髋关节外旋外展。

（2）穿刺点在股动脉搏动内侧 0.5～1cm，腹股沟韧带下方中部 2～3cm 处。

（3）常规消毒穿刺部位皮肤，戴无菌手套，铺洞巾，以 1%利多卡因作局部浸润麻醉。

（4）左手示指及中指触摸股动脉搏动明显处，右手持穿刺针置于穿刺点，针尖指向头部，针轴与皮肤呈 30°～45°，沿股动脉走行方向平行刺入，边进针边回抽，有静脉回血并确定通畅后，将导引钢丝送入静脉，退出穿刺针。

（5）用扩张器经导引钢丝行皮下隧道扩大后，在导引钢丝引导下将导管送入静脉内 12～15cm，退出导引钢丝。

（6）回抽血液确保导管在血管内，即可连接输液装置，以下操作同锁骨下静脉穿刺置管术，导管插入深度为 25～30cm。

3. 颈内静脉置管术

（1）患者取去枕仰卧位，头转向穿刺对侧。

（2）颈内静脉穿刺径路，根据穿刺点与胸锁乳突肌的关系分为前路、中路、后路，穿刺点可选择以下部位。①前路：位于胸锁乳突肌前缘中点或稍上方。②中路：位于胸锁乳突肌胸骨头、锁骨头及锁骨形成的三角区顶点。③后路：位于胸锁乳突肌锁骨头后缘的中下 1/3 交界处。

（3）常规消毒皮肤，打开无菌穿刺包，铺无菌洞巾，以 1%利多卡因作局部浸润麻醉。

（4）用麻醉针试穿刺，确定穿刺方向及深度。①前路：以左手示指和中指于胸锁乳突肌的中点前缘（相当于甲状软骨上缘）水平触及颈总动脉搏动，并向内侧推开颈总动脉，在颈总动脉外缘处进针，针干与身体冠状面呈 30°～40°，针尖指向锁骨切迹或与中线呈 15°，进针深度 2～4cm，边进针边抽吸，见有静脉血，表示已进入颈内静脉。②中路：穿刺时进针方向与矢状面平行，与冠状面角度呈 30°，向下向后及稍向外进针，指向胸锁关节的下后方。③后路：穿刺时针尖对准胸骨上切迹，紧贴胸锁乳突肌腹面，针轴与矢状面及水平面呈 45°，深度不超过 5～7cm，回抽出静脉血。

（5）试穿成功后，沿相同穿刺点和穿刺方向用穿刺针穿刺，当回抽到静脉血时，表明针尖位于颈内静脉，然后减小穿刺针与颌面的角度，以下操作同锁骨下静脉穿刺置管术，导管插入深度为 14～15cm。

（五）动、静脉穿刺置管术的护理

1. 密切观察　勤巡视、勤观察，做好护理记录。询问患者有无不适感觉，如有无呼吸困难，皮肤、黏膜有无瘀点、瘀斑，牙龈有无出血，肢体皮肤温度、颜色的改变，疼痛肿胀等情况，发现问题及时汇报医生处理。

2. 导管护理　①注明导管的名称、置入深度、置入时间，禁止直接将胶布贴在导管上。②导管的固定情况，更换敷贴时注意避免导管脱出，用无菌透明贴膜外固定，昏迷躁动患者适当约束双手。③留置导管时间不宜过长，动脉一般不超过 4 天，静脉可达 6～8 周，置管时间过长，易并发感染和血栓。④保持导管畅通，避免牵拉、受压、扭曲、阻塞，防止导管血栓形成；尽量避免自中心静脉导管采血和输血，防止有较小的血凝块沉积或附于导管腔内；经常用肝素液冲管，防止血液在导管内凝集，每次用药后用肝素生理盐水封管，不输液时每天也要封管并夹管，以防堵塞。

3. 防止感染　①观察穿刺点周围皮肤，有无红、肿、脓点、破损及分泌物，如有异常及时处理；每 24 小时更换敷料一次，若被污染立即更换，严格无菌操作，保持局部清洁干燥。②采用置管输液者每 24 小时要更换输液器材，不能反复抽吸药液及多次加药。③在接头处进行输液、给药等操作时，严格遵守无菌操作，防止医源性感染。

4. 预防空气栓塞　空气栓塞是一种严重的并发症，可导致患者迅速死亡，常因静脉压低、药液滴尽后空气进入血管或导管接头脱落导致。护理时注意及时更换液体，并仔细检查输液系统的各个连接点，保证其不漏气、不易脱落。

5. 预防出血　严密观察有无出血，定期检查出、凝血时间和血液黏稠度，动脉穿刺处给予加压包扎，必要时沙袋压迫 6～12 小时。

6. 心理护理和健康宣教　置管前后做好患者的心理护理和宣教工作，消除不良的心理因素，取得患者及家属的理解和配合；告知患者穿宽松衣物，更换衣服时勿牵拉、拖拽导管，以防脱出。

考点
动、静脉穿刺置管术导管的护理

第 9 节　连续性血液净化技术的应用

连续性血液净化（continuous blood purification，CBP）是以连续、缓慢的血液流速和（或）透析液流速，通过弥散和（或）对流进行溶质交换和水分清除的治疗方法，是一种安全有效的治疗技术。CBP 治疗持续时间≥24 小时，也称为连续性肾脏替代治疗（continuous renal replacement therapy，CRRT），它是一系列技术的总称，而非单一模式，包含所有能连续清除溶质、支持脏器功能的各种血液净化技术，达到净化血液、治疗疾病的目的。目前 CRRT 的治疗已不仅仅局限于替代功能受损的肾脏，近来更扩展到常见危重疾病的急救，成为各种危重病救治中最重要的支持措施之一。

一、适应证

1. **肾脏疾病**　包括慢性肾衰竭、急性肾损伤等。
2. **严重感染**　如重症急性胰腺炎、全身炎症反应综合征和脓毒症等。
3. **血容量过多**　包括急性心力衰竭、顽固性高血压等。
4. **急性中毒**　药物或毒物中毒。
5. **严重水、电解质和酸碱平衡紊乱**　如严重的低钠血症、低钾血症、高钠血症、乳酸酸中毒等。
6. **其他**　如严重高热、低体温等。

二、禁忌证

连续性血液净化没有绝对禁忌证，但出现下列情况时应慎用。
1. 颅内出血或颅内压增高。
2. 药物难以纠正的严重休克。
3. 严重心肌病伴有难治性心力衰竭。
4. 严重的活动性出血。
5. 严重的凝血功能障碍。

三、治疗模式

CRRT 有多种治疗模式，主要包括以下几种。
1. 缓慢连续超滤（slow continuous ultrafiltration，SCUF）。
2. 连续性静-静脉血液滤过（continuous venovenous hemofiltration，CVVH）。
3. 连续性静-静脉血液透析滤过（continuous venovenous hemodiafiltration，CVVHDF）。
4. 连续性静-静脉血液透析（continuous venovenous hemodialysis，CVVHD）。
5. 连续性高通量透析（continuous high flux dialysis，CHFD）。
6. 连续性高容量血液滤过（continuous high volume hemofiltration，HVHF）。
7. 连续性血浆滤过吸附（continuous plasma filtration adsorption，CPFA）。
8. 脉冲式高容量血液滤过（pulse high volume hemofiltration，PHVHF）。

临床上应根据病情严重程度及不同病因采取相应的 CRRT 模式及设定参数。SCUF 和 CVVH 用于清除过多液体为主的治疗；CVVHD 用于高分解代谢需要清除大量小分子溶质的患者；CHFD 适用于 ARF 伴高分解代谢者；CVVHDF 有利于清除炎症介质，适

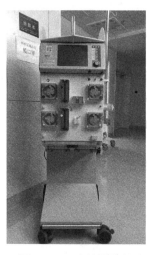

图 16-35　血液净化机

用于脓毒症患者；CPFA 主要用于去除内毒素及炎症介质。

四、使用方法

以 CVVHDF 模式为例。

（一）使用前准备

1. 护士准备　衣帽整齐干净，洗手，戴口罩和手套。

2. 物品准备　置换液、抗凝剂（以肝素为例）、消毒剂、注射器、生理盐水、无菌纱布及棉签等。

3. 患者准备　签署知情同意书；进行健康宣教及心理沟通，使患者积极配合。

4. 血液净化机准备（图 16-35）　检查后连接电源，打开机器开关，安装 CRRT 血滤器及管路，安置好置换液袋，连接置换液、生理盐水预冲液、抗凝用肝素溶液及废液袋，进行管路预冲及机器自检。按不同 CRRT 机器型号进行相应配套安装及预冲工作。

（二）使用过程

1. 设置参数　进行血流量、置换液流速、透析液流速、超滤液流速及肝素输注速度等参数的设置。血流量此时宜设置在 100ml/min 以下。

2. 准备导管　打开留置导管封帽，消毒导管口，抽出导管内封管溶液并注入生理盐水冲洗，确认导管通畅后从静脉端给予首次剂量肝素。

3. 连接通路　将管路动脉端与导管动脉端连接，打开动脉夹，按治疗键，CRRT 机开始运行，放出适量预冲液后停止血泵，关闭管路静脉夹，将管路静脉端与导管静脉端连接后，打开静脉夹，开启血泵继续治疗。用止血钳固定好管路，无菌治疗巾遮盖好留置导管连接处。

4. 调整参数进入治疗状态　逐步调整各项参数至目标治疗量，查看机器各监测系统处于监测状态，进入治疗状态。

5. 观察记录　密切观察生命体征及重要指标，认真记录并整理床单位和用物。

6. 治疗结束预备物品　患者结束治疗时，预备生理盐水、消毒液、无菌纱布、棉签等物品。

7. 分离通路　按结束键，停止血泵；关闭动脉夹，分离管路与留置导管动脉端，将管路动脉端与生理盐水连接，将血流量减至 100ml/min 以下，开启血泵回血；回血完毕停止血泵，关闭静脉夹，分离管路静脉端与留置导管静脉端。

8. 封管导管　消毒留置导管管口，用生理盐水冲洗管腔，根据管腔容量进行封管并包扎固定。

9. 整理 CRRT 机　根据机器提示步骤，卸载透析器、血液管路及各液体袋；关闭电源，擦拭机器，妥善摆放后待用。

（三）CRRT 的护理要点

1. 严密观察患者生命体征、血氧饱和度、中心静脉压、每小时尿量、神志等；监测记录各项治疗参数，如静脉压、动脉压、跨膜压、超滤速度、超滤量、置换液速度等。

如有异常情况及早发现并通知医生，及时处理。

2. 治疗过程中，严格无菌操作，检查管路连接是否紧密、牢固，妥善固定血液管路，确保血管通路畅通，防止管路受压、扭曲。对于意识不清的患者，给予适当约束。

3. 报警发生时，在确保患者治疗安全的前提下，迅速根据机器提示的报警原因进行处理。如报警原因无法解除且血泵停止运转时，则立即停止治疗，手动回血，速请维修人员到现场处理。

第 10 节　主动脉内球囊反搏术的应用

主动脉内球囊反搏术（intra-aortic balloon counterpulsation，IABP）是一种常见的利用机械辅助循环的方式，即利用主动脉内球囊反搏术应用装置（图 16-36）减少心肌消耗，同时可以增加心排血量和冠状动脉血流量。通常采用大动脉穿刺把球囊植入主动脉内，通过主动脉内球囊反搏泵驱动，舒张期充气，增加冠状动脉灌注，收缩期放气，降低后负荷，达到辅助心脏的作用。早期主要用于心脏手术血流动力学不稳定、心源性休克或心力衰竭患者的循环支持，目前 IABP 广泛用于高危经皮冠状动脉介入治疗（PCI）患者的循环支持。

一、适应证

1. 难治性的心力衰竭。

2. 急性心肌梗死等伴心源性休克。

3. 顽固性不稳定型心绞痛。

4. 难以控制的心律失常。

5. 心脏移植前后的支持。

6. 体外循环前后或脱机困难。

7. 急性心肌梗死引发的机械性并发症。

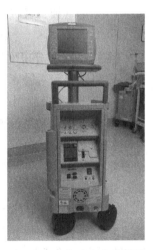

图 16-36　主动脉内球囊反搏术应用装置

二、禁忌证

1. 主动脉瓣关闭不全。

2. 不可逆的脑损害。

3. 主动脉瘤，动脉粥样硬化。

4. 严重的周围血管疾病。

5. 有转移症状的晚期肿瘤。

三、使用方法

目前临床上 IABP 最常用的植入方式是经皮股动脉穿刺。IABP 的建立以经皮股动脉穿刺操作为例。

（一）使用前准备

1. **护士准备**　衣帽整齐干净，洗手，戴口罩和手套；参与手术者戴口罩、穿无菌衣和戴无菌手套。

2. **患者准备**　术前穿刺部位备皮，观察双足足背动脉搏动情况，导尿等。

3. **物品准备**　球囊导管、主动脉内球囊反搏泵、压力传感器，静脉切开包，无菌手套、消毒液、无菌纱布，注射器、肝素盐水，记号笔，透明贴膜等。

（二）IABP 的建立

1. 可选取左或右侧腹股沟处，备皮、消毒，铺盖无菌巾，局麻后用套管针刺入股动脉后取出针芯，插入导引钢丝，拔出针套。

2. 插入扩张器并逐步增加扩张器的大小，使之能顺利通过导丝并置入鞘管。

3. 将球囊导管通过导丝导入，沿降主动脉向上到其尖端大约离锁骨下动脉 2cm 远的位置。拔出导丝，缝合固定导管和鞘管。

4. 置管完成后检查并确定导管位置，股动脉穿刺点局部用无菌纱布固定，可用胶布沿大腿纵后方固定于下肢上，以防管路被意外拉出。一旦导管置入，予以全身肝素化。

5. 固定好外固定器。外固定器与主动脉鞘管连接，球囊反搏导管与主机连接，调整反搏间隔及频率。

（三）IABP 的有效指标

1. 正性肌力药物、血管活性药物等用量逐渐减少。

2. 血液动力学逐渐趋于稳定，心排血量上升。

3. 主动脉收缩压波形降低而舒张压波形明显上升。

4. 尿量增加，肾脏灌注量改善。

5. 心率、心律、末梢循环改善，手足温暖。

（四）IABP 的护理要点

1. 患者要绝对卧床，取平卧位，穿刺侧下肢伸直，避免屈膝、屈髋，限制髋关节和下肢活动。踝关节处用约束带固定，避免导管打折。

2. 交接班时必须检查导管插入深度，搬动患者后应检查导管位置。

3. 密切观察、监测、记录患者的生命体征、意识状态、心排血量、心脏指数、心电图变化、尿量、搏动压力情况等，观察循环辅助的效果，如有异常及早发现并通知医生及时处理。

4. 观察足背动脉搏动和皮肤情况，在足背动脉搏动处做标记以便检测下肢缺血情况。

5. 保证管路的通畅及密闭性，妥善固定管路并保持其通畅；各接口紧密衔接，注意管路各连接处有无松动、脱开及血液反流等情况出现。

6. 观察穿刺处皮肤有无渗血、红肿等，更换敷料要严格无菌操作。

7. 符合拔管条件时，经股动脉拔出导管及鞘管后按压穿刺点至少 30 分钟，再用纱布弹力绷带包扎或穿刺点沙袋压迫 6～8 小时，绝对卧床 24 小时。

自测题

A₁/A₂ 型题

1. 患者，女性，4 岁。吃果冻时玩耍，果冻进入气道，呼吸急促，此时最应采取的急救措施是

（　　）

A. 口对口人工呼吸　　　　B. 上腹部倾轧椅背法

C. 倒提背部拍击法　　　　D. 呼叫"120"

E. 抱送医院

2. 患者辅助通气需要建立较长时间气道时,应选用（　　）

  A. 口咽管植入术　　　　B. 环甲膜穿刺术

  C. 气管插管术　　　　　D. 气管切开术

  E. 鼻咽管植入术

3. 球囊面罩通气术成人的氧流量是（　　）

  A. 8～10L/min　　　　B. 10～12L/min

  C. 10～15L/min　　　　D. 15～20L/min

  E. 10～20L/min

4. 下列哪项不是机械通气的适应证（　　）

  A. 睡眠呼吸暂停综合征

  B. ARDS

  C. 肺水肿

  D. 化脓性扁桃体炎

  E. 重症肌无力

5. 呼吸监测最直接的指标是（　　）

  A. SpO_2　　　　　　　B. SaO_2

  C. 动脉血气分析　　　　D. 呼吸频率

  E. 潮气量

6. 常用的机械通气模式不包括（　　）

  A. 高频通气　　　　　　B. 间歇正压通气

  C. 辅助控制通气　　　　D. 压力支持通气

  E. 持续气道正压通气

7. 气管切开后患者的体位应是（　　）

  A. 头高脚低位　　　　　B. 头低脚高位

  C. 去枕平卧位　　　　　D. 平卧位

  E. 侧卧位

8. 气管内插管患者每次吸痰时间不超过（　　）

  A. 30 秒　　　B. 25 秒　　　C. 20 秒

  D. 15 秒　　　E. 5 秒

9. 用于临时止血的方法是（　　）

A. 加压包扎止血　　　B. 橡胶止血带止血

C. 气压止血带止血　　D. 填塞止血

E. 指压止血

10. 不宜使用止血带止血的部位是（　　）

  A. 前臂　　　　B. 上臂　　　　C. 头部

  D. 小腿　　　　E. 大腿

11. 怀疑脊柱损伤的患者搬运应选用（　　）

  A. 扶持法　　　B. 抱持法　　　C. 背驮法

  D. 拉车式　　　E. 硬板担架搬运

A₃/A₄ 型题

（12～14 题共用题干）

  患者,男性,55 岁。因"持续性胸闷、胸痛 6 小时"入院。诊断为急性前壁心肌梗死,心电监护示心室颤动。

12. 对该患者应立即采取的措施是（　　）

  A. 加大氧流量　　　　B. 测血压

  C. 判定呼吸情况　　　D. 判定意识

  E. 电复律

13. 关于电复律操作技术,下列叙述错误的是（　　）

  A. 首次选择电能 200J

  B. 心室颤动持续存在,可连续电击

  C. 选用非同步直流电复律

  D. 复律前电极板涂导电糊

  E. 两大拇指先后按下放电按钮

14. 关于复律后的护理,错误的是（　　）

  A. 持续心电监护 24 小时

  B. 查心肌酶

  C. 查电解质

  D. 清醒后可立即进食

  E. 患者卧床休息 1～2 天

（刘树淼）

实训指导

实训 1 徒手心肺复苏术

一、教学目标

1. 掌握徒手心肺复苏术的目的、操作方法和流程及注意事项。

2. 熟练掌握心肺复苏术及复苏效果的判断。

二、实验准备

（一）相关知识技能的准备

1. 掌握心搏骤停的临床表现。

2. 掌握徒手心肺复苏术的目的及注意事项。

3. 复苏效果的判断。

（二）用物准备

心肺复苏模拟人、病床、治疗车、人工呼吸膜、纱布、弯盘、手电筒、洗手液、护理记录单。

（三）护士准备

护士着装规范、仪态端庄、态度认真，洗手、戴口罩。

（四）环境准备

安全、宽敞、光线充足。

三、实验过程

（一）介绍本次实验课的内容、目的和程序

（二）徒手心肺复苏术

1. 操作步骤

（1）判断患者意识：拍打、轻摇患者肩部并大声呼唤患者。

（2）紧急呼救：确认患者意识丧失，立即呼叫。

（3）快速检查大动脉搏动和呼吸：触摸大动脉搏动，10秒钟内完成，并同时判断有无呼吸。

（4）安置体位：将患者安置于硬板床上，取仰卧位，去枕，头、颈、躯干在同一轴线上。

（5）心脏按压：抢救者立于患者一侧，解开衣领、腰带，暴露患者胸、腹部。①按压部位：胸骨中部。②按压方法：两手掌根部重叠，手指翘起不接触胸壁，上半身前倾，两臂伸直，垂直向下用力。③按压幅度：胸骨下陷5～6cm。④按压频率：100～120次/分。

（6）开放气道：检查口腔，清除口、鼻腔异物，取出活动义齿。判断颈部有无损伤，根据不同情况采取合适方法开放气道。

（7）人工呼吸：捏住患者鼻孔，用口唇把患者的口完全罩住，进行缓慢人工通气。实施人工通气前，不要深吸气，每次通气应持续1秒钟，直至患者胸廓抬起。吹气毕，观察胸廓情况，连续2次，按压与人工呼吸之比为30∶2，连续5个循环。

（8）判断复苏效果：操作5个循环后，判断并报告复苏效果（口述）。①颈动脉恢复搏动，平均动脉血压大于60mmHg。②自主呼吸恢复。③瞳孔缩小，对光反射存在。④面色、口唇、甲床和皮肤色泽转红。

（9）整理、记录：①整理用物。②七步洗手。③观察、记录。

2. 注意事项

（1）当院外心搏骤停被目击或发生院内心搏骤停，如有 AED 或人工除颤器在现场，急救人员应立即实施 CPR 和尽早使用除颤器。

（2）对怀疑有颈椎外伤者，不应抬颈，避免造成脊髓损伤。

（3）胸外心脏按压部位要准确，压力要适当，过轻则无效，过重易造成损伤。

（4）胸外按压与人工呼吸交替进行，比例为 30：2。

（5）进行 5 个循环之后行心肺复苏的效果评价。

（6）操作中途换人应在完成一组心脏按压通气的间歇进行，抢救中断时间尽量不超过 10 秒钟。

四、教学评价

操作考核和理论考核。

（闫　琳）

实训 2　创伤的救护

一、教学目标

1. 学会创伤院前评分方法。

2. 掌握外伤止血、包扎、固定和搬运等的操作方法。

3. 掌握多发伤、复合伤的救护要点。

4. 树立争分夺秒抢救患者的急救意识。

二、实训准备

（一）相关知识和技能的准备

1. 掌握创伤的救护知识，腹部损伤的护理，骨关节损伤的护理等相关的急救、外科等学科理论知识。

2. 掌握常用急救技术（外伤止血、包扎、固定、搬运术等），生命体征测量，创伤评分，简易呼吸器使用，心电监护仪使用等技能性知识。

（二）用物准备

1. 急救箱、听诊器、血压计、手电筒、剪刀、氧气枕、吸氧管、无菌纱布、棉垫、绷带、三角巾、止血带、夹板、担架、心电监护仪、静脉输液用物。

2. 根据病例和场景设置准备以上物品，并能合理放置。

（三）环境准备

安全、宽敞、光线充足，符合急救要求。

（四）患者准备

理解抢救的目的，能主动配合。

三、实训过程

（一）人员素质要求及准备

1. 态度严肃认真，动作迅速、准确、流畅。

2. 具有急救意识，忙而不乱、密切配合。

3. 根据角色要求着装，做好操作前沟通解释。

（二）现场救护

1. 监测心率、血压、呼吸等生命体征，判断意识和瞳孔变化，检查受伤部位。

2. 迅速评估伤情，进行创伤评分。

3. 基本生命支持　复苏、通气、止血、包扎、固定、搬运及转运。

4. 一般处理　安置合理体位；保持呼吸道通畅；严密监护生命体征；开放输液通路；抗

休克；心理护理。

（三）转运途中的救护

1. **体位** 根据不同的伤情选择患者转运途中的体位。

2. **搬运** 脊柱骨折的伤员3~4人一起搬动，保持头、颈、躯干在一轴线上；担架运送时，伤员头部在后，下肢在前，以便观察伤员；救护车运送时车速不宜太快，以减少颠簸。

（四）院内救护

1. **伤情判断与分类** ①致命性创伤者，做短时紧急复苏后立即手术治疗；②生命体征尚平稳者，完善交叉配血及必要检查，做好手术准备；③潜在性创伤者，严密观察、进一步检查。

2. **一般处理** 呼吸支持，循环支持，镇静止痛，支持治疗，闭合性创伤予以理疗、加压包扎固定、手术等，开放性创伤予以清创换药等。

3. **针对性救治措施** 多发伤、复合伤的救护。

（五）操作后处理

观察病情，整理用物。

四、教学评价

1. **学生自评互评** 学生评价创伤评分、急救技术、救治方法与思路等是否准确，找出存在的不足。

2. **教师点评** 在学生评价的基础上，再结合急救意识、协作能力、人文关怀等方面综合点评，肯定优点、指出不足、提出建议。

（吴晓英）

实训3 常用监测技术

一、教学目标

1. 掌握多功能监护仪的使用方法、保养与清洁。

2. 熟练掌握多功能监护仪的操作流程、各种导线的连接、电极片的安放及其保养与清洁。

3. 掌握常用监测指标的正常值范围及意义。

二、实验准备

（一）相关知识技能的准备

1. 掌握多功能监护仪的操作流程。

2. 掌握常用监测指标的正常值范围及意义。

（二）用物准备

1. 心电血压插件连接导线、脉搏血氧饱和度传感器及导线、电极片、生理盐水、棉球、配套的血压袖带等。

2. 多功能监护仪试机，确保正常运转，检查导联、传感器导线是否正常，将心电血压插件连接导线，脉搏血氧饱和度传感器及导线与监护仪连接。

（三）护士准备

护士应着装规范、仪态端庄、态度认真，洗手、戴口罩。

（四）患者准备

彻底清洁局部皮肤，去除皮屑和油脂。

三、实验过程

（一）介绍本次实验课的内容、目的和程序

（二）常用监测技术

1. 心电监护操作步骤

（1）确定患者身份，根据实际情况解释目的；评估患者病情、意识状态、皮肤状况。

（2）连接心电监护仪电源，打开主开关。

（3）让患者取平卧位或半卧位，用生理盐水擦拭患者胸部贴电极处皮肤。

（4）正确粘贴电极：先把心电导线与电极片相连，再把电极片贴在患者身上。粘贴电极片的部位如下。①左臂导联：左锁骨中线锁骨下或左上肢连接躯干的部位。②右臂电极：右锁骨中线锁骨下或右上肢连接躯干的部位。③左腿电极：左锁骨中线第6、7肋间或左髋部。④参照电极：右锁骨中线第6、7肋间或右髋部。⑤胸部电极：心电图胸导联的位置。

（5）将血压计袖带绑在患者上臂，袖带下缘距肘窝两横指。

（6）将血氧饱和度探头固定于患者指（趾）端或耳垂。

（7）选择合适的导联，正确调整波形、波幅、波速，设置报警上下限。

（8）向患者做好宣教：①告知患者不要自行移动或摘除电极片，避免牵拉连接线，不要随意调节按钮，出现连续报警时按呼叫铃。②告诉患者和家属避免在监护仪附近使用手机，以免干扰监测波形。③指导患者及家属学会观察电极片周围皮肤情况，如有痒痛及时告知医护人员。

（9）操作后处理：①整理用物，将导联线顺势盘绕，妥善固定。②观察、洗手、记录。

2. 注意事项

（1）心电导联要准确无误，贴电极片时要避开除颤、心电图胸导联、永久起搏器埋藏的位置。

（2）经常检查巡视电极片、血压计袖带、血氧饱和度指套位置是否正常，仪器是否正常工作。

（3）可根据情况改变报警上下限，但不可关闭报警系统。

四、教学评价

操作考核和理论考核。

（闫　琳）

实训4　电　除　颤

一、实训目标

1. 熟练掌握电除颤的操作方法。

2. 操作过程中动作规范、准确，注意关爱患者。

二、实验准备

（一）相关知识技能的准备

1. 掌握电除颤的适应证、电除颤的操作流程及注意事项。

2. 掌握电除颤的目的能量选择。

（二）用物准备

抢救车、除颤仪、导电膏、纱布、急救药品、弯盘、洗手液、护理记录单等。

（三）护士准备

护士着装规范、仪态端庄、态度认真，洗手、戴口罩。

（四）环境准备

安全、宽敞、光线充足。

三、实验过程

（一）介绍本次实验课的内容、目的和程序

（二）电除颤术

1. 操作步骤

（1）核对评估：核对患者信息；评估病情、心理反应。

（2）解释：向意识清醒患者介绍电复律必要性及相关知识，消除紧张心理，取得患者配合。

（3）体位安置：患者平卧于绝缘的硬板床上，松开衣领，充分暴露前胸、腹部，擦干局部皮肤。

（4）检测选择：打开除颤器电源开关，检测除颤器功能正常，启动心电监测，识别心电图类型，选择除颤方式。

（5）选择能量、充电：电极板涂抹导电糊，或用 4～6 层生理盐水纱布包裹，遵医嘱调节能量（心室扑动、心室颤动首次选择双向波 200 J，单向波 360 J）、充电。

（6）放置电极板：将电极板分别安置于胸骨右缘第 2 肋间（心底部）和左乳头外下方（心尖部），与皮肤紧密接触。

（7）放电：再次确认心电图类型，确定周围无任何人与患者接触后，两拇指同时按下放电按钮。

（8）判断：除颤后观察心电图变化，确认除颤是否成功，如无效立即行 5 个 CPR 循环，继续进一步治疗。

（9）整理、记录：①整理用物。②七步洗手。③观察、记录。

2. 注意事项

（1）除颤前确定患者除颤部位皮肤无潮湿、无敷料；电极板与皮肤接触不良者，宜用盐水纱布，改善皮肤和电极板的接触。

（2）如患者带有植入性的心脏起搏器，除颤时应注意避开起搏器部位至少 10cm，以免电流通过起搏器损坏起搏器。

（3）除颤时操作者身体不能与患者接触，不能与金属类物品接触，并确定周围人员无直接或者间接与患者接触。

（4）除颤时动作应果断、迅速、准确。

（5）一次除颤不成功，可加大能量，间隔时间为 3～5 分钟，但连续除颤不能超过 3 次。

四、教学评价

操作考核和理论考核。

（刘树森）

实训 5　气管切开的护理

一、实训目标

1. 了解气管切开患者切口换药的目的。

2. 熟练掌握为气管切开患者换药的操作方法。

3. 操作过程中动作规范、准确，注意关爱患者。

二、实验准备

（一）相关知识技能的准备

1. 熟悉气管切开的目的。

2. 掌握气管切开术后换药的操作流程及注意事项。

（二）用物准备

无菌换药包，开口无菌纱布，无菌纱布，消毒液、无菌棉球，无菌镊子，治疗巾、胶布、手套，急救药品、弯盘、洗手液、护理记录单等。

（三）护士准备

护士着装规范、仪态端庄、态度认真，洗手、戴口罩。

（四）环境准备

安全、宽敞、光线充足。

三、实验过程

（一）介绍本次实验课的内容、目的和程序

（二）气管切开术后的护理——切口换药

1. 操作步骤

（1）核对评估：核对患者信息和医嘱；评估病情、心理反应。

（2）解释：向意识清醒患者介绍气管切开后切口换药的必要性及相关知识，消除紧张心理，取得患者配合。

（3）体位安置：协助患者取去枕平卧位，充分暴露颈部切口，使颈部舒展。

（4）检查：检查气管套管、气囊压力及固定带是否异常。

（5）换药：用一把镊子取下污染纱布，将污染纱布放于医疗垃圾袋；用另一镊子夹取消毒棉球由内向外两次消毒切口周围皮肤、导管口，待干；用镊子夹取开口无菌纱布垫于套管柄下，保护切口皮肤。

（6）观察：观察患者呼吸情况和反应。

（7）调整固定带：适当调整套管固定带，以能容纳一指为宜。

（8）指导：向患者及家属交代气管切开换药后的注意事项。

（9）整理、记录：①整理用物。②七步洗手。③观察、记录。

2. 注意事项

（1）换药时严格遵循无菌原则，接触患者的镊子不可直接夹取消毒棉球，每个消毒棉球只能消毒一次，不可反复消毒。

（2）气管切开的换药一般每天至少1次。如果切口纱布被污染，应及时更换，保持敷料清洁干燥。

（3）观察污染纱布及切口分泌物的颜色、性质，若有异常应及时送检做分泌物培养及药敏试验。

（4）变换体位时注意套管位置，换药动作轻柔，避免牵拉刺激呼吸道或使套管脱出。

（5）操作前后注意检查气管套管位置、气囊压力及固定带的松紧度。

四、教学评价

操作考核和理论考核。

（刘树淼）

实训 6　中心静脉导管的维护

一、实训目标

1. 了解 CVC 的概念和目的，CVC 维护的目的。

2. 熟练掌握 CVC 维护的内容：更换输液接头，冲洗导管，更换透明贴膜。

3. 能熟练进行 CVC 的维护。

4. 操作过程中动作规范、准确，注意关爱患者。

二、实验准备

（一）相关知识技能的准备

1. 熟悉 CVC 的适应证和禁忌证。

2. 熟悉 CVC 常选择的静脉血管和置管方法。

3. 掌握 CVC 置管后的常规护理及护理中的注意事项。

（二）用物准备

CVC 换药包、10ml 注射器、0.9%生理盐水 100ml、肝素盐水（10～100U/ml）、输液接头（正压）、透明贴、油性签字笔、生活垃圾桶、污染垃圾桶、消毒液、护理记录单等。

（三）护士准备

护士着装规范、仪态端庄、态度认真，洗手、戴口罩。

（四）环境准备

安全、宽敞、光线充足。

三、实验过程

（一）介绍本次实验课的内容、目的和程序

（二）CVC 的维护

1. 操作步骤

（1）核对评估：核对患者信息和医嘱；观察穿刺点有无红、肿、液体渗出、硬结；查看敷料更换时间、有无浸湿污染。

（2）解释：向意识清醒患者介绍 CVC 维护的目的及相关知识，取得配合。

（3）体位安置：协助患者取侧卧位或平卧位，解开患者衣扣，松解贴于肩部的胶带，暴露穿刺部位，肩下垫治疗巾。

（4）更换输液接头：解开固定输液接头的胶布，检查输液接头有效期；预冲新输液接头，排气备用；带无菌手套，去除旧输液接头，酒精棉片擦拭导管接口不少于 15 秒；将备好的新输液接头与导管接口连接；在输液接头上标注更换日期。

（5）冲洗导管：打开夹子，确认导管位置，检查有无回血；见回血，用生理盐水脉冲式冲洗导管；用肝素盐水正压封管，夹闭导管。

（6）更换敷料：180° 顺导管方向撕除贴膜，由远心端向近心端去除旧敷料；洗手，打开 CVC 换药包及透明贴膜，戴无菌手套；以 CVC 穿刺点为中心向外消毒皮肤周围 20cm 区域（3 遍），来回往复消毒 30 秒，待干（30 秒至 1 分钟）；调整导管位置，导管在皮肤处可摆成"L"、"S"或"U"形弯；取出透明敷料，敷料中央对准穿刺点，拇指沿导管走行捏穿刺点塑形，中间向两边无张力贴膜，边去边框边按压，使导管、皮肤、贴膜三者合一；将胶带打两折或用蝶形胶布交叉固定导管；标好穿刺与更换贴膜时间的胶带固定贴膜的下缘；将输液接头上端的延长管固定于患者衣服及皮肤上。

（7）整理、记录：①整理用物。②七步洗手。③向患者交代注意事项，记录。

2. 注意事项

（1）至少每 7 天更换透明贴膜 1 次。但若发现穿刺处有渗血、贴膜污染（或可疑污染）、潮湿、脱落、松动或危及导管时，应立即更换。

（2）新生儿由于皮肤较柔嫩，频繁更换敷料对皮肤可产生损害，故新生儿更换时间应遵循"必要更换"的原则。

（4）输液接头建议至少每 7 天更换 1 次，如 TPN 或输血需每 24 小时更换 1 次，输液接头内如有血液残留或完整性受损或取下后，均应更换新的输液接头。

（3）导管发生部分阻塞时，可用尿激酶（1000U/ml）3～5ml 封管 3～5 小时，严禁正压推注液体，待血栓松动后用力回抽，切忌将血栓推入血管内，防止出现肺栓塞。

四、教学评价

操作考核和理论考核。

（刘树森）

参 考 文 献

蔡虹，高凤莉，2018. 导管相关感染防控最佳护理实践专家共识. 北京：人民卫生出版社.

陈孝平，汪建平，赵继宗，2018. 外科学. 第 9 版. 北京：人民卫生出版社.

窦英茹，张菁，2018. 现场急救知识与技术. 北京：科学出版社.

桂莉，张波，2017. 急危重症护理学实践与学习指导. 北京：人民卫生出版社.

郭茂华，王辉，2019. 急救护理学. 北京：人民卫生出版社.

胡爱招，王明弘，2018. 急危重症护理学. 第 4 版. 北京：人民卫生出版社.

黄戈冰，2016. 护理技能综合实训. 北京：人民卫生出版社.

李庆印，陈永强，2018. 重症专科护理. 北京：人民卫生出版社.

李映兰，王爱平，2018. 护理综合实训. 北京：人民卫生出版社.

芦良花，张红梅，藏舒婷，等，2017. 实用急诊急救护理手册. 郑州：河南科学技术出版社.

戚林，2017. 临床护理综合实训. 北京：人民卫生出版社.

沈晓岑，王雪菲，2019. 护理综合技能实训. 武汉：华中科技大学出版社.

斯科特·谢尔曼，2019. 临床急救医学. 吴晓，胡善友，常庆译. 上海：上海科学技术出版社.

王惠珍，2014. 急危重症护理学. 第 3 版. 北京：人民卫生出版社.

王卫，魏志明，2019. 急救护理. 第 2 版. 北京：高等教育出版社.

岳茂兴，李奇林，陈晓辉，等，2018. 患者院外转运服务规范专家共识（2018）. 中华卫生应急电子杂志，4（04）：193-203.

张波，桂莉，2017. 急危重症护理学. 第 4 版. 北京：人民卫生出版社.

张波，2019. 急危重症护理学. 北京：人民卫生出版社.

张海燕，2017，急救护理学. 北京：北京大学医学出版社.

张科军，2016，公共自救急救. 济南：山东友谊出版社.

中华医学会重症医学分会，2006. 中国重症加强治疗病房建设与管理指南（2006）. 中华外科杂志，17（33）：1156-1157.

中华医学会重症医学分会，2010.《中国重症患者转运指南（2010）》（草案）. 中国危重病急救医学，22（6）：328-330.

周秀华，陶红，2006. 急危重症护理学学习指导及习题集. 北京：人民卫生出版社.

Neumar RW，Shuster M，Callaway CW，et al，2015. Part 1：Executive summary：2015 American Heart Association guidelines update for cardiopulmonary resuscitation and emergency cardiovascular care. Circulation，132：S315-S367.

Panchal AR，Berg KM，Kudenchuk PJ，et al，2018. 2018 American Heart Association focused update on advanced cardiovascular life support use of antiarrhythmic drugs during and immediately after cardiac arrest：an update to the American Heart Association guidelines for cardiopulmonary resuscitation and emergency cardiovascular care. Circulation，（23）138：e740-e749.

Singer P，Blaser AR，Berger MM，et al，2019. ESPEN guideline on clinical nutrition in the intensive care unit. Clin Nutr，（1）38：48-79.

自测题参考答案

第1章

1. E 2. C 3. C 4. D 5. D 6. B 7. E
8. E

第2章

1. B 2. C 3. A 4. D 5. A 6. B 7. B
8. D 9. B 10. B 11. A 12. E 13. C
14. D 15. B 16. A 17. D

第3章

1. A 2. D 3. C 4. E 5. B 6. E 7. E
8. A 9. C 10. B 11. D 12. C 13. D
14. D 15. D 16. E

第4章

1. B 2. D 3. C 4. E 5. D 6. B 7. D
8. E

第5章

A

第6章

1. A 2. B 3. C 4. D 5. B 6. B 7. E

第7章

1. A 2. C 3. D 4. D 5. C 6. C 7. C
8. B 9. C

第8章

1. E 2. B 3. A 4. B 5. C 6. D 7. A
8. C 9. A

第9章

1. C 2. D 3. B 4. C 5. C 6. E 7. A
8. B 9. C 10. C 11. A 12. A 13.B
14. D

第10章

1. C 2. B 3. D 4. D 5. E 6. D 7. C
8. D 9. E 10. E 11. D 12. C

第11章

1. B 2. E 3. B 4. D 5. E 6. D 7. D
8. C 9. D 10. A 11. E 12. C 13. B

第12章

1. B 2. B 3. A 4. D 5. E 6. C 7. C
8. E 9. B 10. C 11. E 12. D 13. C

第13章

1. B 2. B 3. D 4. B 5. C 6. A 7. C
8. C 9. D 10. A 11. A 12. A 13. A
14. D 15. B

第14章

1. C 2. B 3. D 4. B 5. A 6. C 7. C
8. D 9. A 10. C 11. A

第15章

1. D 2. C 3. D 4. A 5. A 6. C

第16章

1. C 2. D 3. C 4. D 5. C 6. A 7. B
8. D 9. E 10. C 11. E 12. E 13. E
14. D